Sabine Tschainer-Zangl
Demenz ohne Stress

Sabine Tschainer-Zangl

Demenz ohne Stress

Demenzerisch® lernen für einen leichteren Umgang mit Demenzerkrankten

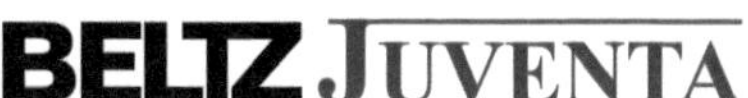

Die Autorin
Sabine Tschainer-Zangl, Dipl.-Theologin und Dipl.-Psycho-Gerontologin, war Erste Vorsitzende der Deutschen Alzheimer Gesellschaft e. V. und ist Inhaberin und Geschäftsführerin des Instituts „aufschwungalt".

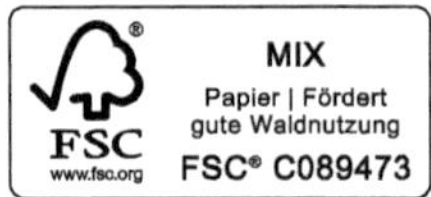

Dieses Buch ist erhältlich als:
ISBN 978-3-7799-3903-0 Print
ISBN 978-3-7799-5098-1 E-Book (PDF)

1. Auflage 2019

Herstellung: Hannelore Molitor
Satz: text plus form, Dresden
Druck und Bindung: Beltz Grafische Betriebe, Bad Langensalza
Printed in Germany

Weitere Informationen zu unseren Autor_innen und Titeln finden Sie unter: www.beltz.de

„Anstatt die Menschen zu verurteilen, sollten wir besser versuchen, sie zu verstehen. Versuchen herauszufinden, warum sie so und nicht anders handeln. Das ist vermutlich einträglicher und interessanter als Kritik. Dadurch schaffen wir eine Atmosphäre der Sympathie, Nachsicht und Güte.“
(Dale Carnegie o. J.)

Inhalt

Demenzerisch®? – Ein Prolog

Wenn wir Urlaub in fremden Ländern machen, versuchen viele von uns, sich zumindest ein paar Höflichkeitsfloskeln in der Sprache ihres Reiseziels anzueignen. „Guten Morgen“ und „Auf Wiedersehen“, „Dankeschön“ oder „Entschuldigung“. Vielleicht gelingt es uns auch noch, einen Kaffee auf Italienisch oder ein Baguette auf Französisch zu ordern.

Die meisten von uns haben irgendwann einmal eine Fremdsprache gelernt. Englisch, Französisch, Spanisch, Russisch. Im Allgemeinen lernen wir eine uns unbekannte Sprache, um uns selbst in einer – uns – fremden Welt verständlich machen zu können. Aber auch, um die Anderen verstehen zu können. Das Erlernen einer fremden Sprache hilft uns, miteinander in Kontakt zu kommen. Dann können wir auch unsere Neugierde befriedigen: wie tickt der Andere? Unverständliche Sitten und Gebräuche in anderen Gegenden werden nachvollziehbarer, wenn ich einen Einheimischen in seiner Sprache darauf ansprechen kann. Und ab und zu gerate ich in eine Situation, in der ich auf Fremdsprachenkenntnisse angewiesen bin. Wer sich schon einmal bei einer Wanderung in einsamen Regionen verlaufen hat und suchend herumirrt, kennt dieses erleichternde Gefühl, wenn auf einmal ein Mensch auftaucht. Endlich jemand, den ich fragen kann. Dann spricht dieser kein Deutsch und auch mittels des gängigen Englisch können wir uns nicht verständigen. Und plötzlich wünsche ich mir – innerlich händeringend –, doch den finnischen oder albanischen Sprachkurs an der Volkshochschule belegt zu haben. Glücklicherweise gelingt es meistens, dass wir uns dann in solchen – und anderen – Situationen im Ausland mit „Händen und Füßen“ doch noch irgendwie miteinander verständigen können. In Urlaub fahren wir freiwillig.

Weniger freiwillig und doch zunehmend unausweichlich für uns Menschen des 21. Jahrhunderts wird die Begegnung mit Menschen, die an einer Demenz erkrankt sind. „Demenz“ begegnet uns inzwischen ziemlich regelmäßig, im alltäglichen Miteinander oder auch in den Medien. Ein Prominenter ist daran erkrankt. In vielen Filmen taucht ein Demenzerkrankter auf oder spielt die Hauptrolle. Wir sind aber vielleicht auch ganz persönlich betroffen, in der eigenen Familie, im Bekannten- und Kollegenkreis oder wir kennen jemanden, der jemanden kennt... Nicht zuletzt sind nicht wenige in ihrem Berufsalltag mit dem Phänomen „Demenz“ konfrontiert. Das betrifft zuerst die Bereiche der medizinischen und pflegerischen Versorgung. Aber auch die Verkäuferin, der Polizist, die Sparkassenmitarbeiterin, der Busfahrer oder die Leiterin des Yogakurses – und das ist eine willkürliche Auswahl – erleben in ihrem jeweiligen Tätigkeitsbereich immer wieder „Abenteuer“ mit „Demenz“ oder „Alzheimer“. Solche Erlebnisse sind verwirrend. Nicht selten rufen sie bei allen Beteiligten Unverständnis oder Ärger, Unsicherheit oder Hilflosigkeit hervor. Dabei sind dies Episoden. Wer von einer Demenzerkrankung betroffene Menschen privat oder beruflich tagaus, tagein begleitet, erlebt deren – für uns oft unverständliche – Handlungen weitaus stärker als Bedrängnis und Herausforderung.

In all diesen großen oder kleinen Situationen helfen uns all unsere geläufigen Sprachkenntnisse wenig. Verständigung und Verstehen, all unsere Versuche der Kommunikation oder Kontaktaufnahme scheitern immer wieder. Also müssen wir Demenzerisch® lernen. Die Sprache der Welt, in der Menschen mit einer Demenzerkrankung zunehmend leben. Ihre Art, sich auszudrücken. Ihre Möglichkeiten, sich verständlich machen zu wollen. Das Lebensgefühl der Betroffenen verstehen lernen. Das alles ist machbar. So, wie wir eine Fremdsprache lernen können: Spanisch oder Chinesisch. Hier eben: Demenzerisch®. Dieses Buch gibt Ihnen Handwerkszeug an die Hand für so manche der uns verwirrenden Situationen: Eine neunzigjährige Frau will unbedingt nach Hause zu ihrer Mutter. Und ist nicht davon abzubringen, dass diese sie genau jetzt dringend erwarte. Dabei ist diese Mutter schon seit vielen Jahren tot. Obwohl der alte Herr vor zehn Minuten gut gefrühstückt hat, fragt er ungeduldig, wann es denn endlich etwas zu Essen gebe. Er habe solchen Hunger. Eine alte Dame beschimpft kontinuierlich ihre Schwester per Telefonanruf, dass diese sie bestohlen habe. Genau diese Schwester kümmert sich rührend um ihre erkrankte Angehörige. Die neunundsiebzigjährige Mutter empfängt ihre Tochter mit der vorwurfsvollen Bemerkung, dass diese „endlich mal wieder" vorbeikomme. Doch der letzte Besuch in der mütterlichen Wohnung fand erst vierundzwanzig Stunden zuvor statt. Ein alter Herr will unbedingt aus dem Pflegeheim weg, weil er jetzt zur Arbeit müsse. Seine Pensionierung liegt zumindest dreißig Jahre zurück. Vielleicht sind Ihnen gerade beim Lesen eigene – ähnliche – Erlebnisse eingefallen. Die skurril anmuten und uns doch ratlos zurücklassen.

Was hat es mit diesem Verhalten auf sich? Ließe es sich präziser durchschauen? Um dann passender – und damit für uns alle stressfreier – reagieren und agieren zu können? Die schlichte Antwort lautet: ja, das geht. Nicht immer, aber viel öfter als gedacht. Demenzerisch® zu erlernen, gibt Ihnen Möglichkeiten an die Hand, zu verstehen – und: verstanden zu werden. Nicht im Ausland, nicht in einer fremdsprachigen Urlaubsregion – sondern in der uns vielfach so fremden Welt der demenzerkrankten Menschen. Nach vergleichbaren Mechanismen. In der Art, wie ich sie eingangs skizziert habe: Ich kann (mir) unverständliche „Sitten und Gebräuche" nachvollziehen und mich daraufhin dementsprechend verhalten. Es gelingt, besser „miteinander in Kontakt zu kommen". Missverständnisse, Streit oder gar Eskalationen zu vermeiden.

Wie beim (Er-)Lernen jeder Fremdsprache ist das Pauken lästig. Das Verstehen der Grammatik manchmal nervig, manche Rechtschreiberegelung völlig undurchsichtig. Werde ich – im Ausland weilend – nicht jeden Dialekt verstehen. In den Feinheiten der erlernten fremden Sprache als Nicht-Muttersprachlerin immer wieder einmal scheitern. Aber ich werde es durchaus vorwiegend von Vorteil erleben, dass ich mich verständlich machen kann, wir miteinander kommunizieren und damit auch anders zueinander verhalten können.

Letztendlich heißt dies, dass Demenzerisch® lernen auch anstrengend ist. Denn diese Erkrankung hat auch etwas mit uns zu tun. Demenz macht uns auch Angst. Mir ganz persönlich. Dass „es" auch mich treffen könnte. Der schleichende Kontrollverlust über mich und mein Leben. An diesem Punkt treffen sich unsere Welten. Die der Demenzerkrankten und unsere Realität. Wir leiden unter dem Kontrollverlust, unserer Hilflosigkeit, in der Begegnung mit den Betroffenen. Und diese erleben tagtäglich das Nachlassen ihrer Fähigkeiten, das Leben noch im Griff zu haben. Sie versuchen, diesem Prozess alles ihnen nur mögliche entgegenzusetzen. Und wir wünschen uns ebenso, doch „etwas dagegen tun zu können". Jede Seite auf ihre Art – und nach ihrem oder unserem Vermögen. „Demenzerisch® lernen" stärkt Ihr Gefühl der Handlungshoheit in der Begegnung mit Demenzerkrankten. Damit wir uns weniger hilflos fühlen, sondern *wirksam* im Umgang mit demenzerkrankten Menschen.

Und im Endeffekt führt Demenzerisch® sprechen obendrein dazu, dass die Betroffenen auch weniger unter dem Kontrollverlust leiden. Weil *wir* ihnen ermöglichen, sich in ihrer Welt ebenfalls wirksam zu fühlen – zumindest für Momente.

Somit halten Sie kein einfaches Rezeptbuch in den Händen. Lassen Sie sich einladen auf einen Streifzug durch die Komplexität unserer menschlichen Existenz. An manchen Stationen werden wir etwas länger verweilen und an anderen nur kurzen Zwischenstopp einlegen.

„Demenzerisch® lernen" will neugierig machen und begeistern: für die Begegnung mit demenzerkrankten Menschen und damit für die Begegnung mit mir selbst.

Hinweis zur gendergerechten Sprache

Im Sinne der Lesbarkeit werden im Text sowohl die weibliche als auch die männliche Form verwendet – als auch beide Bezeichnungen gleichzeitig. Bei allen Varianten sind alle Geschlechter gemeint.

Ebenfalls sei darauf hingewiesen, dass die verwendeten Namen der Erkrankten und Angehörigen fiktiv sind.

Kapitel 1
Demenzerisch® verstehen I – Erste Schritte in die andere Welt

Gestern hatte ich es besonders eilig. Vorsorglich hatte ich einen früheren Bus genommen, um pünktlich am Bahnhof zu sein. Züge warten nicht. Doch mein perfekter Plan rechnete nicht mit dem Rollstuhlfahrer. Genauso wenig wie mit dem vielen Schnee, der seit den Nachtstunden vom Himmel fiel. Die notgedrungen umständliche Einsteigeprozedur des gehbehinderten Mannes dauerte nach meinem Gefühl ewig. Auch wenn der technik-bewehrte Bus und sein hilfsbereiter Fahrer ihr Bestes gaben. Das Übrige taten die schneeverstopften Straßen. Ich kam zu spät.

Immerhin konnte mein Gehirn mir dafür eine Erklärung liefern. Denn ich hatte ja *sehen* können, warum die Dinge anders liefen als gewohnt. Die Gründe für den verpassten Zug lagen auf der Hand.

Szenenwechsel. An einem freundlichen Herbsttag machen Sie einen Einkaufsbummel. Besuchen auch eines der guten Kaufhäuser Ihrer Region. Gehen gleich zur Rolltreppe. An deren Fuße streitet sich ein Ehepaar. Beide etwa Mitte 70. Aussehend wie gutbetuchter Mittelstand. Sie hören gerade noch, wie der Mann seine Frau lauthals als „alte Schlampe" beschimpft. Wahrscheinlich werden Sie leicht konsterniert Ihre Schritte verhalten, innerlich oder auch äußerlich den Kopf schütteln und denken, dass „die" doch ihre Probleme zu Hause lösen sollen. So ein Verhalten sei ja unmöglich. Was Sie in so einer Situation nicht wahrnehmen, ist das, was Sie *nicht sehen* können. Denn das Ehepaar – nennen wir sie Familie Seifert – will ebenfalls einen ganz normalen Einkaufsbummel machen. Aber vor dem Besteigen der Rolltreppe stoppt Herr Seifert plötzlich. Seine Frau – erschrocken und überrascht – redet ihrem Mann gut zu. Doch alle Erklärungen helfen nicht. Also versucht sie, sich am Arm ihres Mannes einzuhaken. Auch das lehnt dieser schroff ab. Daraufhin wird Frau Seifert etwas energischer, ergreift den Ärmel ihres Ehemannes, um diesen so auf die Rolltreppe zu ziehen. Ebenso vergeblich. Herr Seifert weigert sich strikt. Seine Ehefrau packt zunehmende Nervosität, denn sie bemerkt nun auch noch die wachsende Aufmerksamkeit der Umstehenden. Und das Drängen der hinter ihr an der Rolltreppe Wartenden. Da gehören Sie ja auch dazu. Also fährt sie ihren Mann an, dass er sich nicht so anstellen solle und endlich auf die Rolltreppe steigen möge. Gleichzeitig zerrt sie ihn entschlossen in deren Richtung. Und nun fällt diese unfreundliche Aussage. Die Beschimpfung der Ehefrau, die Sie mitanhören mussten. Was *konnten* Sie in diesem Augenblick sehen? Zwei gesunde normale Menschen, die ihre Eheprobleme in aller Öffentlichkeit austragen.

In unseren Begegnungen mit Demenzerkrankten sind wir auf unsere Art desorientiert. Das ist sehr menschlich: von der Existenz der Dinge lassen wir uns am besten überzeugen, wenn wir sie bemerken. Unsere Sinnesorgane uns die entsprechenden Bestätigungen mitteilen. Wir hören, riechen, schmecken, fühlen – und sehen. Aber bis weit in das mittlere Krankheitsstadium einer (Alzheimer) Demenz sehen wir in der Regel bei den Betroffenen: erstmal nichts. Zumindest bei zeitlich begrenzten oder beiläufigen Begegnungen mit den Erkrankten. Das ist ganz anders, wenn wir einen querschnittsgelähmten Menschen im Rollstuhl an der Bushaltestelle antreffen. Oder jemanden mit dem rechten Arm bis zur Schulter hinauf in Gips im Restaurant vor einem Schnitzel sitzen sehen. Bei diesen Begegnungen reagiert unser Gehirn automatisch. Dafür sorgt ein spezieller Teil unseres Gedächtnisses. Wir *sehen,* dass „etwas nicht in Ordnung ist". Unser Gehirn veranlasst dann die kulturell angemessene Reaktion. Wir verhalten uns – intuitiv – entsprechend. Wundern uns zum Beispiel nicht, wenn die Abfahrt des Busses sich verzögert, weil das Einsteigen des Rollstuhlfahrers einfach etwas länger dauert. Die Verspätung löst möglicherweise Ungeduld aus. Aber wohl kaum Unverständnis. Möglicherweise bemerken wir im noblen Restaurant, dass der Mensch mit Gipsarm versucht, sein Schnitzel ohne Besteck zu bewältigen. Vielleicht indem er das Fleisch einfach in die Hand nimmt und davon abbeißt. Wir finden das dann vermutlich nicht so schicklich. Aber die Abweichungen vom Vertrauten oder Selbstverständlichen lassen sich einordnen. Wir wissen automatisch Bescheid über das „Warum?".

Dieser Automatismus fehlt uns noch häufig in der Begegnung mit Menschen, deren Gehirn an einer Demenz erkrankt ist. Denn unsere oben erwähnte „Desorientierung" hat nun wiederum etwas mit Ihrem oder meinem Gehirn zu tun. Dem, was wir „im Kopf haben" – oder eben auch nicht.

Haben Sie sich schon einmal mit Ihrem Gehirn unterhalten? Oder es gesehen? Gut, unseren Magen können wir auch nicht mit eigenen Augen erblicken. Das ist richtig. Doch wenn eine Abteilung unseres Gehirns uns mitteilt, dass wir Magenschmerzen haben, sind wir uns über die Existenz dieses Verdauungsorgans sehr bewusst. Haben Sie schon einmal Gehirnschmerzen gehabt? Genau, wir haben Kopfschmerzen. Selbst wenn es weh tut, unterstützt uns unser Gehirn nicht gerade darin, uns seiner Existenz verstärkt zu vergegenwärtigen. Das Vorhandensein wie auch das einigermaßen reibungslose Funktionieren unseres Denkorgans scheint für uns in der Regel ziemlich selbstverständlich. Ganz alltäglich. Und dann funktioniert es auf einmal nicht mehr so richtig. Was wir nicht sehen können. In der Begegnung mit demenzerkrankten Frauen und Männern empfängt unser Gehirn anfänglich keinen Hinweis. Darauf, dass einem Bestandteil des menschlichen Körpers etwas fehlt. So wie unser Denkorgan automatisch den Reiz des Rollstuhls oder des eingegipsten Arms verarbeitet.

Uns blitzschnell ein Indiz gebend, dass aktuell gerade etwas andere Spielregeln gelten. Somit stehen wir vor der Aufgabe, unser Gehirn speziell im Demenzerisch® verstehen zu trainieren. Indem wir lernen, unsere Wahrnehmung zu verändern. Sinneseindrücke in unserem Gehirn neu zu verknüpfen. Streit am Fuße einer Rolltreppe löst bislang innere Distanzierung aus. Künftig auch den Geistesblitz „Demenz". Ich erlebe, dass der andere sich ungewohnt verhält. Sich nach unserem Erleben und Empfinden „daneben benimmt". Und dann ziehe ich die Möglichkeit in Betracht, dass da vielleicht eine Demenzerkrankung im Spiel sein könnte. Mein Gehirn lernt, auch an diese Variante zu denken.

1.1 Was ist eigentlich „Demenz"? Haben es „alle"? Was können wir dagegen tun?

Das Wort „Demenz" existiert im menschlichen Sprachschatz schon seit etwa zweitausend Jahren. Uns modernen Menschen fehlt aber wohl bis heute noch eine Sicherheit im Umgang mit diesem Begriff.

Weiterführend:
Und aktuell scheint es mir – bedauerlicherweise – eher so, dass ältere Menschen sehr schnell in die „Schublade der Demenz" gesteckt werden. Jede geistige Leistungsschwäche – oder gar psychische Veränderung – wird häufig sofort mit dem Begriff „Demenz" bedacht. Wobei „Demenz" dann vielfach mit der unheilbaren Alzheimer Krankheit verkettet ist. Andere sagen, das ist „kein Alzheimer", der hat eine Altersdemenz. Wir hören von Gedächtnisabbau, Verkalkung, Verwirrtheit, geistigem Verfall und Senilität. Oder begegnen der Meinung, dass geistige und seelische Beeinträchtigungen doch „ganz normal" fürs Alter seien. Letztere Annahme ist schlichtweg falsch. Richtig durchschaubar ist die Verwendung der verschiedenen Benennungen aber auch nicht.

Einen ersten Schritt zu mehr Klarheit bietet die Unterscheidung zwischen Krankheits*symptomen* und Krankheits*ursache.* Und betrifft die Frage nach „Warum?" und „Was?". Ein Beispiel aus dem Alltag: Uns allen tränen immer wieder einmal die Augen. Die Tränen sind das *Symptom.* Das, was wir wahrnehmen. Die äußere Erscheinung. Für deren Auftreten können verantwortlich sein: Trauer, Wut, Zwiebeln schneiden, kalter Wind, eine Allergie, ein Staubkörnchen oder auch Erkrankungen des Auges wie eine Bindehautentzündung. Das alles wären mögliche *Ursachen.*

Wie können wir nun *Symptom* und *Ursache* hinsichtlich unseres Themas „Demenz" unterscheiden? Der Begriff lässt sich aus dem Lateinischen ableiten: *de mens.* Wortwörtlich übersetzt bedeutet „Demenz" damit vorerst nichts anderes als „abnehmender/verschwundener Verstand". Was wir im Kontakt mit „den Demenzerkrankten" wahrnehmen, sind also die *Symptome* (Krankheitszeichen). Gleichzusetzen mit den Tränen in den Augen. Die *Ursache* für diese Zeichen haben wir damit jedoch noch nicht erfasst. Wenn wir also sagen – oder hören –, dass eine Person „eine Demenz habe“, treffen wir lediglich eine Aussage zu Symptomen. Dazu, dass uns eine wohl nicht mehr so gute oder auch auffallend schlechte geistige Leistungsfähigkeit auffällt. Einem Menschen eine „Demenz“ zuzuordnen, stellt lediglich ein Sprechen über ein „tränendes Auge“ dar. Wenn wir nun aber sagen, dass jemand „Alzheimer“ habe, benennen wir *eine Ursache* des sogenannten geistigen Abbaus. Damit haben wir eine Definition und die erste Grundsäule des Demenzerisch® lernen: *Der Begriff „Demenz“ erfasst und beschreibt Symptome, deren Ursachen recht verschiedene Erkrankungen sein können* (► Grundsäule 1). Im Umkehrschluss bedeutet dies: jede Alzheimer Erkrankung ist eine Demenz, aber nicht jede Demenz Alzheimer (vgl. Abb. 1).

Abbildung 1: Erklärung zu Symptomen und Ursachen

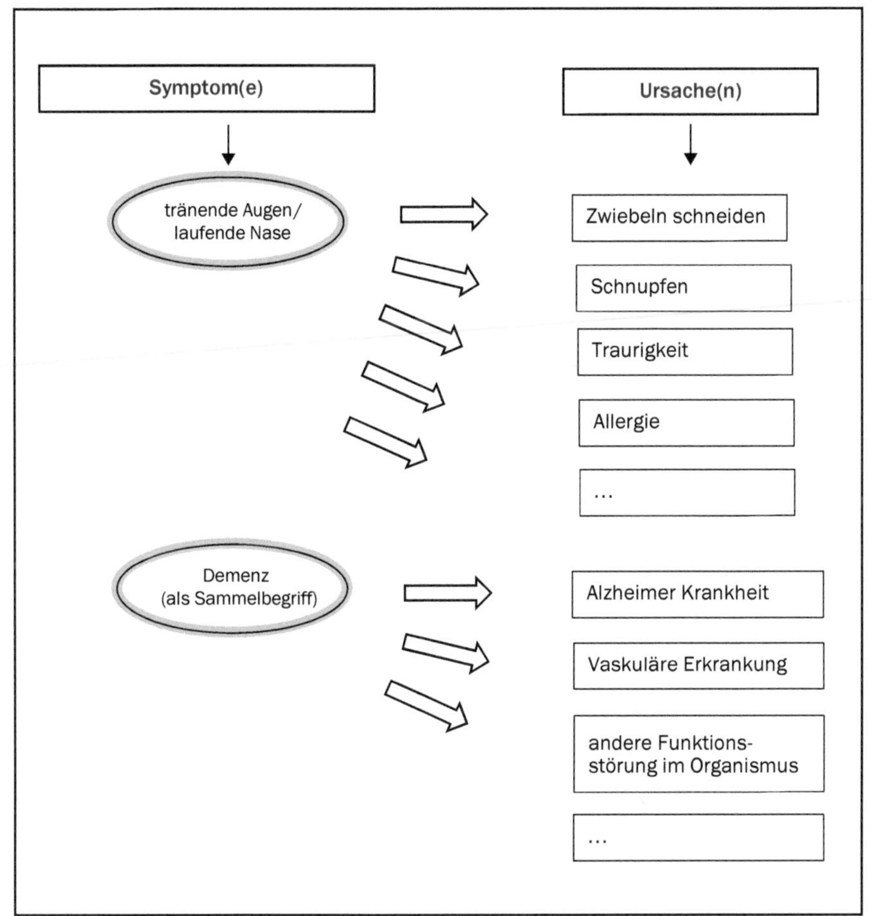

Widmen wir uns nun zuerst den *Ursachen.* Fachleute unterscheiden zwischen „primären“ und „sekundären“ Demenzen. Letztere erfassen gut behandel- und zumeist heilbare Ursachen für das schlechte Funktionieren unseres Gehirns. Denn bei sekundären Demenzen läuft irgendetwas anderes in unserem Organismus nicht optimal. Beheben wir diese Probleme, kann auch unser Gehirn wieder zuverlässig seinen Dienst verrichten. Die Demenz-Symptome verschwinden. Leider glückt dies nicht bei den primären Demenzen. Hier liegt der Ursprung direkt in unserem Organ Gehirn. Primäre Demenzen sind gekennzeichnet durch einen Substanzverlust. Das Gehirn wird löchrig. Stellen Sie sich bitte einfach einmal einen frisch geernteten Apfel vor. Seine feste Beschaffenheit, die glatte Oberfläche, rund, solide. Fühlt sich gut an. Und dann im ausgehenden Winter diese runzeligen, schrumpeligen Teile. Aus der wohlgeformten, kompakten Masse wurde etwas Zerfurchtes. Fruchtfleisch, das sich beim Hineinbeißen eher morsch anfühlt. Sollte nun noch eine Hexe mit langen Krallen einmal rundum durch die Oberfläche der Frucht gefahren sein, bliebe ein zerklüfteter Apfel – von tiefen Tälern zusätzlich zerstört – zurück. Beide Bilder – frischer Apfel und zerfurchte Frucht – können eine Ahnung vermitteln. Vom Zustand eines primär demenzerkrankten und eines gesunden Gehirns. Kompakte, glatte Masse im Gegensatz zu einer eindeutig porös aussehenden Oberfläche. Die darunterliegende Materie ebenfalls schadhaft. Primäre Demenzursachen zerstören in unserem Gehirn Nervenzellen und deren Verbindungen untereinander. Derzeit nicht heilbar. Ein unumkehrbarer Verlauf. Ihre weitaus häufigste Ursache stellt die Alzheimer Krankheit dar (etwa 60–70 %). Gefolgt von den sogenannten vaskulären Demenzen (etwa 20–30 %). Immer wieder finden sich auch Mischformen der beiden häufigsten primären Demenzursachen: eine Alzheimer Demenz, deren Auswirkungen durch vaskuläre Probleme verschärft werden – oder auch umgekehrt. Die Wissenschaftler sprechen dann auch von „gemischten Demenzen“ (vgl. Förstl 2012, S. 44; Kurz et al. 2017, S. 13).

Weiterführend:
Weitere, seltenere Auslöser (ca. fünf bis zehn Prozent) primärer Demenzen stellen zum Beispiel die fronto-temporale oder die Lewy-Körper-Demenz dar. Die Creutzfeldt-Jakob-Krankheit, das Korsakow-Syndrom oder auch Demenz bei Morbus Parkinson zählen Fachleuten ebenfalls zu primären Demenzen. Schwankungen und Widersprüche der Prozentangaben liegen an den unterschiedlichen Forschungsergebnissen.

Da die fachlichen Publikationen zum Krankheitsbild Demenz (Ursachen, Therapie, Prävention) zahlreich, vielfältig und sich widersprechend sind, verzichte ich im Buch grundsätzlich auf weiterführende Hinweise zu konkreten Publikationen. Interessierte können Anknüpfungspunkte für weitergehende Recherchen auf folgenden Internetseiten finden: Informationen der Deutschen Alzheimer Gesellschaft e. V. Selbsthilfe Demenz (www.deutsche-alzheimer.de), „Wegweiser Demenz“ der Bundesregierung (http://www.wegweiser-demenz.de), „S3 – Leitlinie Demenzen“ verschiedener medizinischer

Fachgesellschaften (http://www.dgn.org/images/red_leitlinien/LL_2016/PDFs_Download/038013_LL_Demenzen_2016.pdf).

Was verbirgt sich hinter den Bezeichnungen der beiden häufigsten primären Demenzerkrankungen? Die Bezeichnung „Alzheimer" hat ihren Ursprung im Familiennamen des Arztes, der die Erkrankung als erster beschrieb. Anfang letzten Jahrhunderts erlebte Alois Alzheimer eine seiner Patientinnen, die inzwischen berühmte, damals 51-jährige Auguste D., als für ihr Alter doch schon „sehr senil" seiend. Bei der Obduktion des Gehirns der alsbald Verstorbenen sah Prof. Alzheimer ein quasi ausgemergeltes Gehirn vor sich. In der folgenden Beschreibung des Krankheitsbildes fand Alzheimer dafür die Formulierung „Die Krankheit des Vergessens". 1910 führte ein psychiatrisches Lehrbuch dann endgültig die Bezeichnung „Alzheimer Krankheit" ein. Weltweit arbeiten viele Wissenschaftler an der Erforschung der Ursachen für die Krankheitsmechanismen der Alzheimer Demenz in unserem Gehirn, ohne derzeit jedoch tatsächliche Antworten finden zu können.

Weiterführend:
Sicher ist, dass Nervenzellen und ihre Verbindungen untergehen. Die bio-chemischen Prozesse im Gehirn sind – teilweise – massiv gestört. Dabei wurden und werden für die Schrumpfung des Gehirns bei der Alzheimer Demenz bisher im Wesentlichen zwei pathologische Stoffwechselvorgänge verantwortlich gemacht. Einerseits entstehen außerhalb der Nervenzellen amyloidhaltigen Eiweißablagerungen (sog. Plaques – vorstellbar als kleine kristalline Klümpchen). Bestimmte solcher Spaltprodukte des Eiweißstoffwechsels kommen in jedem gesunden Gehirn vor. Bei der Alzheimer Krankheit lagern sie sich jedoch zwischen den Nervenzellen als zerstörerische „Kristalle", eben den Plaques, ab. Dadurch wird zunehmend die Signalübertragung zwischen den Neuronen unterbrochen. Andererseits spielen abnorm veränderte Eiweißbruchstücke eine Rolle (sogenannte Fibrillen oder Neurofibrillen-Bündel). Diese lagern sich – in Form von Fäserchen – innerhalb der Nervenzellen unseres Gehirns ab. Beeinträchtigen so zunehmend deren lebenswichtigen Vorgänge. Beide Begebenheiten führen eben zu dem fortschreitenden Verlust sowohl von Nervenzellen (Neuronen) als auch derer Verbindungsstellen (Synapsenverlust). Des Weiteren führt das Absterben der Nervenzellen zu einer erheblichen Verminderung von Botenstoffen. (Um eine Information von einer Nervenzelle zur anderen weiterleiten zu können, benötigt unser Gehirn eben genau diese „Botenstoffe". Denn unsere Nervenzellen sind im Gehirn nicht fest oder nahtlos miteinander verknüpft. Die Lücke zwischen den Nervenzellen heißt synaptischer Spalt. Zu dessen Überbrückung wird ein Transportmittel benötigt. Ein Neurotransmitter. Diese sorgen für die Weitergabe jedweder Information zwischen zwei Nervenzellen – also für den reibungslosen Infofluss.)

Bei der Alzheimer Krankheit führt der Nervenzelluntergang zu einem Mangel des Botenstoffes Acetylcholin. Welcher von großer Bedeutung für das reibungslose Funktionieren unserer Aufmerksamkeit ist. Zudem kommt es zu einer ungesteuerten Ausschüttung von Glutamat. Ein Überträgerstoff, der für Lernen und Gedächtnis benötigt wird. Die Informationsverarbeitung im Gehirn wird so durch diese biochemischen Veränderungen zusätzlich beeinträchtigt. Ob die o. g. Ablagerungen ursächlich für die – oder Folgen der – Alzheimer Demenz sind, lässt sich von der Wissenschaft derzeit nicht beurteilen. Man geht davon aus, dass für das Zustandekommen der Erkrankung mehrere – bisher nicht genau identifizierbare – Faktoren zusammenwirken. Da die Alzheimer Demenz eine sogenannte globale Hirnerkrankung ist, sei festgehalten, dass letztendlich fast alle Nerven-Systeme von den degenerativen Veränderungen erfasst werden. Unser im gesunden Zustand kompaktes Gehirn – mit einem ungefähren Gewicht von 1 200 g – verliert in manchen seiner Regionen bis zu 80 % seiner Substanz, womit all das verloren geht, was in all diesen Nervenzellen gespeichert war. Genauso wie die nicht mehr vorhandenen Neuronen auch keine Informationen mehr weiterleiten können (vgl. zum gesamten Absatz: Bigl/Arendt 2003, S. 64 f.; Förstl 2012, S. 36; Kurz et al. 2017, S. 10).

Sicherere Erkenntnisse finden wir für das Entstehen der zweithäufigsten primären Demenzerkrankung, der vaskulären Demenz. „Vaskulär" bezieht sich auf unsere Blutgefäße. Somit haben wir es dann mit einer „gefäßbedingten Demenz" zu tun. Unsere Vorfahren nannten diese krankhaften Veränderungen unseres Gehirns einfach „Verkalkung". Heute sprechen wir eher von kleineren oder größeren Hirninfarkten, deren Resultat ebenfalls ein Untergang von Nervenzellen bzw. das Absterben der betroffenen Hirnregionen ist. Als verantwortlich für diese Prozesse wird die Verschlechterung des Zustandes unserer Blutgefäße (Arteriosklerose/„harte Ader") angesehen.

Weiterführend:
Bei der Arteriosklerose führen Ablagerungen zu Verengungen, Verhärtungen, Porosität unserer Blutgefäße. Die daraus folgenden Durchblutungsstörungen können vorübergehend sein (transitorische ischämischen Attacke/TIA). Hält die Mangeldurchblutung länger an, sterben die Nervenzellen ab (dann sprechen Fachleute vom „Infarkt"/Absterben von Gewebe im Gehirn oder Herz). Dies passiert auch, wenn unelastisch gewordene Blutgefäße reißen (oder platzen) und das austretende Blut (kleine) Teile unseres Gehirns überschwemmt. Nervenzellen in diesem Gebiet ertrinken oder ersticken quasi. Der Nervenzellenuntergang führt – wie bei der Alzheimer Ursache – ebenfalls zu Störungen der Biochemie in unserem Gehirn (vgl. Schönknecht/Pantel/Schröder 2001, S. 105). Bei schweren Krankheitsverläufen ist letztendlich ebenfalls das gesamte Gehirn betroffen. Ähnlich wie bei der Alzheimer Krankheit lässt die Wissenschaft bezüglich der vaskulären Demenzen Fragen offen. Sicher ist, dass diese Demenz-Ursache „keine einheitliche Erkrankung" darstelle. In der Fachliteratur stoßen wir auf Begriffe wie Multi-Infarkt-Demenz, strategische Einzelinfarkt-Demenz, Mikrozirkulationsstörungen mit Demenz oder hämorrhagische Demenz (vgl. Neumann/Kretzschmar/Schlegel 2003, S. 61). Unterschieden wird, ob kleinere oder größere Blutgefäße betroffen sind oder nach Ort der Schädigung im Gehirn.

Die beiden häufigsten primären Demenzursachen zeigen jeweils typische Abläufe. Bei der Alzheimer Demenz stellt sich der Verlauf relativ gleichbleibend in einer sanft nach unten weisenden Kurve dar. Die vaskuläre Form zeigt sich dagegen eher in einer stufenweisen Entwicklung. Jede erneute Mangeldurchblutung – wie auch jegliche wiederholte Einblutung aus einem porösen Blutgefäß – führt zu einer Verschlechterung. Das erkrankte Gehirn kann sich zwar zwischendurch wieder etwas erholen, erreicht aber nicht mehr den Status der Unversehrtheit (vgl. Abb. 2).

Abbildung 2: Unterschiedliche Verlaufsformen der Alzheimer Krankheit und der vaskulären Demenz (schematische Darstellung)

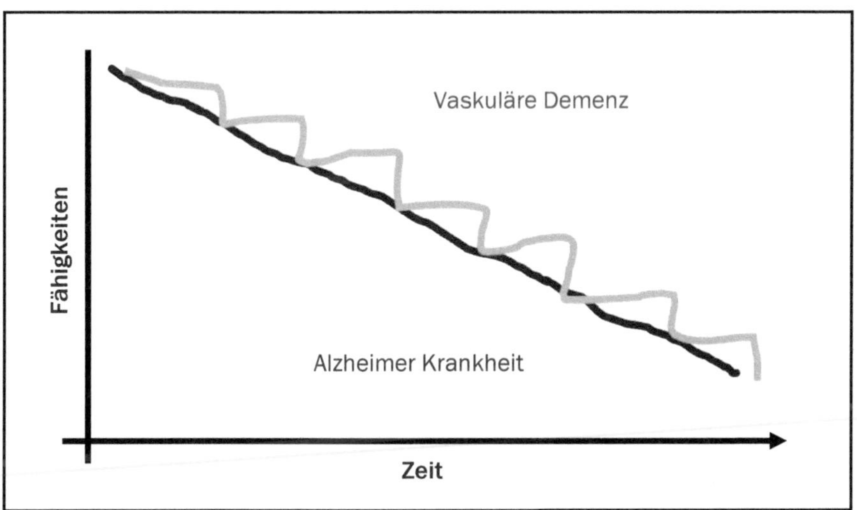

Im Gegensatz zu den primären Demenzerkrankungen findet sich bei „sekundären Demenzen“ kein Substanzverlust in unserem Gehirn. Nervenzellen und Nervenzellenverbindungen bleiben erhalten. Sie erinnern sich: unser Gehirn kann nicht so gut funktionieren, weil irgendetwas anderes in unserem Organismus nicht optimal läuft. Zuallererst sollten wir dabei an Flüssigkeit denken. Die sogenannte „Austrocknung“ stellt gerade bei älteren Menschen ein unterschätztes Problem dar. Denn die natürlichen Prozesse des Älterwerdens reduzieren den körpereigenen Flüssigkeitshaushalt teilweise enorm. Gleichzeitig lässt das Durstgefühl mit zunehmenden Jahren nach. Immer wieder erlebe ich es, dass eine voreilig festgestellte „schwere Demenz“ plötzlich „geheilt“ war, weil der Flüssigkeitshaushalt eines älteren Patienten per Infusion geordnet und damit die ausreichende Durchblutung des Gehirns wieder sichergestellt werden konnte. Als weitere Ursachen für sekundäre Demenzen gelten Alkohol- oder Medikamentenmissbrauch, Vitaminmangelzustände oder Herzkreislauferkrankungen wie auch Stoffwechselerkrankungen (bei älteren Menschen mit kognitiven Problemen sollten regelmäßig die Schilddrüsenwerte im Blutbild getestet werden). Manche Fachleute rechnen auch Depressionen zu den „sekundären Demenzen“. Eine Sonderstellung nimmt das Delir ein. Darunter sind schwere Verwirrtheitszustände zu verstehen, die häufig in Folge von Operationen auftreten. Doch gerade letztere können vollständig vergehen, was durchaus mehrere Wochen bis zur vollständigen Ausheilung dauern kann.

Es bedarf also dringend unserer Sensibilität im Umgang mit dem Begriff „Demenz“. Besonders – aber nicht nur – hinsichtlich der Abgrenzung zum Delir möchte ich Ihnen unsere zweite Grundsäulen des Demenzerisch® lernen vorstellen: *Eine primäre Demenz-Erkrankung kann überhaupt erst diagnostiziert werden, wenn Auffälligkeiten kontinuierlich über sechs Monate lang anhalten. Und auch nur dann, wenn Misslichkeiten in mehreren kognitiven Fähigkeitsbereichen auftreten* (► Grundsäule 2).

Weiterführend:

Hinsichtlich des Themas „Medikamente im Alter“ sei hier ausdrücklich auf ein vom Bundesministerium für Bildung und Forschung gefördertes Projekt hingewiesen: die PRISCUS-Liste. 2010 veröffentlicht im Deutschen Ärzteblatt, listet sie Arzneistoffe auf, „die bei älteren Menschen vermieden werden sollten“ (http://priscus.net). Die Wissenschaftler benennen insgesamt 83 Substanzen, deren Einnahme für ältere Menschen als ungeeignet oder kritisch anzusehen ist. Bei weiteren 46 Stoffen weisen die Experten auf ihre Unsicherheit hinsichtlich deren Verwendung für ältere Patienten hin.

Gerade beim Eindruck „dementieller Prozesse“ sollte zwingend das Thema „Medikamente“ Beachtung finden. (Grund hierfür ist die „Pharmakokinetik“, die sich – prägnant ausgedrückt – mit Verträglichkeit und Wirkmechanismen von Arzneistoffen befasst.) Unser Organismus verändert sich im Laufe unseres Lebens. Das betrifft nicht nur den oben bereits erwähnten Flüssigkeitshaushalt in unserem Körper. Wussten Sie zum Beispiel, dass zwischen 20 und 65 Jahren die sogenannte extrazelluläre Flüssigkeit um ca. 40 % abnimmt? Und noch weitere Wasser- und Plasmaformen in unserem älter werdenden Körper sind dezimiert. Das Fett nimmt zu (zwischen 20 und 70 Jahren um 35 %). Leber- und Nierenfunktion ab. Damit bekommen Medikamente eine ganz andere Wirkkraft in unserem Organismus. Ihre Substanzen lagern sich einerseits im zugenommen Fettgewebe vermehrt ein. Die reduzierten Nieren- und Flüssigkeitsfunktionen verhindern den zügigen (Ab-)Transport. Angesichts dieser komplexen Prozesse bedarf es einer hohen Aufmerksamkeit für die Effekte von Arzneimitteln – auch und gerade um das gesunde Funktionieren unseres Gehirns nicht zu gefährden. Oder es wiederherzustellen.

Nachdem wir uns nun über die wichtigsten *Ursachen* der Demenzen ein Bild gemacht haben, möchte ich Ihnen einen knappen Überblick zu den *Krankheitszeichen* geben. Zuerst: Alle Bemühungen, Symptome in klare und überschaubare Kategorien einzuteilen, bleiben fragmentarisch. Die verschiedenen Symptome haben miteinander zu tun oder bedingen einander vielfach. So finden wir bei den zahlreichen Autoren oder Fachgesellschaften, die sich inzwischen dem Thema „Demenz" widmen, auch verschiedenste Einteilungen der Symptomatik. *Der Verlauf dementieller Erkrankungen ist letztendlich von Mensch zu Mensch unterschiedlich* (▸ Grundsäule 3). Dennoch lassen sich zentrale Krankheitszeichen benennen, die alle mit „Verlust" in Verbindung stehen. Dies betrifft sowohl unser Gedächtnis als auch unsere Denkleistungen, unsere Urteils- und Handlungsfähigkeit, die Fertigkeiten zur Bewältigung unseres Alltages. Das eigene Selbst. Der häufig als (weiteres) Symptom benannte „Verlust der Orientierung" kann auch als Überschrift für die Krankheitszeichen primärer Demenzen gesehen werden. Denn letztendlich verlieren die Erkrankten die Verortung in ihrem Leben – in allen Facetten.

Weiterführend:
Hinsichtlich des anfänglich angesprochenen Begriffs-Durcheinanders sind noch ein paar Fragen offen. Was ist eine „Altersdemenz" und was bedeutet „Senilität"? Beide Begriffe findet man auch im gemeinsamen Mix: „senile Demenz". Eine Übersetzung dieses Wortpaares aus dem Lateinischen ergäbe in etwa: „greisenhaftes ohne Geist sein". Häufig wird „senil" wertend verwendet. Für sich gesehen bedeutet senis oder senex lediglich „alt" und „seneo" „alt sein". „Senilität" verweist umgangssprachlich auf Schwächen unserer geistigen Leistungsfähigkeit und zielt dabei insbesondere auf Gedächtnisstörungen im Alter ab. Die Bezeichnung „senile Demenz" beschreibt also nichts anderes als das Vorhandensein (irgend-)einer Demenzerkrankung bei einem älteren oder alten Menschen. Sei sie primärer oder sekundärer Natur. In diese Richtung geht der ebenfalls synonym verwandte Ausdruck des „kognitiven Abbaus". Kognitiv oder Kognition wird heutzutage in verschiedensten Bedeutungszusammenhängen verwandt. Der Begriff „kognitiver Abbau" ist eigentlich nur ein Synonym für „ohne Verstand" (de mens). In etwa übersetzbar mit: langsame Zerstörung der menschlichen Fähigkeiten zum Lernen, Denken, Wahrnehmen, Wissen sowie zum Erfahrungen verarbeiten und wiedergeben können.

Bevor ich mich jedoch überhaupt mit der Frage herumschlage, ob ich oder ein mir nahestehender älterer Mensch von einer Demenz-Erkrankung betroffen sein mag, sollten wir uns überlegen, ob wir beim Älter-Werden unser Gehirn „richtig bedienen". (Die Formulierung des „richtigen Bedienens" zielt auf eine Veröffentlichung eines der renommiertesten Hirnforscher Deutschlands ab: Gerald Hüther. Sein Buch „Bedienungsanleitung für ein menschliches Gehirn" befasst sich mit der Funktionsweise unseres Gehirns als auch mit unseren Möglichkeiten, dieses – und damit uns – lebenslänglich weiterzuentwickeln.) Es ist vielleicht ein bisschen so, wie mit einem betagteren Computer. Der wird einfach langsamer und wenn ich ihm nicht ausreichend Zeit für seine Arbeits- und Speichervorgänge lasse, kann er mir nicht mehr zuverlässig die erwünschten Dienste leisten. Sicher, das ist ein unvollkommener, verwegener Vergleich. Doch vielleicht hilft er zu verdeutlichen, dass manche sogenannte Vergesslichkeit älterer Menschen sicherlich keine Ursache in einer beginnenden Demenz hat, sondern vielleicht eher aufgrund des verbreiteten Phänomens „Rentner haben niemals Zeit“ entsteht. Wenn ich mir keine Zeit lasse, damit mein Gehirn die einströmenden Reize und Informationen (gut) verarbeiten kann, muss ich mich nicht wundern, wenn mein Gehirn dann eine gesuchte Information auch nicht wiederfindet. Wenn es – aufgrund von Zeitmangel – nichts eingespeichert hat, dann kann es auch nichts finden. Ich sollte mich nicht mit der Angst vor einer Demenz in noch mehr Stress versetzen, sondern vielleicht einfach meinen Lebensstil entschleunigen, damit mein Gehirn angesichts seiner nachlassenden Schnelligkeit seine Potentiale weiterhin nutzen kann. Gelegenheit erhält, überhaupt auf seine kristalline Intelligenz zurückzugreifen. Unsere „Altersweisheit“. 1971 formulierte ein US-amerikanischer Psychologe die Unterscheidung zwischen „fluider und kristalliner Intelligenz“. Ungefähr übersetzbar mit „flüssige und verfestigte Klugheit“. So verzeichnen wir beim Älterwerden und im (hohen) Alter einen Zuwachs der „kristallinen Intelligenz“. Die „fluiden“ Fähigkeiten, die Schnelligkeit aber nimmt eben ab (vgl. dazu auch: Baltes 1979, S. 283 ff.).

Bisher haben wir versucht, den Begriff „Demenz“ zu verstehen durch die Unterscheidung zwischen Krankheitsursachen (primär, sekundär) und Krankheitssymptomen (Verlust der Lebens-Verortung). Uns dabei auch vergegenwärtigt, dass dementielle Erkrankungen einen äußerst komplexen wie auch individuellen Prozess darstellen. Bedenken sollten wir, dass ältere Menschen „vergesslicher“ wirken können, ohne dass dabei eine dementielle Erkrankung des Gehirns vorliegt. Ursachen sollten zuerst in einer vielleicht zu geringen Beachtung der sich veränderten Arbeitsweisen des menschlichen Gehirns gesucht werden. In der Abgrenzung zwischen natürlichen Veränderungen unserer geistigen Leistungsfähigkeit im Laufe unseres Lebens und dem beginnenden Krankheitsprozess einer Demenz verdient ein dritter Aspekt unsere Aufmerksamkeit. Relativ wenig bekannt, aber umso bemerkenswerter ist, dass nicht jeder Mensch, der mit den zunehmenden Jahren „geistig nicht mehr so gut beieinander ist“, an einer Demenz erkranken wird. Bei solchen – über die natürlichen Veränderungen unseres Gehirns im Alter hinausgehenden – Unstimmigkeiten in der geistigen Leistungsfähigkeit sprechen Mediziner von LKS oder MCI („leichte kognitive Störungen“ oder „Minimal cognitive Impairment“). Eine geringe Verschlechterung bzw. Beeinträchtigung unserer Gehirnfunktion. Diese „leichten kognitiven Störungen“ verharren jedoch auf einem gewissen Niveau. Sind nicht mit einer beginnenden Demenz zu verwechseln. Bei Menschen mit diesen Einschränkungen besteht jedoch ein höheres Risiko für eine spätere primäre Demenz. Etwa ein Viertel bis ein Drittel von ihnen wird später tatsächlich von einer solchen betroffen sein (vgl. Hermeneit 2006, S. 6; S. 100; S. 108.)

Vielleicht denken Sie gerade, dass das alles ein bisschen so wirkt, als wenn „man“ nichts Genaues wüsste. Dieser Gedanke ist auch nicht ganz abwegig. Letztendlich können wir nicht korrekt definieren, was beim Älter- und Altwerden unseres Gehirns zum natürlichen Prozess der Veränderungen in Hirnstruktur und -funktion dazugehört. Sicher ist, dass die Masse und das Volumen unseres „Denkorgans" im fortschreitenden Alter geringer werden. Dieser Rückgang wird als altersadäquater Prozess angesehen (vgl. Eser 2011, S. 2ff.). Vielleicht sollten wir uns dies ähnlich wie den Alterungsprozess unserer Haut vorstellen. Diese gewinnt an Falten und Runzeln. Verliert an Glattheit. Verändert sich. Einfach, weil wir älter werden. So verändert sich auch ganz natürlich unser Gehirn. Und damit seine Leistungsfähigkeit. Diese – unseren Lebensprozess unabänderlich begleitenden – Veränderungen stellen keine Erkrankung dar. Schwierig ist und bleibt die Abgrenzung zwischen gegebenen Alterungsprozessen und einer Demenz.

Eine frühzeitige Differentialdiagnostik durch Spezialisten stellt den angebrachten Weg dar, um den Ursachen der geistigen Leistungsstörung auf den Grund gehen zu können. Beharrlich weise ich darauf hin, dass allein ein Hausarzt in der Regel nicht über die Möglichkeiten verfügt, um die *Diagnose* „Alzheimer" zu stellen. Vergessen Sie nicht, dass die Feststellung „Demenz" nur eine Aussage zu Symptomen darstellt, aber nicht zu deren Ursachen. Letztere müssen herausgefunden werden. Somit wird ein guter Allgemeinarzt den *Verdacht auf* eine solche Erkrankung äußern und seine Patienten an entsprechende Fachinstitutionen überweisen.

Weiterführend:
Für mich oder meine Liebsten würde ich für diesen schwierigen Weg immer eine Gedächtnissprechstunde in Anspruch nehmen. Dies sind spezialisierte Institutionen, in denen ausgewiesene Experten zur Untersuchung von Hirnleistungsstörungen arbeiten. Die Deutsche Alzheimer Gesellschaft stellt auf ihrer Internetseite eine laufend aktualisierte Liste mit bundesweiten Adressen solcher Einrichtungen zur Verfügung (https://www.deutsche-alzheimer.de/unser-service/gedaechtnissprechstunden.html).

Letztendlich bedarf es eines komplexen und aufwendigen Vorgehens, um die Diagnose einer Alzheimer Demenz verlässlich zu erhalten. Zu diesem zählen die Verlaufs-Analyse (länger als sechs Monate anhaltendes komplexes Störungsmuster), Laborbestimmungen sowie somatische Untersuchungen. Die exakte Diagnostik beruht dann auf – sehr spezialisierten und für die Früherkennung geeigneten – neuropsychologischen Testverfahren und den sogenannten bildgebenden Verfahren.

Weiterführend:
Zu letzteren gehören beispielsweise die Computer-Tomografie (CT), die Magnet-Resonanz-Tomografie (MRT) oder auch die Singel-Photon-Emissions-CT (SPECT). Derzeit lässt sich mit den bildgebenden Verfahren die – nicht altersentsprechende – Schrumpfung der Hirnmasse nachweisen. Seit einiger Zeit gehört auch die Positronen-Emissions-Tomografie (PET) zu einer guten Diagnostik dazu. Sie bietet die Möglichkeit zu einer

– im zeitlichen Verlauf der Alzheimer Demenz – relativen frühen Erkennung, da mit der PET typische Veränderungen im Glucose-Stoffwechsel des Gehirns abgebildet werden können. Jüngste Hoffnung der Bildtechnik stellt eine Weiterentwicklung der Kernspintomographie dar, sodass die Forscher „bereits kleinste, für die Alzheimer-Erkrankung typische Veränderungen des Gehirns entdecken können" (Wiltfang 2016, o. S.).

Heutzutage vermag die Medizin dank der Forschung wie auch dank der modernen Technik eine Alzheimer Demenz zu diagnostizieren – mit etwa 80-prozentiger Sicherheit. Völlige Klarheit liefert nach wie vor ausschließlich die Untersuchung einer Gewebeprobe des Gehirns (aus verschiedenen Gründen führt man diese in der Praxis nur am Gehirn verstorbener Patienten durch).

Bei der Diagnose einer vaskulären Demenz bedarf es der Abklärung des „Verkalkungsgrades" unserer Gefäße (Arteriosklerose) als auch diesbezüglicher Risikofaktoren. Medizintechnische Untersuchungen der Halsschlagadern sowie geläufigere bildgebende Verfahren ermöglichen eine unkompliziertere Abklärung. Ebenfalls gelangen Labor- und körperliche Untersuchungen sowie neuropsychologische Testverfahren zur Überprüfung der geistigen Leistungsfähigkeit zum Einsatz. Des Weiteren sollten typische Anzeichen kleiner und kleinster Schlaganfälle in der Vergangenheit ermittelt werden. Kleinere Hirninfarkte führen – im Gegensatz zu einem massiven Schlaganfall – nicht zu der geläufigen halbseitigen Lähmung. Ihre sichtbaren Auswirkungen werden nicht selten übersehen oder falsch gedeutet. Auch, da sie in der Regel nach ein paar Stunden oder maximal wenigen Tagen rein äußerlich zumeist wieder verschwinden. Letztendlich bedeutet dies für die Diagnose vaskulärer Demenzen, dass mittels der Beachtung potentieller Risikofaktoren für Durchblutungsstörungen, einer genauen Betrachtung auch kleinster Anzeichen einer Mangeldurchblutung im Gehirn und bildgebenden Verfahren eine relativ sichere Diagnose zu stellen ist. Fachleute sprechen von 75- bis 90-prozentiger Diagnosesicherheit (vgl. Hentschel 2003, S. 130).

Weiterführend:

Als bildgebende Verfahren für die Diagnose einer vaskulären Demenz gelten vorrangig die MRT (Magnetresonanztomographie) und CT (Computertomographie). Mögliche Orte der Beschädigungen unseres Gehirns („vaskulären Läsionen") kleiner oder größer, einmalig oder bereits mehrfach vorliegend, werden so sichtbar. Von Bedeutung bei der Differentialdiagnose ist des Weiteren die Untersuchung der Fließgeschwindigkeit des Blutes in unseren Adern. Dafür werden Ultraschall-Untersuchungen (Doppler-, Duplexsonographie) von Blutgefäßen im Kopf und insbesondere unserer Halsschlagadern durchgeführt. Gerade die Verengung der Halsschlagadern (Carotis-Stenose) mit den dadurch bedingten Durchblutungsstörungen im Gehirn stellt einen hohen Risikofaktor dar. Typische Anzeichen kleiner und kleinster Schlaganfälle sind: Kopfschmerzen, Schwindelanfälle, anscheinend völlig unmotivierte Stürze, die Unfähigkeit, Hände, Arme oder Beine gewohnt koordiniert einzusetzen, Beeinträchtigung des Sprechvermögens oder des Denkens („nuscheln“, verwaschene Sprache/irgendwie merkwürdige Sachen erzählen), Mangelfunktion von Teilen der Gesichtsmuskulatur (z.B.: hängender Mundwinkel, hängendes Augenlid), auffallende Blässe (z.B. weiße Zone um die Nase herum). Manchmal bemerkt die Umwelt auch „nur“ eine Art ungewohnt schlechter Laune (mangelnde Ansprechbarkeit, „Ruhe haben wollen“, Verweigerung jeglicher Aktivierung). Vielleicht ergreift ein Rechtshänder auf einmal die Kaffeetasse mit der linken Hand – und das nicht nur zufällig und einmalig.

Die Differentialdiagnostik mit ihren Labor- und somatischen Untersuchungen hilft auch andere (behandelbare) somatische Ursachen wie Hirntumore, Probleme mit der Hirnflüssigkeit (Hydrocephalus) oder Entzündungen der Hirnhaut, aber auch Multiple Sklerose oder Parkinson auszuschließen. Derzeit wird insbesondere bei älteren Menschen vielfach das Thema „Depression“ übersehen. Diese sind im Alter gar nicht so selten. Rein statistisch gesehen treten sie noch häufiger auf als Demenzerkrankungen (vgl. Stoppe 2008, S. 409). Gedächtnisprobleme – auch massiver Art –, Unkonzentriertheit, innerer und äußerer Rückzug und weitere Symptome, die auch primäre Demenzerkrankungen kennzeichnen, stellen ebenso Merkmale einer Depression dar. Es besteht die große Gefahr, vorschnell dem älteren oder alten Menschen eine unheilbare primäre Demenz zuzuschreiben. Das ist äußerst fatal, da Depressionen von erfahrenen Gerontopsychiatern sehr gut behandelt werden können.

Weiterführend:
Andererseits reagieren vielfach Menschen am Beginn einer primären Demenzerkrankung mit depressiven Verstimmungen. Schwermut, Hoffnungslosigkeit, Niedergeschlagenheit und Antriebsarmut können also sowohl individuelle seelische Reaktionen auf eine beginnende primäre Demenz sein als auch Ausdrücke einer eigenständigen Depressionserkrankung. Stand der altersmedizinischen Kunst ist somit auch, dass ältere Menschen, die mit Klagen über depressive Verstimmungen zum Arzt kommen, zwingend zu einer Differentialdiagnose „Demenz“ überwiesen werden. Ausdrücklich bedarf es einer Diagnosestellung durch in Geriatrie und Gerontopsychiatrie erfahrener Fachleute, um eine Abgrenzung zwischen Demenz und Depression vornehmen zu können.

Unterm Strich bedeutet dies, der Mut, den Gang zum Arzt zu wagen, lohnt sich – aus verschiedenen Gründen. Entscheidend für eine mögliche Therapie bleibt, der Ursache für das schlechtere Funktionieren unseres Gehirns auf den Grund zu gehen.

Weiterführend:
Aktuelles und fachlich Gewichtiges zum Thema „Diagnose“ findet sich zahlreich in Fachliteratur und auf zahlreichen Internetseiten (siehe die bereits erwähnten). Mit Ein-

gabe des Suchbegriffes „Alzheimer“ ergibt sich ein jeweils sehr aktueller Überblick beim Bundesministerium für Bildung und Forschung (http://www.gesundheitsforschung-bmbf.de/). Daneben bietet die Deutschen Alzheimer Gesellschaft mit ihrer „Linksammlung“ zum Thema Forschung einen sehr guten Ansatzpunkt für weitergehende Recherchen (https://www.deutsche-alzheimer.de/die-krankheit/forschung/links-zu-forschung.html).

Dabei müssen wir derzeit leider immer noch akzeptieren und aushalten, dass die Mediziner über kein Mittel verfügen, um die häufigste primäre Demenz (Alzheimer) zu heilen oder deren Verlauf mit Medikamenten entscheidend beeinflussen zu können. Daran ändern auch die immer wieder Hoffnung erweckenden Schlagzeilen nichts. Wir verfügen über einzelne Medikamente bezüglich der biochemischen Vorgänge. Deren Wirksamkeit und Nutzen zur ursächlichen Behandlung oder gar Vorbeugung sind – je nach wissenschaftlicher Studie – umstritten.

Weiterführend:
Der Einsatz der – kontrovers diskutierten – Antidementiva bei Alzheimer Patienten sollte differenziert betrachtet werden. Zu große Hoffnungen oder allein strikte Ablehnung helfen niemandem weiter. Mag man die Wirksamkeitsstudien der Hersteller zu beiden Wirkstoffgruppen – Memantine zum Thema Glutamat sowie Donepezil, Galantamin, Rivastigmin hinsichtlich des Acetylcholin-Problems – auch kritisch sehen, so ist ebenso zu registrieren, dass immer wieder Angehörige (und Patienten, sofern sie dies noch vermögen) über positive Effekte berichten. Die Substanzen können (für begrenzte Zeit) die Symptome des Abbaus der geistigen Leistungsfähigkeit nivellieren und sich positiv auf die allgemeine geistige Wachheit und Beweglichkeit auswirken. Da die Forschung sich verstärkt dem Thema „Entzündungsprozesse und Alzheimer“ zuwendet, geraten auch Cannabis-Substanzen als (entzündungshemmende) Anti-Dementiva in den Blick der Wissenschaft. Wir finden sogar die Hypothese der prophylaktischen Wirkungsweise des THC. Ebenso umstritten. Die Forschung zu weiteren Arzneimitteln (Antikörper zur Bekämpfung der Plaques: Solanezumab oder Aducanumab) sind aktuell so gut wie eingestellt. Für eine weitergehende Auslotung zu Pro und Contra der o.g. Substanzen finden sich unter Eingabe der jeweiligen Stichworte zahlreiche Informationen im Internet.

Die vaskulären Demenzen sind ebenfalls nicht heilbar. Hinsichtlich der medikamentösen Behandlung – und auch Vorbeugung – zielt alles auf die gefährlichen Ablagerungen in und an den Blutgefäßen ab. Somit versucht die Medizin, die Ursachen für Arteriosklerose und weitere auslösende Risiken für Hirninfarkte zu minimieren. Zum Einsatz kommen blutverdünnende Medikamente, wobei diese bei den vaskulären Demenzen auch umstritten sind, sowie Substanzen zur Vermeidung von Bluthochdruck oder zum Einpegeln der Cholesterinwerte. Beachtet wird ebenso die fachgerechte Behandlung einer Diabetes-Erkrankung. Gegebenenfalls und in frühen Stadien kommt auch ein operativer Eingriff zur Verbesserung der Durchblutung der Halsschlagadern in Betracht.

Der unvollkommene Forschungs- und Wissensstand spiegelt sich hinsichtlich der Einteilung des Krankheitsprozesses der beiden häufigsten primären Demenzen wider. Letztendlich verfügen wir nach wie vor über keine allgemeingültige, verbindliche Darstellung bezüglich der Krankheitsstadien. Der individuelle Verlauf macht eine solche Einteilung fraglich. Teilweise ist es schwierig, festzulegen, ob sich ein Betroffener noch relativ am Anfang der Erkrankung oder bereits in einem fortgeschrittenen Prozess befindet (vgl. Tschainer 2010c, S. 299). In der Fachliteratur, bei Medizinern, Psychologen, finden wir Beschreibungen, die den Verlauf der Erkrankung in drei oder vier oder auch sieben Stadien einteilen (vgl. Schwerdt/Tschainer 2002, S. 195). Dies zielt insbesondere auf die Alzheimer Demenz ab. Für eine vaskuläre Demenz dagegen ist eine stringente Stadien-Einteilung aufgrund der andersgearteten Abbau-Prozesse im Gehirn kaum anwendbar.

Weiterführend:
Einen konzentrierten Überblick über den Verlauf der Erkrankungen geben folgende zwei Modelle. Hinsichtlich der Alzheimer Demenz verwendet die Deutsche Alzheimer Gesellschaft die häufig verwendete dreistufige Gliederung. Unterteilt wird dabei in die Phase der „leichtgradigen", der „mittelschweren" sowie der „schweren" Demenz. Ein weiter differenzierendes Modell zu den Krankheitsstadien einer primären Demenz findet sich in der nach dem verfassenden Arzt benannten „Reisberg-Skala". Diese unterscheidet sieben Stufen im Krankheitsverlauf. („kein Verlust kognitiver Fähigkeiten", „Vergesslichkeit", „beginnende Verwirrung", „mäßige kognitive Einbußen", „mittelschwere kognitive Verluste", „schwere kognitive Verluste [Mittlere Demenz]", „sehr schwere Verlust der kognitiven Fähigkeiten [Endstadium der Demenz]" (vgl. Reisberg et al. 1982, o. S.). Weitere Information bieten die bereits erwähnten Internetseiten („Wegweiser Demenz" und „S3 – Leitlinie Demenzen"). Zum kostenlosen Bestellen oder Download findet sich die Broschüre „Demenz. Das Wichtigste" (4. Aufl., 2017) bei der der Deutschen Alzheimer Gesellschaft e. V. Selbsthilfe Demenz (https://shop.deutsche-alzheimer.de/broschueren).

Dabei beschreiben die uns vorliegenden Einteilungen in Krankheitsstadien – ihrer Funktion entsprechend – den Verlauf von Demenzerkrankungen lediglich anhand der Verluste. Unleugbar wird der Verlauf einer Demenzerkrankung davon geprägt. Schmerzlich. Da gibt es nichts schön zu reden. Doch wie bei fast allen (oder jeder) Erkrankung verfügen die Betroffenen, die Demenzerkrankten, über Kompensationsmechanismen und Ressourcen. Also Möglichkeiten und Mittel, um Beeinträchtigungen – zumindest am Anfang der Erkrankung – auszugleichen. Und sie haben in einem Bereich uns kognitiv Gesunden zumeist sogar etwas voraus. Mit diesen Begebenheiten werden wir uns noch befassen. Vorerst bleibt uns in der Hauptsache der Weg, unsere Umwelt und uns so zu gestalten, dass alle mit den Demenzerkrankungen besser leben können.

„Demenzerisch® lernen" vertritt die Überzeugung, dass es uns helfen kann, *zu verstehen.* Zu oft erlebe ich in meinem Umfeld, in unserer Gesellschaft noch eine Haltung, die ungefähr so zusammenzufassen ist: „Demenz ist etwas, das mir Angst macht, eine Krankheit, die mich bedroht. Also mache ich lieber die Augen zu, und wenn sie kommt, bin ich nicht da." (Tschainer 2002a, S. 40). Ein klassisches menschliches Verhalten, verständlich, nachvollziehbar. Doch leider ist es so, dass wir nicht ganz umhinkommen, uns mit dieser Beunruhigung auseinanderzusetzen. Vor „Demenz" ist niemand sicher und dies bedeutet, dass ein paar von uns „da sein werden", ob wir wollen oder nicht. So schmerzlich dies ist. Denn nach Angaben der Deutschen Alzheimer Gesellschaft steigt die Zahl der Erkrankten in Deutschland täglich um mehr als einhundert Menschen, im Durchschnitt sollen es pro Jahr 300 000 sein. Wird also jeden von uns irgendwann einmal eine primäre Demenz treffen? Unsere große Hoffnung, möglichst lange zu leben, erscheint derzeit als das größte Risiko. Die Statistiken zeigen, dass bei 80- bis 84-Jährigen etwa 13,3 % betroffen sind. Und bei den über 90-Jährigen – je nach Berechnung – ein Drittel bis fünfzig Prozent der Bevölkerung. Diese Zahlen erfassen alle Demenzerkrankungen (vgl. Bickel 2016; Demenz-Leitlinie 2013). Aber: haben Sie es registriert? Nicht jeder Mensch erleidet das Schicksal einer Demenzerkrankung. Nimmt man einen Mittelwert aus den verschiedenen Statistiken, sind drei von vier der Mitte 80-Jährigen geistig gesund. Leiden zumindest nicht an einer primären Demenz. Und etwa zwei von drei 90-Jährigen auch. Wichtig ist mir, dass Sie die in Ihrem Gehirn vielleicht vorhandene Verknüpfung: „Alter ist gleich Demenz" auflösen können.

Weiterführend:
Ähnlich häufig wie diese Frage „Muss es jeden treffen?" begegnet mir die Suche nach genetischen Faktoren: „Ist Alzheimer vererbbar?" Selten. Bei einer sehr kleinen Gruppe der Alzheimer-Patienten (ein bis drei Prozent der Krankheitsfälle) findet sich eine direkte, sogenannte dominante, Vererbung. Die dafür verantwortlichen Gene sind bekannt. Als Kennzeichen gilt eine – gesichert diagnostizierte – Alzheimer-Erkrankung bei direkten Vorfahren (mindestens zwei Generationen), deren Erkrankungsbeginn mindestens vor dem 60. Lebensjahr, eher zwischen dem vierzigsten und fünfzigsten Geburtstag lag (vgl. Müller/Bertram 2016). Ein kurzer Erfahrungsbericht einer Tochter findet sich auf der Internetseite der Deutschen Alzheimer Gesellschaft (https://www.deutsche-alzheimer.de/ueber-uns/25-geschichten/nr-12-baerbel-schoenhof.html). Zu Fragen der Genetik der Alzheimer Krankheit informiert ausführlicher ein Informationsblatt der Deutschen Alzheimer Gesellschaft (https://www.deutsche-alzheimer.de/fileadmin/alz/pdf/factsheets/infoblatt4_genetik_dalzg.pdf).

Dennoch sollte uns klar sein, dass der Prozess der fatalen Störungen im Eiweißstoffwechsel unseres Gehirns etwa dreißig Jahre vor dem spürbaren Aufbrechen der Folge-Symptome beginnt. Was letztendlich heißt, dass bei uns, die wir um die fünfundfünfzig Jahre alt sind, bereits die Plaques-Bildung im Gehirn laufen könnte. Ob das krankhaft ist oder zum Altern dazu gehört, ob dieser Prozess auch schützende Wirkung haben könnte – wie wiederum auch in der Alzheimer-Diskussion postuliert wird –, dass stellen derzeit nicht zu beantwortende Fragen dar.

Weiterführend:
Vielleicht sollten wir alle ins Kloster gehen. Nein, das ist keine Schleichwerbung. Der Gedanke knüpft an die Erkenntnisse der sogenannten „Nonnenstudie" an. Ein Forschungsprojekt in den USA an über sechshundert Klosterschwestern, begonnen Mitte der achtziger Jahre des vergangenen Jahrhunderts. Das Forscherteam begleitete über Jahre (Jahrzehnte) die einzelnen Schwestern und untersuchte auch regelmäßig ihren kognitiven Status. Nach dem Tode fanden die Wissenschaftler im Gehirn mancher Verstorbenen die – durch die erwähnten Plaques – alzheimertypischen Zerstörungen vor. Überraschend war, dass dies jedoch auch bei Nonnen der Fall war, die zu Lebzeiten keinerlei alltagseinschränkende Auffälligkeiten erkennen ließen. In seinem Buch „Lieber alt und gesund: Dem Altern seinen Schrecken nehmen" (deutsche Übersetzung) beschreibt der verantwortliche Forscher David Snowdon aus wissenschaftlicher und persönlicher Sicht die Geschichte der Nonnenstudie.

Auch auf dem Hintergrund der vielzitierten „Nonnenstudie" lassen sich nach unserem heutigen Wissensstand zur Alzheimer Demenz zwei Dinge mit Sicherheit sagen. Erstens: das Entstehen der – unsere Nervenzellen zerstörenden – Plaques können wir (derzeit) nicht verhindern. Die weltweite Alzheimer-Forschung arbeitet zwar auf Hochtouren und verfolgt die verschiedensten Spuren und Ideen, um uns wirksame Instrumente gegen die Zerstörung unseres Gehirns an die Hand zu geben. Angesichts der Forschungslage sollten wir allerdings eher in Jahrzehnten – zumindest einem – denken, bis untrügliche Risikosenker bekannt sind oder entsprechende Mittel zu „einer Vorbeugung" bei unserem Apotheker vorhanden sein können. Zweitens: aber vielleicht gibt es eine Chance, die durch diese Vorgänge im Gehirn bedingten *Auswirkungen* auf unser Leben etwas beeinflussen zu können.

Weiterführend:
Grundsätzlich sind für die Gesundheit und ein gutes Funktionieren unsres Gehirns ja die großen Themen: Bewegung, Ernährung, geistige Aktivität und Stress. Zu diesen Faktoren findet sich heute in vielen Zeitschriften, Ratgebern, im Internet und in Fachforen geballte Information. Nehmen Sie die Anweisungen ernst, sollten Sie sich möglichst selten allein, Chips-essend und Bier-trinkend vor den Fernseher setzen. Die ebenso ver-

kürzte Alternativformel lautet: gehen Sie tanzen, spielen Sie Schafkopf und trinken Sie dazu ein Glas Rotwein. Später sollten Sie ausreichend – aber auch nicht zu lange – schlafen und insgesamt ein entspanntes Leben führen. Seltsame Ratschläge? Ja. Denn diese haben sowohl recht als auch unrecht. Bisher belegt keinerlei Forschung, dass sich mit der Umsetzung solcher Verhaltensmaßregeln die *Ursachen* der Alzheimer Demenz überlisten ließen. Aber: befolgen Sie wesentliche Tipps, dürften Sie zumindest besser in der Lage sein, die *Folgen* der alzheimer-bedingten Zerstörungen Ihres Gehirns zu kompensieren. Denn all die Ratschläge beinhalten Kernpunkte einer Lebensführung, die unser Gehirn in bester Verfassung halten. Womit es Schädigungen länger, besser wettzumachen vermag. (Hier findet sich vielleicht auch am ehesten ein Zusammenhang zu der – ebenfalls in der Fachwelt kontrovers diskutierten – These, dass eine höhere Schulbildung vor Alzheimer schützen könnte.) Es lässt sich ein bisschen so wie bei einem Fitness-Training vorstellen. Wenn wir uns in einem altersgemäßen guten Zustand betreffs unserer körperlichen Fähigkeiten befinden, können wir verletzungsbedingte Ausfälle besser ausgleichen. Unsere geistigen Aktivitäten sollten breit gefächert sein. Einseitiges Hirn-Jogging allein dürfte nicht ausreichen. Die Alzheimer Demenz betrifft das gesamte Gehirn. Somit bedürfen auch alle Bereiche unseres Kopf-Organs der Aktivierung und Anregung. Ob Sie nun gleich eine völlig fremde Sprache – je nachdem kann das Russisch, Hebräisch oder Chinesisch sein – erlernen oder ob Sie regelmäßig Kreuzwort- oder Sudoku-Rätsel lösen, sich Gedichte einprägen oder das Spielen eines Musikinstruments beibringen. Wichtig ist, dass in unserem Gehirn neue Vernetzungen entstehen, dass es arbeiten muss. Vielleicht ein bisschen so, wie in der Schulzeit, als wir Vokabeln paukten und das Gefühl des „hochroten" Kopfes hatten. Neben dieser Stärkung schätzt unser Gehirn soziale Kontakte. Begegnungen und Austausch mit anderen Menschen, gemeinsame Aktivitäten. Die Schafkopf-Runde steht als ein Beispiel dafür. Ein gemeinsamer Ausstellungs-Besuch, die Gartenarbeit mit Nachbarn, der Ausflug mit Freunden zum Baggersee, ein Spaziergang mit einer Bekannten – es müssen keine Weltreisen oder spektakulären Aktionen sein. Entscheidend sind die Anregungen und frischen Eindrücke. Wie die gemeinschaftliche Exkursion bietet auch das Tanzen-Gehen den Vorteil der gleichzeitigen Bewegung. Zu letzterem Faktor finden sich in der Alzheimer-Forschung ebenfalls Studien, die aufzeigen, dass regelmäßige körperliche Bewegung sich positiv gegenüber den Alzheimer-Prozessen auswirke. Empfohlen werden tägliche drei Kilometer zu Fuß. Ebenso scheint die sogenannte mediterrane Ernährung für unsere Gesundheit förderlich zu sein. Dies trifft auch und gerade auf unser Gehirn zu. Überdies finden sich Stimmen, die diesbezüglich vermuten, dass sich damit sogar der Alzheimer Krankheit vorbeugen ließe. Sichere Erkenntnisse haben wir in der Richtung, dass sich eine Nahrungszusammensetzung aus Gemüse und Fisch, mit Olivenöl und Knoblauch, täglich drei Walnusskernen, mäßigem Fleischverzehr und gelegentlichem, wenn auch regelmäßigem Konsum eines Glases Rotwein positiv auf die Gesundheit und Funktionalität unseres Gehirns auswirken.

Ich möchte noch einen Augenblick beim schönen Wort „Genuss“ verweilen. Anfang unseres Jahrhunderts stieß ich irgendwo einmal auf eine Überschrift namens „Alzheimer Amyloid Plaques verschlafen?“ Eine faszinierende Vorstellung. Wir müssen gar nichts tun, sondern einfach nur schlafen und bekommen keinen Alzheimer. Treffender lässt sich nach den Erkenntnissen der Hirnforschung wohl formulieren, dass ausreichender und geruhsamer Schlaf förderlich für die Gesundheit unseres Gehirns ist. Gleiches gilt für die Vermeidung von Stress. Auch hier finden sich immer wieder Forschungsergebnisse, die in einen Zusammenhang zwischen dem Tod von Nervenzellen im Gehirn und starkem Stress oder dem Ausbruch der Alzheimer Krankheit und psychosozialem Stress herstellen. Ein aktiver, gesunder und ausgeglichener Lebensstil könnte uns also helfen, die Folgen einer Alzheimer Erkrankung besser auszugleichen. Wie auch – und das Bedarf ebenso der Erwähnung – das Risiko einer vaskulären Demenz deutlich zu verringern. Indem wir die Gefahr der Arteriosklerose reduzieren. Aber das klingt auch streng. Nicht immer gelingt es uns, vernünftig und diszipliniert alle guten Ratschläge der Wissenschaftler zu folgen. An dieser Stelle bringe ich den „Genuss“ ins Spiel. Ich nehme „mich“ ja mit in die Demenz. Meine Art, das Leben zu betrachten. Mit Schicksalsschlägen wie auch mit den alltäglichen Widrigkeiten oder Herausforderungen umzugehen. Jede und jeder von uns entwickelt eine Art und Weise, durchs Leben zu gehen. Halte ich es aus, vielleicht doch nicht immer alles im Griff zu haben. Ist das Glas halb voll oder halb leer. Die Welt ist ungerecht, aber nicht immer zu meinen Ungunsten. Vielleicht kann ich der Alzheimer Erkrankung nicht entgehen, aber vielleicht kann ich zufriedener in diesen – möglichen – Abschnitt meines Lebens eintreten. Weil es mir in den Jahren zuvor gelungen war, mein Leben zu genießen – mit allen Ecken und Kanten. Weil ich – so schwer das auch fällt – lernen konnte, loszulassen. Hinsichtlich des Risikos einer Alzheimer Erkrankung habe ich eine sehr persönliche Hoffnung. Zu lernen, in allen Lebensbereichen Gelassenheit und Genießen-Können zu entwickeln. Zu leben. Auf dass mich diese Grundhaltung (Loslassen) auch den schweren Weg einer Alzheimer Erkrankung wird leichter ertragen lassen. Und vielleicht fällt es auch meiner Umgebung, den Menschen, die mich begleiten und pflegen müssen, grundsätzlich leichter, sich um eine heitere alte Frau zu kümmern als um eine mürrische Persönlichkeit. Aber das ist lediglich eine Hoffnung. Offen bleibt die Frage, ob jede Frau und jeder Mann auf seinem oder ihrem Lebensweg die Chance zu solch einer persönlichen Entwicklung finden kann.

In der Zusammenfassung all dieser Überlegungen können wir die vierte Grundsäule des Demenzerisch® lernen aufstellen: *Nicht jedes Vergessen (im Alter) stellt ein Zeichen für eine beginnende Demenz dar* (► Grundsäule 4).

1.2 „*Die* sehen doch so gesund aus!" – Das Unsichtbare sichtbar machen

„Aber die sehen doch so gesund aus!?!" Diese Aussage – mal überrascht, mal zweifelnd – höre ich immer wieder. Erinnern Sie sich an meinen Wunsch, „die Demenz sehen zu können"? Um automatisch angemessen reagieren zu können. So wie beim Rollstuhl. Oder beim Gipsarm. Die Erfüllung meines Wunsches kann gelingen, wenn wir Verknüpfungen herstellen. Zwischen drei Faktoren: der Funktionsweise unseres Gehirns, den Zerstörungsprozessen einer primären Demenz, dem Verhalten der Erkrankten. Ihrer Lebensbewältigung. Letzteres als Auswirkungen der ersten beiden Faktoren. Mein Traum wäre folgende Klarheit: zu wissen, dass Hirnareal Z. einerseits zuerst von der Alzheimer Krankheit betroffen ist. Und genau dieses Gebiet Z. anderseits zum Zähne putzen benötigt wird. Dann wäre klar, dass Alzheimer-Kranke alsbald ihre Zähne nicht mehr selbständig putzen können. Aber dieser Traum bleibt leider vorerst ein Traum.

Weiterführend:
Unser Gehirn bezeichnen Wissenschaftler als das „vielleicht komplizierteste Objekt im Universum". Sie und ich haben ein Organ im Kopf, mit dessen Kapazität sich die Erde „145 Mal umwickeln" ließe. Das sind 5,8 Millionen Kilometer. Wenn wir die Nervenbahnen unseres Gehirns „aufrollen" würden. Gebildet durch etwa hundert Milliarden Nervenzellen. Miteinander verknüpft „durch 100 Billionen Synapsen" (vgl. Hummel 2015, S. 33). Denen Sie es im Übrigen verdanken, dass Sie versuchen, sich etwas vorzustellen. Zum Beispiel, wie das gehen soll, dass Sie etwas im Kopf haben, dass die Erdkugel im dreistelligen Bereich umbinden könnte. Unvorstellbar. Unser Gehirn – seine Funktionsweise – sei eines der „verbliebenen großen Rätseln des Lebens" (Kandel 2007, S. 12). Sagen Hirnforscher.

Nun ist es aber auch nicht so, dass wir gar nichts wissen. Relativ gut erforscht ist die Arbeitsweise unseres Gehirns zur Gedächtnisbildung. „Gedächtnis" beruht auf drei Varianten: dem sensorischen, dem Kurz- sowie dem Langzeitgedächtnis. Ersteres nimmt jeden kleinsten Eindruck auf. Sortiert blitzschnell, wirft vieles weg und leitet einiges an das Kurzzeitgedächtnis weiter (weniges auch gleich in die implizite Langzeitabteilung). Kurzzeit-Kapazitäten sind dürftig. Nach etwa zwanzig Sekunden wandert das meiste in den Papierkorb. Der Rest – für würdig befunden – wird ins Langzeitgedächtnis transportiert. „Langzeitgedächtnis" besteht aus zwei Kategorien: explizit und implizit (vgl. Abb. 3).

Das implizite Gedächtnis arbeitet automatisch, womit wir uns seine Tätigkeit in der Regel nicht vergegenwärtigen. Demgegenüber müssen wir die Inhalte der expliziten Abteilung *bewusst* abrufen. Dafür haben wir zwei Ordner zur Verfügung: den semantischen mit *Wissen* um Fakten. Den episodischen mit *Erinnerungen.* An unsere persönliche Lebensgeschichte.

Abbildung 3: Überblick zur Informationsverarbeitung im Gedächtnis

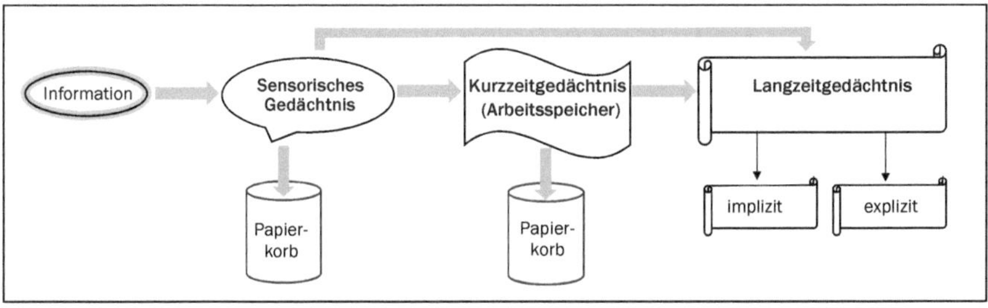

Abbildung 4: Überblick zu den Abteilungen des Langzeitgedächtnisses

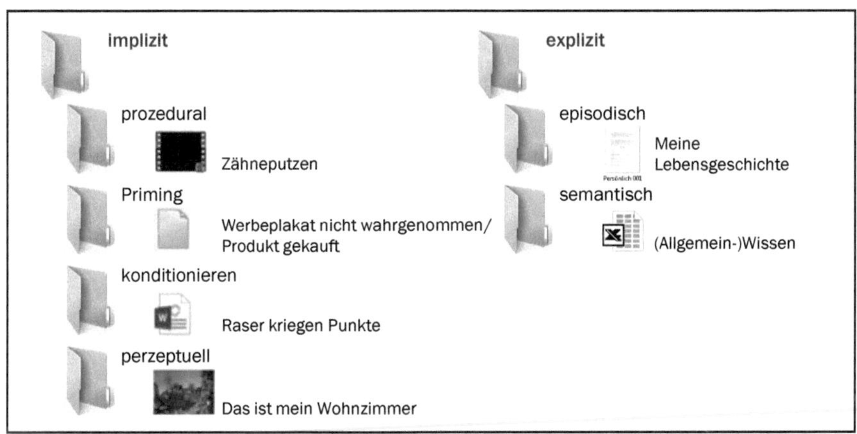

Das implizite Langzeitgedächtnis verfügt über vier Ordner: Priming, konditionieren, prozedural, perzeptuell (vgl. Abb. 4).

Weiterführend:
„Priming" meint eine Art „Anbahnung" und betrifft die Daten, die unbewusst vom sensorischen gleich direkt ins Langzeitgedächtnis wandern. Ein Beispiel: Ihr Weg führt zufällig an einem Werbeplakat vorbei. Sie registrieren dessen Inhalt nicht bewusst. (Sie haben es nicht [an-]gesehen.) Und kaufen abends doch genau ein Produkt dieser werbenden Firma. Konditionierte Gedächtnisinhalte führen dazu, dass wir auf bestimmte Reize immer die gleichen (antrainierten) Reaktionen zeigen, ohne dass unser Wille dies beeinflussen kann. Unsere Erinnerungen zu Handlungsabläufen bezeichnen Hirnforscher als prozedurales Gedächtnis (zum Beispiel: Zähneputzen, Fahrradfahren, Schnürsenkel zubinden oder die Kaffeetasse zum Mund führen). Und zuletzt trägt der perzeptuelle Unterordner die Verantwortung fürs Wiedererkennen. Von Dingen, von uns bekannten Menschen oder Orten (in Ihrem Wohnzimmer stehend ist Ihnen vollkommen klar, dass Sie in Ihrem Wohnzimmer stehen).

Als eine Besonderheit gilt das Arbeitsgedächtnis, eingruppiert als Teil des Kurzzeitgedächtnisses. Es stellt die Bewusstseins-Festplatte dar. Verarbeitet die Informationen, die mein Gehirn – oder ich – für würdig erachten, *bewusst* weiter. Genauso „arbeitet" es beim Abruf jeglicher Erinnerung. Dem *bewussten* Abrufen von Gedächtnisinhalten zu Wissen und lebendigen Erinnerungen.

Weiterführend:
Unser Arbeitsgedächtnis benötigen wir auch für scheinbar einfache Unternehmungen, eine Unterhaltung zu führen, eine Reihe von Zahlen zu addieren oder ein Auto zu lenken. Es macht uns handlungsfähig für den Alltag, da es Augenblickswahrnehmungen, die sich in einem relativ kurzen Zeitraum vollziehen, integriert und diese mit Erinnerungen an frühere Erfahrungen verbindet (vgl. Kandel 2007, S. 460).

Herr Seifert – der schimpfende Ehemann am Fuße der Rolltreppe – stand noch am Anfang seiner Alzheimer Demenz. Für sein ungewöhnliches Verhalten könnten verschiedene Gründe verantwortlich sein. Eben weil sich sowohl unsere Hirnfunktion (und dies trifft insbesondere auf Gedächtnisprozesse zu) als auch die Alzheimer-bedingten Zerstörungsprozesse (nach dem derzeitigem Wissensstand der Hirnforschung) nicht einfach, eindeutig oder linear darstellen lassen. Ich kann Ihnen hier mögliche neurobiologische Ursachen für Herrn Seiferts Verhalten aufzählen. Aufgrund der Komplexität unserer Hirnprozesse stellen sie jedoch keine vollständige Erklärung dar. Möglich wäre, dass Herr Seifert das Abbild einer Rolltreppe mitsamt ihrer Funktion in seinem Gehirn nicht mehr vorfand. Oder dass es Probleme mit der Raumwahrnehmung, mit der Verarbeitung visueller Informationen hatte. Vielleicht fehlten seinem Gehirn aber auch schon zu viele Areale, um die ausgesprochene Aufforderung seiner Frau zu verstehen.

Beginnen wir mit dem Umstand „Abbild nicht mehr vorfinden". Für das Erkennen eines Objektes als auch die Verarbeitung seines Bekanntheitsgrades („Wiedererkennen") ist ein Teil unseres Gehirns hinter den Schläfen zuständig. Die Wissenschaft bezeichnet dieses Gebiet als Schläfen- oder Temporallappen. Bestandteil der Hirnrinde. Die Zerstörungen der Alzheimer Krankheit beginnen in diesen Bezirken sehr früh. Womit beizeiten eine Rolltreppe ein „noch nie gesehener Gegenstand" wird. Das „Nicht-Erkennen-Können" durch Zerstörung der Nervenzellen im Hippocampus und Teilen des Schläfenlappens könnten also ein Grund für Herrn Seiferts Verhalten sein. Denkbar ist jedoch auch, dass er das Foto der Rolltreppe noch vorfand, aber es nicht mehr einordnen konnte. Beim Thema „räumliche Wahrnehmung, Verarbeitung komplexer visueller Informationen" spielen die Schläfenlappen ebenfalls eine Rolle. Dazu gehört beispielsweise die Bewältigung ganzer „Szenen" aus unserer Umwelt. Doch dazu braucht es noch mehr Hirnabteilungen. Denn beim Verarbeiten von Informationen, die wir „sehen" spielt aber auch der Hippocampus eine Rolle. Er enthält unsere „räumlichen Karten“. Das sind Bilder im Gehirn von dem Ort, an dem wir uns gerade befinden. Der Hippocampus erstellt und speichert sie. Und hilft beim Wieder-Abrufen dieser räumlichen Karten. Dafür gibt es spezielle Nervenzellen (sogenannte „Ortszellen“). Für jeden Ort andere Neuronen. Wenn Sie Ihr Wohnzimmer betreten, werden andere Ortszellen aktiv, als wenn Sie im Kaufhaus am Fuß der Rolltreppe stehen (vgl. Kandel 2007, S. 469; 475).

Weiterführend:
Haben Sie schon einmal einen Versuch gesehen, den „visuellen Schaltplan“ unseres Gehirns abzubilden? (vgl. Singer 2002, S. 149) Faszinierend. Mit der Verarbeitung visueller Informationen sind mehr als dreißig Areale in unserem Gehirn befasst. Und damit auch andere Hirnlappen und -regionen als lediglich unser Schläfenlappen. Die grundsätzliche Fähigkeit unseres „Sehens“ – also, dass Sie die schwarzen Zeichen (die Buchstaben) hier überhaupt wahrnehmen – befinden sich im Hinterhauptslappen unserer Hirnrinde. Und dieser ist eher spät, selten oder gar nicht von den Zerstörungen der Alzheimer Demenz betroffen. Doch Ihre Fähigkeit, die „visuelle Information“ der schwarzen Striche und Bögen als Buchstaben zu erkennen, diese zu Wörtern zusammenzusetzen und dann mit jedem Wort auch noch etwas anfangen zu können, einen Sinn zu verbinden, dafür arbeiten verschiedenste Regionen unseres Gehirns parallel. Beim „Auftauchen eines Gegenstands im Gesichtsfeld“ beispielsweise werden „mehr als dreißig Areale“ in unserem Gehirn nahezu gleichzeitig aktiviert (vgl. Singer 2002, S. 148). Sie „treten miteinander in Wechselwirkung, tauschen ihre Verarbeitungsergebnisse aus und senden die Resultate ihrer Ermittlungen in ebenso verteilter Weise an eine Vielzahl weiterer Hirnrindenareale, die sich mit der Analyse von Signalen von Sinnesmodalitäten oder mit der Vorbereitung motorischer Aktionen befassen“ (Singer 2002, S. 148). Hirnforscher sprechen diesbezüglich auch von der „Einheit der bewussten Erfahrung“ (Kandel 2007, S. 330). Die Frage aber, „warum wir einen Jungen auf einem Fahrrad nicht als Bewegung ohne Bild oder als ruhendes Bild wahrnehmen, sondern eine zusammenhängende, dreidimensionale Version des Jungen in Bewegung und in Farbe sehen“ (Kandel 2007, S. 330), kann auch ein Nobelpreisträger nicht beantworten.

Da ein grundlegendes Verstehen der Funktionsweise unseres Gehirns für Demenzerisch® lernen entscheidend ist (► Grundsäule 5), erkläre ich Ihnen an dieser Stelle kurz Aufbau und Arbeitsweise unseres Gehirns. Wenn wir landläufig von „unserem Gehirn“ sprechen, denken wir wahrscheinlich am ehesten an die Hirnrinde (Neo-Cortex), die das Großhirn (Cerebrum) umgibt. Das ist insofern auch richtig, da – entsprechend seinem Namen – das Großhirn über das größte Volumen verfügt. Doch erst zusammen mit dem Kleinhirn und dem Stammhirn (Hirnstamm) erfassen wir korrekt „unser Gehirn“ (vgl. Abb. 5).

Abbildung 5: Hirnaufbau (schematische Darstellung)

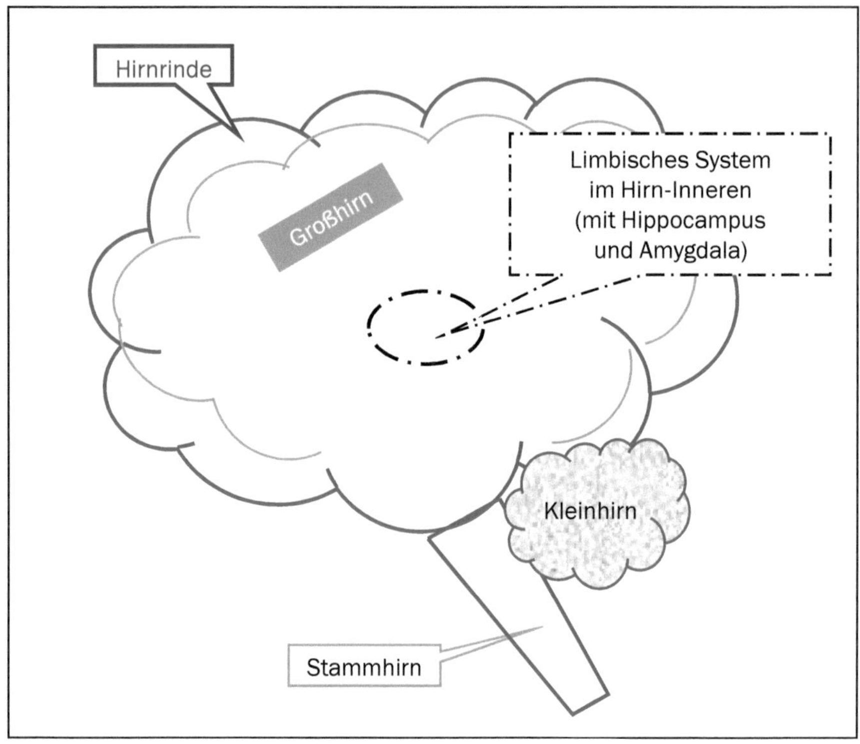

Weiterführend:
Unsere Hirnrinde erreicht durch Faltungen, Furchungen und Windungen die erstaunliche Fläche von 1 000 bis 1 800 Quadratzentimetern. Dabei ist ihr graues Gewebe nur etwa 2 mm stark. Doch in einem Kubikmillimeter dieser dünnen Schicht befinden sich vierzigtausend Nervenzellen, die aufs engste miteinander verbunden sind: eine Nervenzelle korrespondiert mit ca. zwanzigtausend anderen – seien diese in nächster Nachbarschaft oder weit entfernt gelegen (vgl. Singer 2002, S. 63 f.).

Die Hirnrinde wird in vier Hirnlappen eingeteilt. Diese sind spiegelbildlich in der rechten und linken Hirnhälfte vorhanden. Hier unterscheiden wir den Schläfenlappen (Temporallappen), den Stirnlappen (Frontallappen), den Scheitellappen (Parietallappen) sowie den Hinterhauptslappen (Okzipitallappen). Die vier Hirnlappen zeigen sich nach Ergebnissen der Hirnforschung für recht unterschiedliche Aufgaben unseres Daseins zuständig (vgl. Abb. 6).

Abbildung 6: Kurzfassung der Aufgaben der vier funktionellen Hirnlappen

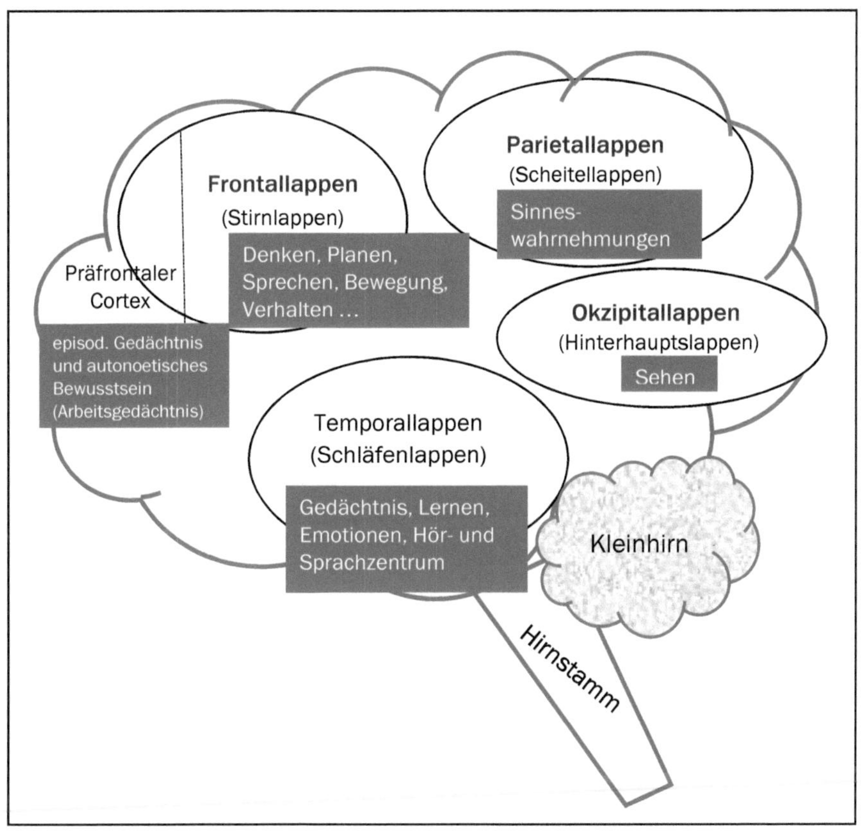

Weiterführend:

Folgende Ausführungen geben Ihnen einen äußerst groben Überblick zu den Funktionen der vier Bereiche unserer Hirnrinde. Ihr hinterer Bereich, der Hinterhauptslappen, enthält unser visuelles System. Ist somit für unser Sehen im Allgemeinen zuständig. Der im Schädel weiter oben angesiedelte Scheitellappen be- und verarbeitet unsere vielfältigen Sinneswahrnehmungen, sei es beispielsweise eine Berührung, etwas anzufassen oder die Umgebung wahrzunehmen. Der größte unter den vier Hirnlappen ist der Stirnlappen, dem die Regulierung zentraler Funktionen unserer menschlichen Existenz zugeordnet wird. Dazu zählt man zum Beispiel Denken, Planen, Sprechen, Bewegung, Verhalten. Diesen Teil der Hirnrinde – deswegen auch Frontallappen genannt, weil er den vorderen Raum unseres Kopfes (über den Augen) einnimmt – unterteilt die Wissenschaft nochmals in verschiedene Areale. Für unser Thema spielt dabei auch der sogenannte präfrontale Cortex eine beträchtliche Rolle, da diese Gebiete unter anderem Zuständigkeiten für das episodische Gedächtnis und das autonoetische Bewusstsein (Arbeitsgedächtnis) zugerechnet werden. Als vierter im Bunde fehlt uns nun noch der Schläfenlappen. In diesem liegen das Hör- und Sprachzentrum und er erfüllt ebenfalls wichtige Aufgaben für ein reibungslos funktionierendes Gedächtnis. So ist auch nicht verwunderlich, dass in diesem – hinter unseren Schläfen gelegenen – Teil unseres Gehirns auch Prozesse in den Nervenzellen ablaufen, die mit Lernen und Gefühlen zu tun haben. (vgl. Lehmann 2015; Kandel 2007, S. 128; S. 464; S. 472 f.; S. 479)

Eine klare und eindeutige Beschreibung unseres Gehirns in abgesteckte Areale und diesen handfest zuordenbaren (Gedächtnis-)Funktionen ist leider nicht auffindbar. Dabei wäre dies gerade und auch für unser Thema Demenz so wichtig. Sicher ist, dass die Hirnforschung viele menschliche Aktivitäten, Kompetenzen und Steuerungsmechanismen unseres Organismus bereits bestens ausgewiesenen Bezirken unseres Gehirns zuordnen konnte. So werden unsere expliziten Erinnerungen (Lebensereignisse und Wissen) in der Hirnrinde aufbewahrt. Das Innere unseres Großhirns und das Kleinhirn sind gefragt, wenn es um Erinnerungen geht, die wir nicht bewusst abrufen müssen (Gedächtnisinhalte wie Fahrradfahren oder Schnürsenkel zubinden). Doch nach wie vor werden für verschiedenste Betriebsamkeiten unserer Existenz die dafür verantwortlichen Gebiete unseres Gehirns gesucht. Die Hirnforschung verwendet dafür verschiedene Begrifflichkeiten wie „Assoziationscortex“ und das „basale Vorderhirn“. Für unsere Beschäftigung mit Demenz sollten wir diese Begriffe hier gehört haben. Weil sie genau diese Dinge beschreiben, von denen wir nicht wissen, wie unser Gehirn sie be- und verarbeitet, die aber so zentral für unser Leben und unsere Persönlichkeit sein dürften.

Weiterführend:
Leipziger Hirnforscher beschreiben diese bestehenden Unklarheiten so: „Trotz umfangreicher Kenntnis anatomischer, physiologischer, molekularbiologischer und biochemischer Zusammenhänge existieren gerade in diesem Hirnabschnitt noch erhebliche Wissensdefizite, deren detaillierte Aufklärung unumgänglich für das Verstehen normaler Funktion und der erwähnten krankhaften Prozesse ist.“ (Gärtner/Härtig/Arendt 2015, o.S.). Hier verweisen die Forscher unter anderem auf die „Entstehung der Alzheimerschen Krankheit“.

Herrn Seiferts Gehirn hatte vielleicht die Karte „Rolltreppe im Kaufhaus“ verloren. Merken sie sich bitte die Zahl „zwanzig Prozent“. Denn sehr früh geht bei der Alzheimer Demenz ein Fünftel der Hirn-Nerven im limbischen System verloren. Eine Hirnstruktur im Inneren unseres Groß-Hirns, zu der der Hippocampus gehört (vgl. Schröder et al. 2007, S. 172). „Sehr früh“ bedeutet, dass dieser Verlust eingetreten ist, wenn die Erkrankten die Folgen des Hirnabbaus nicht mehr so gut vor ihrer Umwelt verbergen können.

„Räumliche Karten“ gehören zu unserem räumlichen Gedächtnis. Wir benötigen sie, um uns orientieren zu können. Im drei-dimensionalen Raum. Aufgrund der raschen Zerstörungen im Hippocampus und in den Schläfenlappen müssen wir davon ausgehen, dass relativ bald bei einer Alzheimer Demenz hinsichtlich des Sehens die Tiefenwahrnehmung nicht mehr (so gut) funktioniert. Dies betrifft (auch) das dreidimensionale Sehen. Die Erkrankten wollen nicht provozieren. Und auch keine Späße machen. Notwendige Teile ihres Gehirns sind einfach nicht mehr da. Wie bei Herrn Seifert. Rolltreppen bieten keine glatte einfarbige Oberfläche. Sondern ein Muster aus hellen und dunklen Streifen. Unter Umständen nahm Herr Seifert die übliche Rasterung am Einstieg von Rolltreppen als vielfaches Hindernis dar. Streifen als Gräben. Die sich auch noch bewegen. Manche von Ihnen kennen vergleichbare Erfahrungen. Demenzerkrankte bleiben vor stark gemusterten Fußböden oder farblich auffallend abgesetzten Türschwellen stehen. Um keinen Preis weitergehen wollend. Oder sie „steigen darüber". Wie über ein – in unserer Wahrnehmung nicht vorhandenes – Mäuerchen. Verlust des dreidimensionalen Sehens.

Dritter Grund für Herrn Seiferts Rolltreppen-Verhalten. Er könnte die ausgesprochene Aufforderung seiner Frau nicht verstanden haben. Unser eben so früh von der Zerstörung des Nervengewebes betroffener Schläfenlappen beherbergt auch unser Hör- und Sprachzentrum. Mit wiederum höchst komplexen Aktivitäten. Zum Beispiel gehört dazu unser verbales Gedächtnis. Kennen und verstehen Sie den Ausspruch: „Was Hänschen nicht lernt, lernt Hans nimmermehr."? Dafür ist (auch) Ihr verbales Gedächtnis verantwortlich. Der Schläfenlappen bietet uns den Service, dass wir ganze Aussagen, aber auch Sätze oder Wörter verstehen. Ist desgleichen zuständig für die Namensgebung. Die frühe Zerstörung des Schläfenlappens in Herrn Seiferts Gehirn hindert ihn somit daran, auf das Wort „Rolltreppe" oder die Aussage „Nehmen wir die Rolltreppe." reagieren zu können. Seine Frau kommunizierte mit ihm in einer für ihn unbekannten Sprache.

Weiterführend:
Der Themenkomplex „Sprache und Gehirn" ist hochspannend und damit auch sehr umfassend. So haben wir zum Beispiel eine verstehende und eine motorische Sprachregion, neben dem Schläfenlappen sind ebenso Frontal- und Scheitellappen an Aspekten von „Sprache" im weitesten Sinn beteiligt und auch unser Kleinhirn hat diesbezüglich Aufgaben zu bewältigen. Einen Überblick ermöglicht z. B. Richard F. Thompson in seinem Standard-Werk zum Gehirn (vgl. Thompson 2001, S. 441–482).

Beispiele der Ausfälle, zu denen eine Alzheimer Demenz im relativ frühen Krankheitsverlauf führen kann, liefern uns Herrn Seiferts Probleme an der Rolltreppe. Ob nur eine der defekten Gehirn-Funktionen oder ein Zusammenspiel von diesen zur Situation im Kaufhaus führte, lässt sich ohne weitergehende Analysemaßnahmen kaum mit absoluter Sicherheit festlegen. So komplex wie unser Gehirn arbeitet, sollten wir zu Beginn einer Alzheimer Demenz immer auch an die Störungen im Datentransport denken. Hierbei spielt der Hippocampus eine entscheidende Rolle. Denn von ihm hängt die Erzeugung unseres Langzeitgedächtnisses ab. Erinnerungen und Wissen (episodische und semantisches Daten) transportiert er an viele mögliche Orte in unserer Großhirnrinde (vgl. Kandel 2007, S. 146 ff.; S. 305 ff.). Bei seiner Arbeit des Erinnerungstransportes ist der Hippocampus auch noch auf funktionstüchtige Teile meines Schläfenlappens angewiesen. Nun ist es so, dass die Hirnforschung davon ausgeht, dass der Hippocampus und ihn umgebende Hirn-Region im Verlauf der Alzheimer Demenz (fast) vollständig vernichtet werden (vgl. Neumann/Kretzschmar/Schlegel 2003, S. 46; Bernreuther/Glatzel 2006, S. 568). Ohne Hippocampus können wir kein Erlebnis und keinen Fakt mehr ins Langzeitgedächtnis überführen.

Weiterführend:
Vielen von Ihnen, die mit Demenzerkrankten zu tun haben, wird das Phänomen des „sich nicht mehr in einer fremden Umgebung zurecht zu finden" vertraut sein. Das kann bei einem gemeinsamen Urlaub auf Mallorca erstmalig auftreten. Oder die nähere Umgebung der eigenen Wohnung wird zu einer unbekannten Gegend. Oder Patienten im Krankenhaus, die sich immer wieder verlaufen. Ihr Zimmer nicht wiederfinden. Ähnliches kennen wir ebenfalls von Frauen und Männern, die im Betreuten Wohnen (evtl. in einem Pflegeheim) leben. Auch für diese Art der Des-Orientierung bereits im frühen Krankheitsstadium der Alzheimer Krankheit dürften die erwähnten Zerstörungen im Hippocampus und in Strukturen des Schläfenlappens verantwortlich sein.

Die Zerstörungen im Schläfenlappen setzen sich im gesamten Krankheitsprozess ebenfalls kontinuierlich fort. Nicht gleich zu Beginn, aber ebenfalls im voranschreitenden Verlauf werden Stirn- und Scheitellappen (Regionen im vorderen Teil des Gehirns und oben unterm Schädeldach) von den Substanzverlusten erfasst. Zu einem nicht näher definierten Zeitpunkt betrifft der Verlust an Nervenzellen auch tiefere Bereiche unserer Hirnrinde – das sogenannte basale Vorderhirn. Und bei schweren Krankheitsverläufen werden in der inneren Mitte gelegene Bereiche unseres Gehirns als auch seiner Rinde fast vollständig vernichtet: das limbische System sowie der – nicht genau abgrenz- bzw. definierbare, aber für unsere Existenz als ungeschmälerte Menschen so entscheidende – Assoziationscortex. Unser Gehirn verliert also die biologischen Voraussetzungen, um uns die Organisation und Steuerung unseres Lebens zu ermöglichen (vgl. Förstl 2012, S. 36; Omerov 2010, S. 26 f.).

Weiterführend:
Für zentrale Bereiche unseres Verhaltens spielt der vordere Teil unserer Hirnrinde (präfrontaler Kortex) eine immense Rolle. Dieser Teil des Stirnlappens ist spätestens im mittleren Stadium der Alzheimer Demenz vom Abbau seiner Substanz stark betroffen

und wird vermutlich im Krankheitsverlauf vollständig vernichtet. Seine Zerstörung beeinträchtigt uns enorm. Die oben genannte „Lebensführung“ meint unter anderem den Verlust der Fähigkeiten zur Entscheidungsfindung oder wichtige von unwichtigen Aspekten unterscheiden zu können. Mögliche Konsequenzen eigener Handlungen können nicht mehr überblickt und dementsprechend auch das individuelle Agieren nicht mehr entsprechend abgestimmt werden. Auch die Fähigkeiten zur adäquaten Beurteilung von Situationen und Personen beruhen auf einem gesunden Stirnlappen. Die Planungs-Kompetenz geht verloren – nicht nur für geläufige und gewöhnliche Alltagssituationen. Darüber hinaus verhilft uns eine gesunde vordere Hirnrinde zur Steuerung von Gefühlen, der Regulation von Antrieb und Motivation. Wir erleben Menschen mit Verlusten in dieser Hirnregion auch als „schwierig“, weil sie sich (nach unseren Wertvorstellungen) als „sozial unangemessen“ oder auch „enthemmt“ verhalten. Die präfrontale Hirnrinde benötigen wir auch, um „Reaktionen auf Reize aufzuschieben“ und die Varianten entsprechender Handlungen oder Verhaltensweisen erst einmal abzuwägen (vgl. Singer 2002, S. 65). Unser Gehirn ist äußerst komplex, diese Aufzählung zu den Aufgaben des Stirnlappens unvollständig. Von Bedeutung für die Begleitung der demenzerkrankten Frauen und Männer ist noch ein Aspekt von besonderer Bedeutung: unsere Fähigkeiten zur Aufmerksamkeit. Hirnforscher sprechen von einem „Aufmerksamkeitsnetzwerk“ (Thompson 2001, S. 432), für das ein Teil des limbischen Systems die zentrale Kontrollstelle darstelle. Neben anderem sind ebenfalls Regionen des Schläfenlappens, wie auch des Stirnlappens und des Scheitellappens beteiligt. (vgl. Thompson 2001, S. 431 f.; Gauggel 2011, S. 278 ff.). In der Konsequenz verlieren die Erkrankten die organische Basis, um überhaupt aufmerksam sein zu können. Dem erwähnten Scheitellappen – im fortschreitenden Verlauf der Alzheimer Krankheit ebenfalls von starken Substanzverlusten betroffen – obliegt zentral die Wahrnehmung von Temperatur- und Berührungsreizen (vgl. Kandel 2007, S. 128; S. 472). Und im massiv betroffenen limbischen System befinden sich Hirnteile, die zur Steuerung unseres Verhaltens beitragen, wenn wir in Situationen geraten, die mit Furcht und Angst zu tun haben (vgl. Kirschbaum/Heinrichs 2011, S. 201).

Sie erinnern sich, dass sich der Verlauf einer vaskulären Demenz vom Abbau-Prozess der Alzheimer Demenz unterscheidet. Insbesondere deshalb, da die Ausfälle abhängig sind vom Ort der kleinen Infarkte in unserem Kopf. Eine – sehr vereinfachende – Faustregel lautet: Bei Menschen, die an einer vaskulären Demenz leiden, sollten wir uns auf so etwas wie „Parallelwelten“ einstellen. Betroffene verhalten sich nach unserem Empfinden „ganz normal“ und im nächsten Moment agieren sie – aus unserer Sicht – äußerst skurril, befremdend und unlenksam. Und gerade diese relative Gleichzeitigkeit bzw. das unmittelbare Aufeinanderfolgen stimmigen Verhaltens und abwegigen Re-Agierens lässt es der Umgebung vielfach sehr schwerfallen, an das Vorliegen einer Demenzerkrankung zu glauben. Häufig haben von einer vaskulären Demenz Betroffene über eine lange Zeit ihres Krankheitsprozesses hinweg noch ein sehr gutes Kurzzeitgedächtnis. Da viele von uns jedoch – nach meiner Wahrnehmung –

relativ fest im Kopf haben, dass „Demenz“ gleichbedeutend mit frühem Verlust des Kurzzeitgedächtnisses sei („Die können sich nichts mehr merken.“), ist es eben dann kaum zu glauben, dass ein Mensch eine schwere Demenz haben kann, obwohl seine Merkfähigkeit für kurz zurückliegende Ereignisse noch ziemlich gut bis tadellos funktioniert.

Solche Widersprüchlichkeiten begegnen uns „rund um die Demenz“ immer wieder. Somit beinhaltet ▸ Grundsäule 6 einen zentralen Wert unseres Demenzerisch® lernens: *dass wir immer eine Regel aufstellen können, jedoch auch immer Ausnahmen von dieser Regel von Bedeutung sein werden.* Zurück zur vaskulären Demenz: Das – bei manchen der Erkrankten – funktionierende Kurzzeitgedächtnis kann irritierend sein und zu ungerechten Beurteilungen wie „der oder die hat doch gar keine Demenz, die hat doch bloß keine Lust“ führen. Hier ist es wichtig, sich klar zu machen, dass die kleinen Hirninfarkte nur in abgegrenzten Bereichen unseres Gehirns stattfinden, auch wenn letztendlich irgendwann das gesamte Organ davon betroffen sein kann. Der wechselhafte und schwankende Verlauf einer vaskulären Demenz birgt die Gefahr in sich, dass wir die massive Erkrankung des Gehirns in diesen Fällen nicht – oder zu spät – ernst nehmen. Und dann laufen wir Gefahr, uns ungerecht zu verhalten – gegenüber den Erkrankten. Ganz einfach, weil wir das uns verstimmende „Benehmen“ ihrem angeblichen Charakter zuordnen und nicht den Zerstörungen in ihrem Gehirn. Dem mit den verschwundenen Nervenzellen verbundenen Funktionsverlusten.

Weiterführend:
Abhängig von den Hirngebieten, in denen die kurzzeitigen Gefäßverschlüsse stattfinden, kann ein 80-jähriger Herr auch nach einigen Jahren eines vaskulären dementiellen Prozesses sich immer noch gut an einen einige Tage zurückliegenden Besuch erinnern oder auch daran, was er gestern zu Mittag gegessen hat. Gleichzeitig wird er schon lange nicht mehr in der Lage sein, sich auf zwei Dinge gleichzeitig zu konzentrieren (zum Beispiel beim Essen ordnungsgemäß mit Messer und Gabel zu hantieren und parallel problemlos am Tischgespräch teilzunehmen – oder es gar zu führen). Nehmen wir konkret Herrn Erhardt. Der 79-Jährige besucht wöchentlich seine 86-jährige Schwester, die schon seit geraumer Weile an einer fortschreitenden vaskulären Demenz leidet. Sie lebt in einer auf Demenzerkrankte spezialisierten kleinen Pflegeeinrichtung. Bei seinen Besuchen begrüßt Frau Flottmann ihren Bruder immer sehr erfreut. Sie erkennt ihn korrekt. Um dann sofort zu äußern, dass sie schon alles gepackt hätte und sie direkt losfahren könnten. Dieser Besuchsauftakt findet meist im gemeinsamen Wohnzimmer der Einrichtung statt. Herr Erhardt bemüht sich dann, seine Schwester erst einmal in ihr Zimmer zu lotsen und ihr zu erklären, dass sie jetzt da wohne. Auf dem Weg zum Zimmer behauptet Frau Flottmann steif und fest, dass das nicht ihr Zimmer sei. Beim Betreten erkennt sie dann aber ihre Sachen, ist erleichtert und meint, dass ja alles da sei. Und dann muss Herr Erhardt immer wieder erleben, dass seine Schwester auf einmal wieder in der Realität ist.

Sich erinnert, dass sie in diese Pflegeeinrichtung umgezogen ist, dass ihr Gehirn nicht mehr so gut arbeitet. Frau Flottmann weint an dieser Stelle häufig und äußert ihre Trauer und vielleicht auch Wut auf das Schicksal mit Worten wie „Es ist schon schlimm, dass es so zu Ende gehen muss." Oder: „So geht es nun also zu Ende." Mehrmals in der Woche besucht Herr Flottmann (der Sohn) seine Mutter. Manchmal begleitet von seiner Frau. Schwiegertochter Barbara. Frau Flottmann erkennt ihren Sohn. Weiß auch, dass sie kürzlich Urenkel bekommen hat und vermag Barbara als die Frau ihres Sohns einzuordnen. Die Schwiegertochter schlüpft regelmäßig in die Friseurinnenrolle und onduliert Frau Flottmann die Haare. Sobald die alte Frau chic hergerichtet ist, bittet sie ihren Sohn, doch „die Friseurin" gut zu bezahlen. Es ist eine Herausforderung für uns nicht Demenzerkrankte. Für uns, die wir „Demenzerisch® lernen" möchten. Wir sehen uns von dem Prozess der vaskulären Demenz gezwungen, die nicht mehr geordneten Arbeitsabläufe im Gehirn der Erkrankten quasi mitzulaufen. Hin und her pendelnd zwischen Arbeits-Ergebnissen gesunder Gehirnareale und dem out put des beschädigten Gehirns. In nicht-zerstörten Bereichen des Gehirns laufen notwendige Funktionen flüssig und korrekt ab. Hirngebiete unmittelbar daneben versagen ihren Dienst. Im voranschreitenden Verlauf in immer mehr Zuständigkeitsbezirken. Frau Flottmann: die Ankunft ihres Bruders verknüpfen die löchrigen Gebiete ihres Gehirns mit der Abreise aus der ihr – zu diesem Zeitpunkt – fremden Umgebung. Im nächsten Augenblick können von den vaskulären Abbauprozessen (noch) verschonte Hirnbezirke ihr wieder Orientierung zu ihrer Situation geben. Vielleicht hatte sie aber – in ihrem Zimmer angelangt – auch nur ein Glas Wasser getrunken, was die Durchblutung ihres Gehirns förderte. Oder eine kurze Mangeldurchblutung aufgrund der Gefäßprobleme war durch die körperliche Bewegung (zu ihrem Zimmer laufen) gemindert worden. Wir werden diese Schwankungen nie mit endgültiger Sicherheit erklären können.

Es ist nachvollziehbar – und vielleicht denken Sie dies auch gerade – dass man da erst einmal mitkommen muss, dass sich so wechselhaft verhaltende Menschen auch an einer Demenz erkrankt sein sollen. Ordnen Sie es bitte fest in Ihrem semantischen Gedächtnis ein. Die Zerstörung der vaskulären Demenz trifft bei jedem Hirninfarkt einen abgegrenzten Bereich, die Fähigkeiten und Potentiale des neben dem untergegangenen Nervengewebe liegenden Gebietes bleiben (vorerst) erhalten. Leider ist es so, dass auch bei dieser Demenzursache mit fortschreitender Erkrankung zunehmend das gesamte Gehirn von den Nervenzellverlusten betroffen ist. Wie changierend uns vaskulär Demenzerkrankte begegnen können, möchte ich Ihnen noch anhand einer kleinen Episode schildern, die mir eine Mitarbeiterin eines Pflegeheims berichtete. Sie erzählte einer Bewohnerin, dass sie in drei Wochen in Urlaub ginge. Seitdem frage die alte Dame die Mitarbeiterin jeden zweiten Tag, wann denn nun Urlaubsbeginn sei. Hier hatte das Kurzzeitgedächtnis den Fakt des bevorstehenden Urlaubs noch ins Langzeitgedächtnis verfrachten können. Diese Gedächtnisform war intakt. Dem erkrankten Gehirn gelang jedoch die zeitliche Einordnung nicht mehr.

Vergessen war die Zeitspanne, seit der die Information des „Urlaubs" erstmalig auftauchte, vergessen waren die Tage, an denen immer wieder nachgefragt wurde. Das kranke Gehirn vermochte den Verlauf nicht mehr zu reproduzieren. Auch für die Mitarbeiterin war dies schwer nachvollziehbar. Auch, weil „ihre" Bewohnerin zwar demenzkrank sei, aber noch alles im Wohnbereich, in ihrer Umgebung sehr gut beobachten würde und sehr aufmerksam wäre. Sie sehen, das eine (Aufmerksamkeit) gelingt noch, das andere (Erinnerung an Zeitverläufe) vermag das Gehirn nicht mehr zu leisten. Und kann dabei wiederum einspeichern, dass demnächst eine sympathische Mitarbeiterin für eine Weile nicht zum Dienst kommen wird.

Die Beispiele ließen sich fortsetzen. Wichtig ist, dass *Ihr* Gehirn ab jetzt Zusammenhänge herstellen kann. Zwischen der Destabilisierung des ehemals funktionierenden Gehirns durch die Zerstörungsprozesse einer primären Demenz und all den merkwürdigen und uns befremdenden Verhaltensweisen demenzerkrankter Menschen. *Sie können nicht mehr – wie für uns in unserem Alltag so – selbstverständlich agieren und sich „benehmen". Weil Teile ihres Körpers – in diesem Fall unser unsichtbares Gehirn – fehlen* (▸ Grundsäule 7). *Die Akzeptanz einer Erkrankung stellt jedoch die Grundlage des Umgangs mit den Betroffenen dar* (▸ Grundsäule 8).

1.3 Lebensgefühl Demenz? – Unsere gemeinsame Welt. Identität und Persönlichkeit

„Ach, vergiss es!" Ein Satz, den wohl viele von uns schon einmal gedacht, ausgerufen, vor-sich-hin-gemurmelt haben. „Ach, vergiss es." – einen unliebsamen Gedanken, eine sich anbahnende Meinungsverschiedenheit, ein Bedürfnis, das wir uns nicht trauen, laut zu äußern. Wie gut, dass unser Gehirn vergessen kann. Es ermöglicht uns, Schwierigkeiten in unserem zwischenmenschlichen Alltag aus dem Weg zu gehen. Ganz einfach: vergiss es, ist grade nicht so wichtig, das will ich jetzt nicht wissen, da lohnt kein Streit, da kümmere ich mich später drum. Vergessen und das verwandte „Verdrängen" stellen lebenswichtige Fähigkeiten dar. Selten werden wir uns wahrscheinlich bewusstmachen, dass wir das können. Unser Gehirn über diese Möglichkeiten verfügt. Es geht uns gut, so lange wir dabei selber zu bestimmen haben. Das „Vergessen". Spätestens seitdem sich das Thema „Demenz" durch Medien wie auch persönliche Erlebnisse beharrlich in unserem Alltag präsent zeigt, schwebt die Bedrohung durch eine Demenzerkrankung über *uns allen* wie ein Damoklesschwert. Beschwert dadurch, dass unsere Hoffnung auf erfolgversprechende medizinische Therapien derzeit wenig Halt findet. Und wir ahnen – dies beinhaltet vermutlich auch die besondere Qualität unserer Furcht –, dass eine Demenzerkrankung mich als Person *so umfassend* betrifft. Mich meiner selbst beraubt. Also nicht

„nur“ *ein Teil* von mir erkrankt, sondern ich in einem längeren und fortschreitenden Prozess in der Gesamtheit meines Da-Seins verloren gehe.

Weiterführend:
Vorsorglich weise ich an dieser Stelle darauf hin, dass ich künftig die Begriffe „demenzerkrankt“ oder „Demenz“ vielfach synonym für primäre Demenzen, insbesondere die Alzheimer Krankheit oder eine vaskuläre Demenz benutze.

Demenz bleibt unheimlich. Beunruhigend. Wir behelfen uns mit dem benannten Verdrängen. Oder retten uns in eine Form der Abgrenzung: „Demenz und wir“. Eine bemerkenswerte Aussage. Sie impliziert – und behauptet –, dass es zwei Parteien gibt. „Wir“ und die „Anderen“. Letztere sind die Demenzerkrankten, die unter dem zunehmenden Entgleiten ihres Lebens leiden. Diesem ohnmächtig ausgesetzt sind. Auf der anderen Seite stehen wir, mit einem nicht beeinträchtigten Gehirn. Funktionierend. Die Dinge im Griff habend. Inzwischen denke ich immer öfter, dass diese Gegenüberstellung zumindest teilweise ein Trugbild beinhaltet. „Wir und die Anderen“, diese Einteilung in zwei Fraktionen wird in vielen Fällen keinen dauerhaften Bestand haben. Sondern gilt ausschließlich für die aktuelle Gegenwart. *Noch* bin ich kognitiv gesund. Als über 50-Jährige kann ich definitiv nicht ausschließen, dass die in der Quintessenz zerstörerischen Prozesse der Alzheimer Krankheit bereits in meinem Gehirn mit ihren Ablagerungen begonnen haben. Die Kategorisierung in „Wir und Die“ lässt sich insofern als eine Form der Selbsttäuschung verstehen. Unbewusst zu unserem Schutz aufgebaut. Dabei wird es vielfach so sein, dass die heute Demenzerkrankten mir – oder manchen von Ihnen – nur vorausgehen. Aber die menschliche Kunst der Verdrängung schirmt uns genau vor diesem Undenkbaren ab. Dem Unkontrollierbaren. Meinem ohnmächtigen Ausgeliefertsein an diese Zerstörungen in meinem Gehirn. Denn, um es auf einen einfachen Nenner zu bringen: Demenz macht uns Angst.

„Demenzerisch® lernen“ setzt darauf, dass wir uns immer wieder in die Lebenswelt der Betroffenen hineinversetzen können. Ohne dabei von unseren eigenen, nachvollziehbaren Ängsten beeinträchtigt, gehemmt oder vollständig unserer Möglichkeiten zu angemessenen Verhalten beraubt zu werden.

Nach meinen Erfahrungen gilt es eine – entscheidende – Hürde zu nehmen. Frauen und Männer, die an einer Demenzerkrankung leiden, sind ganz „normale“ Menschen. Sie verhalten sich wie wir. Lediglich in ihrem Land. Dem mit der uns manchmal so fremden Sprache. Eben: Demenzerisch®. Die Aussage vom *„normalen“* Menschen ist gewagt. Vielleicht anstößig. Aber einprägsam. Nehmen Sie diese Formel als Kunstgriff. Zum Trainieren Ihres Gehirns: „Demenzerkrankte sind ganz normale Menschen.“

Aber: Was ist „normal“? *Den* „normalen“ Menschen gibt es gar nicht. Das Normalste an uns scheint zu sein, dass wir individuell sind. Charaktereigenschaften haben. Verschiedene Lebensläufe. Sehr persönliche Erfahrungen. Unsere jeweilig einmalige Persönlichkeit. Gleichzeitig verbindet uns alle die Existenz übereinstimmender Bedürfnisse. Der Mix aus diesen und aus persönlicher Einzigartigkeit prägt Ihre oder meine Art, sich durchs Leben zu schlagen. „Normal" ist, dass wir für dieses Kunststück über einen gemeinsamen Pool an unterschiedlichsten Strategien und Vorgehensweisen verfügen, aus dem sich jede und jeder höchst mannigfach bedient. Nach meinen Erfahrungen sind wir uns der Existenz dieses Pools einfach nur zu selten bewusst. Eine Anzahl sehr menschlichen Tricks und Kniffs, um mit unserem Alltag besser klar zu kommen. Den nutzen wir. Und demenzerkrankte Frauen und Männer auch. „Schmieröl fürs menschliche Dasein" nenne ich heute auch diesen Pool. „Strategien aus dem Repertoire gesellschaftlich akzeptierter menschlicher Verhaltensweisen" (Schwerdt/Tschainer 2002, S. 209) war eine erste fachgemäße Bezeichnung. Es sind unsere eingeübten Verhaltensweisen, um mir – und/oder meinem Umfeld – das Leben berechtigterweise leichter zu machen. Durch Fassadenverhalten, Projektionen auf unsere Umwelt oder Vermeidungsstrategien wie auch Bagatellisieren und Kompensationsmechanismen. Diese fünf Aspekte sind uns allen gemeinsam. Wenn auch in individuell unterschiedlicher Ausprägung und in Variationen hinsichtlich der Häufigkeit der Nutzung. Demenzerkrankte Menschen bilden da keine Ausnahme (vgl. Tschainer 2002a, S. 32).

Nehmen wir eine fiktive Frau Schubert. Unsere Nachbarin. Patientin im Krankenhaus. Bewohnerin im Pflegeheim. Der Moment, in dem sie mich – trotz all meiner Freundlichkeit und Bemühungen, auf sie einzugehen – heftig beschimpft und droht die Polizei zu rufen. Weil ich sie bestohlen hätte. Normales menschliches Verhalten: bevor ich mir eigenes Versagen eingestehen kann, versuche ich häufig, einem anderen die Schuld an meinem Missgeschick zuzuschieben. Getreu des Mottos „Angriff ist die beste Verteidigung." Kennen Sie solche oder ähnliche Situationen aus Ihrem Leben? Zugeben zu müssen, dass wir etwas nicht wissen, uns partout grad keine Erinnerung zur Verfügung steht. Einzugestehen, dass wir etwas vergessen haben. Das fällt uns immer wieder einmal schwer. Nicht selten versuchen wir dann, diese – uns – unangenehme Tatsache zu verheimlichen, zu verschleiern, zu überspielen. Frau Schuberts Vorgehen zählt zur „normalen" Strategie des *Fassadenverhaltens.* Für das *Fassadenverhalten* finden sich im Allgemeinen zwei Gründe. Erstens: Wir geben uns ungern eine Blöße. Oder zweitens: möchten wir unser Gegenüber nicht verletzen.

Zwei Beispiele aus unserer Welt: Wie verhalten Sie sich, wenn Ihr Geldbeutel verschwunden ist, Sie ihn nirgendwo entdecken? Im Suchen und Überlegen beschleicht Sie vielleicht die diffuse Ahnung, dass Sie das gute Stück zuletzt an einem bestimmten Ort bewusst wahrgenommen haben, z.B. in Ihrem Büro. Was passiert als nächstes in Ihrem Gehirn? Gestehen Sie sich zu, eben nicht perfekt zu sein? Oder lebt es sich einfacher mit der Schuldzuweisung an andere? Einen unbekannten Dritten. Weil, es kann nicht anders sein, als dass *der* das

Portemonnaie verräumt hat. Oder mich bestohlen. Eine andere Situation: Irgendwo begegnen Sie einem Menschen, dessen Gesicht Ihnen bekannt vorkommt. Und dann eilt derjenige oder diejenige auf Sie zu und sagt: „Das ist ja eine Überraschung, Sie hier zu sehen!“ Und Sie werden denken: „Oh Gott! Wer ist das?“ Ich nehme an, dass Sie in neunzig Prozent solcher und ähnlicher Situationen nicht sagen werden: „Oh, tut mir leid – ich kann mich gerade nicht erinnern. Ich weiß gar nicht, wer Sie sind.“ Im Gegenteil – Sie werden eine Fassade an den Tag legen. Sie werden in Allgemeinplätzen sprechen. Sie werden versuchen, verbindlich zu sein. Sie werden versuchen, die persönliche Ansprache zu vermeiden. Und Sie werden sehr erleichtert sein, wenn Sie die Begegnung beenden können, ohne dass Ihre Ahnungslosigkeit zu Tage getreten ist (vgl. Tschainer 2002a, S. 32). Auch, weil Sie diese freundliche Person nicht kränken möchten. In der Mitteilung, dass ich mich einfach nicht an den Anderen erinnere, schwingt mit, dass er oder sie für mich nicht so wichtig war. Zumindest befürchten wir dies unbewusst.

Im Übrigen: Angeblich lügen wir Menschen zweihundert Mal am Tag. Andere Stimmen sagen, dass es „nur“ etwa zweimal wäre. Aber immerhin – kleine Notlügen gehören wohl zu unserem Leben. Stellen eben eine Art Schmieröl dar, damit unser Zusammenleben reibungsloser funktionieren kann. Wie wäre es, wenn Sie immer und unbedingt die ganze Wahrheit sagen würden? Dabei Ihr Gegenüber brüskierend.

Weiterführend:
Die Cleverness des „Angriff ist die beste Verteidigung“ erfassen Psychologen mit dem Begriff „Projektion auf andere“. Bevor ich mir selber eingestehen muss, dass ich kurzzeitig die Kontrolle verloren habe, was ja unter Umständen nicht mit meinem Selbstbild der Zuverlässigen, Perfekten zusammenpasst, projiziere (übertrage) ich die Verantwortung für mein Missgeschick auf andere. Der Psychoanalytiker C. G. Jung fasste die seelischen Ursachen für solches Geschehen in die Formel unseres „persönlichen Schattens“ (vgl. Sutherland 1980, S. 157). Der vielleicht auch etwas damit zu tun hat, dass Frau Schuberts Verhalten mich so empört. Dazu kommen wir in diesem Kapitel noch.

Eine weitere Strategie stellt das *Vermeidungsverhalten* dar. Vielleicht haben Sie schon einmal von der Fabel mit dem Fuchs gehört. Mehr als 2 000 Jahre alt, verfasst von einem Dichter der Antike. Quintessenz der kleinen Erzählung: Die Trauben sind mir zu sauer, sprach der Fuchs – als sie ihm zu hoch hingen. Der sprichwörtlich schlaue Fuchs. Wir gewitzten Menschen. Im Grunde haben wir Lust auf ein Erlebnis, ein Ergebnis, einen Erfolg. Doch irgendwelche Umstände lassen uns gewahr werden, dass wir der Sache nicht gewachsen sein könnten. An dieser Stelle könnten wir uns eingestehen, dass wir doch nicht so perfekt sind. So schnell, so leistungsfähig. So korrekt, so stark. Dass halt auch ich ein unvollkommenes Individuum bin. Und nicht immer alles schaffe. Doch pfiffig, wie wir Menschen nun auch einmal sind, drehen wir den Spieß um. Wie der Fuchs. Großspurig erklärend, dass die – unerreichbar in der Höhe hängenden – Früchte doch gar nicht von Interesse seien: „Die taugen nix, sind zu sauer.“ Und ich? Vermeide ein mögliches Scheitern, ein Misserfolgserlebnis wie auch das offensichtliche Ertappt-Werden beim Versagen und Misslingen, in dem ich gar nicht erst anfange oder ganz schnell aufhöre. Fehlschläge vermeiden per fauler Ausrede. Haben Sie schon ein Beispiel aus Ihrem eigenen Erfahrungsschatz gefunden?

Situationen zu meiden. Mit der häufig angewandten Vermeidungsstrategie der „faulen Ausrede“. Verwendung von Entschuldigungen. Wir sind müde oder haben „keine Lust.“ In unserer Welt finden *wir* häufig wortreiche Erklärungen und Argumente zum Vertuschen unseres Verfahrens. Demenzerkrankten geht dagegen die Wortgewalt zunehmend verloren – aufgrund der Zerstörung ihres Gehirns. Doch uns verbindet der gemeinsame Hintergrund der Angst. Unsere Angst vor Versagen. Vor Nicht-Genügen. Vor dem Erleben des ganz persönlichen Scheiterns.

Unser Wunsch, vor sich selber belastende Wahrheiten nicht eingestehen zu müssen, führt uns zu einem weiteren Winkelzug der menschlichen Seele. Der Vogel-Strauß-Politik. Manchmal stellt es sich vordergründig einfacher dar, den „Kopf in den Sand zu stecken“. Zuweilen sind wir zum „Der Wahrheit ins Auge blicken“ auch einfach nicht in der Lage. Es wäre zu schmerzlich. Zu bedrohlich. Also *bagatellisieren* wir beängstigende – und doch eigentlich nicht zu übersehende – Tatsachen.

Weiterführend:
Natürlich nehmen Sie beispielsweise wahr, dass Ihre Freundin sich in Ihrer Arbeit ausnutzen lässt. Dabei zu unachtsam mit ihrer eigenen Gesundheit, ihren privaten Bedürfnissen umgeht. Gleichzeitig überspielen/verdrängen Sie geflissentlich, dass Sie selbst sich häufig viel zu viel um alle anderen kümmern. Sie Ihre eigenen Wünsche nach Zeit für sich kontinuierlich zurückstellen. Ihre in letzter Zeit häufiger auftauchenden Kopfschmerzen ignorieren Sie: „Ach, das geht schon…!“

Die menschliche Seele verfügt über die beeindruckende Fähigkeit, real vorhandene – unsere gewohnte Lebensführung – bedrohende Tatsachen herunterzuspielen. Kennen Sie das? Dass uns sehr wohl bewusst ist, dass wir dies oder jenes tun oder lassen sollten. Doch vielfach stecken wir lieber erst einmal „den Kopf in den Sand“. Ganz nach dem Motto „So schlimm wird es schon nicht sein“. Der Leidensdruck – innerlich oder äußerlich – muss sehr groß werden. Erst wenn wir nicht mehr (anders) können, verlassen wir die Strategie des Bagatellisierens und Verdrängens. Gestehen uns ein, dass es doch „ganz schön schlimm ist“. Und uns Hilfe holen – oder solch angebotene annehmen. Genau aus diesem seelischen Mechanismus heraus schieben viele einen Arztbesuch hinaus. Auch ältere Menschen, die Sorge haben, dass mit ihrem Gehirn etwas nicht mehr stimmen könnte.

Nun möchte ich Sie noch auf den Faktor *Kompensation* hinweisen. Das Reden „mit Händen und Füßen" stellt eine uns geläufige Variante dieser Verhaltensform dar. Sei es bei einem Urlaub im Ausland. Sei es zu Hause, wenn ein fremdsprachiger Mensch Sie nach dem Weg fragt. Erinnern Sie sich an eine solche Situation aus Ihrem Leben? Mangelnde Sprachkenntnisse machen wir mit Hilfsmitteln wett. Übrigens: Auch Demenzerkrankte können Kompensation hervorragend.

„Strategien aus dem Repertoire gesellschaftlich akzeptierter menschlicher Verhaltensweisen" oder „Schmieröl fürs menschliche Dasein". In unser aller Leben gibt es dafür einen Beweggrund. Eine Motivation. (Das lateinische „motivare" heißt nichts anderes als „von innen heraus bewegen".) Wir benutzen solche Praktiken, um existenzielle *Bedürfnisse* zu befriedigen. Unsere *Identität* zu wahren. Beide Aspekte gehören ebenfalls zu unserer gemeinsamen Welt.

Kehren wir noch einmal zu Frau Schubert zurück. Die uns bei der Polizei anzeigen will. Weil wir sie angeblich bestohlen hätten. Eine solche – völlig ungerechtfertigte – Verdächtigung lassen *wir* natürlich nicht auf uns sitzen. Frau Schubert aber auch nicht. Sie verhält sich völlig regelkonform. Analog unseres Vorgehens. *Wir* sind keine Diebe. Und *sie* ist nicht vergesslich. Frau Schubert schützt ihr Bild von sich selber, ihre Identität. Logischerweise muss sie korrigierend eingreifen. Was wir in dieser Begegnung mit Frau Schubert übrigens auch tun. Zu *unserer* Identität gehört unbedingt dazu, dass wir niemanden beklauen. *Wir Menschen tun viel – oder alles – dafür, um unsere Identität zu bewahren. Auch wenn diese uns gar nicht immer so richtig bewusst ist* (► Grundsäule 9).

Weiterführend:

Vielleicht beinhaltet Ihre Identität, dass Sie sehr zuverlässig sind. „Auf Sie kann man sich verlassen." Dieses Bild möchten Sie vor sich selber und vor den Anderen behalten. Also werden Sie – wenn Sie angefragt werden – an Ihrem freien Tag in die Arbeit gehen. Oder Freunden beim Umzug helfen. Auch wenn Ihre Vernunft (und Ihr Bedürfnis) Ihnen sagt, dass Sie den Tag angesichts einer deutlich heraufziehenden Grippe-Symptomatik lieber zu Hause auf dem Sofa verbringen sollten. Aber: auf Sie kann man sich verlassen. Sie versuchen, Ihr Bild von sich selber zu beschützen.

Um fünf Kategorien einer sicheren menschlichen Identität sollten Sie bewusst wissen: Ich benötige einen Körper. Dessen Vitalität mir halbwegs zuverlässig zur Verfügung steht und dessen Aussehen mir einigermaßen gefällt. Egal, ob ich unvermutet einen Blick auf mein Spiegelbild erhasche oder bewusst mein Konterfei morgens im Bad betrachte – immer weiß ich, dass ich es bin. „Ich bin wiedererkennbar." Sicherheit in meinen aktuellen Lebensumständen stellt einen weiteren Grundstock für mein verlässliches Identitätsgefühl dar. Denken Sie an

Geld, Wohnung, „zu Hause“. Außerdem brauche ich ein soziales Umfeld. Das mich – in allen unterschiedlichen Rollen – ebenfalls wiederkennt. Und akzeptiert. Ferner möchte ich ein Lebens-Gefühl in der Art haben, dass ich mein Leben – mit allen Bürden – dennoch selbstbestimmt zu gestalten vermag. Dass sich meine Arbeit, meine Leistung, meine Anstrengungen lohnen und auszahlen. Ich habe persönliche Werte („Ich bin kein Dieb!“). Und im Ganzen möchte ich noch einen Sinn erkennen. In meinem Lebenslauf. Ein Bewusstsein meiner Selbst haben. Dazu benötige ich auch ein autobiographisches Gedächtnis, in dem ich mich – bei allen Irrungen und Wirrungen meines Lebens – mit einem roten Faden wiedererkenne. Eine für uns selbstverständliche Sicherheit unseres alltäglichen Lebens. Summa summarum: Wir Menschen benötigen augenscheinlich verschiedene „Identitätssäulen“ (vgl. Schwerdt/Tschainer 2002, S. 217ff.). Sind die fünf Säulen solide und stabil, geht es uns gut. Wir stehen auf einer sicheren Basis (vgl. Abb. 7).

Abbildung 7: Der Mensch im Gleichgewicht (Identitätssäulen nach dem Modell von H. Petzold) (vgl. Schwerdt/Tschainer 2002, S. 217ff. in Anlehnung an Petzold 1985, S. 93–122)

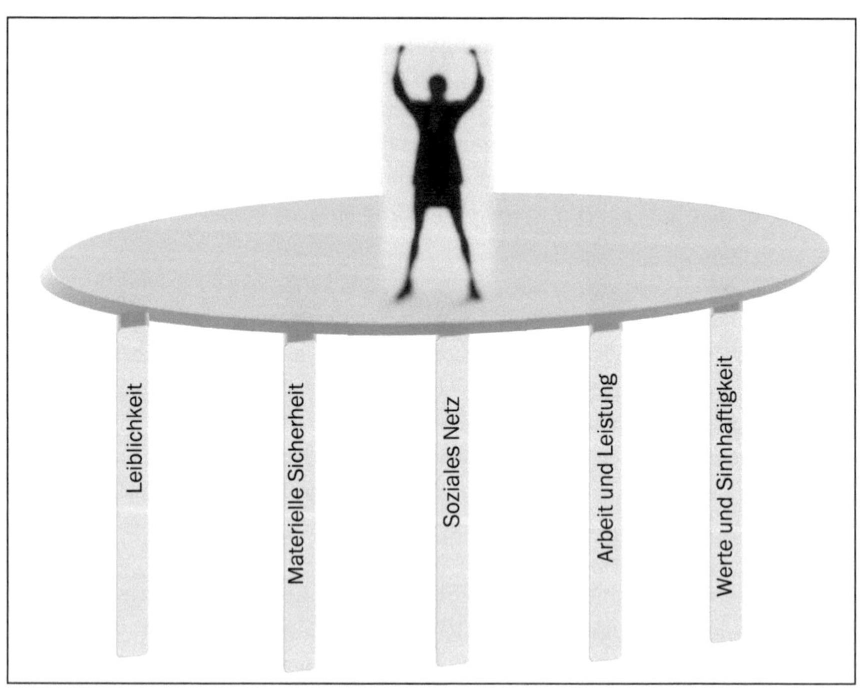

Weiterführend:
Die fünf Säulen gehören zum Modell der menschlichen Identität des deutschen Psychologen Hilarion Petzold. Interessierte finden weiterführende Ausführungen zum Identitätsmodell nach Petzold in seiner Veröffentlichung von 1985 „Mit alten Menschen arbeiten: Bildungsarbeit, Psychotherapie, Soziotherapie". Zum komplexen Begriff der menschlichen Identität bietet beispielsweise das Buch: „Schlüsselwerke der Identitätsforschung" (Verlag für Sozialwissenschaften 2010) einen Überblick zu Diskussionen des letzten Jahrhunderts.

Frau Schubert muss um ihre Identität kämpfen. Und wir erschweren ihr das. Weil wir (ungewollt) auch noch an den Tischbeinen sägen. Indem Sie oder ich – einfühlsam, vorsichtig und behilflich sein wollend – so etwas äußern, wie „Vielleicht haben Sie es bloß vergessen…". Meine Identität entsteht nicht nur aus *meinem inneren Bild* von mir selbst. Sie wird gleichermaßen aus den Vorstellungen meiner Umgebung von mir geprägt. Wie *andere mich sehen,* erleben, einordnen. Und wir erleben Frau Schubert als vergesslich. Oder verwirrt. Mit unserer entsprechenden Rückmeldung kratzen wir an ihrer Identität.

Identitätssicherung als existenzielles *Bedürfnis.* Die soziale und die Arbeits-Säule spielen für unser Demenzerisch® lernen eine zentrale Rolle: „Wirksam-Sein" und „Dazu-Gehören". Der Wunsch nach einem Leben, in dem ich mich anderen verbunden fühle. Und sie sich mir. Akzeptanz erleben. Frei von Bedingungen. Daneben möchte ich mich selbstständig in der Welt bewegen. Mich weiterentwickeln können. Ohne Bevormundung. Frei und selbstbestimmt eine Aufgabe haben. Und deren gelingende Bewältigung genießen (vgl. Hüther 2014, S. 107).

Weiterführend:
Ein Beispiel für unser existentielles Bedürfnis nach „Dazu-Gehören" stellen Einladungen dar. Zu irgendeiner Party, Geburtstagsfeier. Ich treffe etwas verspätet ein, die Unterhaltung ist schon fröhlich im Gang. Es haben sich Grüppchen gebildet. Mein Problem ist, dass ich eigentlich niemanden – außer den Einladenden kenne – und nun erst einmal sehen muss, wie ich in die laufende Party „reinkomme". Ich will auch „dazugehören". Gelingt es mir nicht, Kontakt zu anderen Gästen zu knüpfen – oder von jemandem Fremden auch mit einbezogen zu werden –, werde ich mich an diesem Abend wohl fühlen oder unwohl. Und schauen, dass ich unter einem Vorwand früher wieder weggehen kann. Auch Erfahrungen aus Kindheitstagen sind geprägt vom Thema „Dazu-Gehören" oder „Ausgestoßen-Sein". In fast jeder Klasse oder Schule gab es (einen) Außenseiter. Er oder sie waren öfter Hänseleien ausgesetzt. Versuchten sich bei den Wortführern einzuschmeicheln. Bekamen Wutanfälle, wenn sie damit nichts bewirkten und sie allein mit der Tatsache zurückblieben, dass sie nicht dazugehören.

Hinsichtlich unseres Grundbedürfnisses nach „Wirksam-Sein" – dem Gegenteil von Ohnmacht – möchte ich Sie an zwei alltägliche Situationen erinnern. Viele von uns saßen schon einmal beim Autofahren im Stau fest. Oder warteten am zugigen Bahnsteig auf den sich verspätenden Zug. Wir sind genervt, wir stöhnen. Ohnmacht, Kontrollverlust pur. Von „Sich-wirksam-Fühlen“ gerade keine Spur.

Wir haben die Dinge gern im Griff. Benötigen den Status der Hausherrin oder des Hausherrn bezüglich unserer Existenz. Lassen Sie sich gern aus Ihrer Wohnung oder Ihrem Haus vertreiben?

Wirksam-Sein. Wir versuchen dies auch mit Hilfe unseres Pools des „Schmieröls fürs menschliche Dasein“ zu erreichen. Letzterer bildet die eine Seite menschlicher „Normalität“. Die andere stellt unsere (wie ich es anfangs nannte) „jeweils einmalige Persönlichkeit“ dar. Diese beiden Faktoren bilden den erwähnten „Mix“, der unseren Lebensweg begleitet. Ein Blick auf „Persönlichkeit“ – umgangssprachlich verwenden wir auch häufig den Begriff „Charakter“ – kann uns Frau Schuberts spezifische Reaktion („Ich zeige Sie bei der Polizei an!“) leichter verstehbar machen. Anscheinend hat sie „so eine Art“. Die sie schon immer in komplizierten Situationen vorrangig und rasch mit Angriff reagieren ließ. Begegnen wir anderen Nachbarn – oder Patienten, Bewohnern –, erleben wir vielleicht etwas ganz anderes als Vorwurf und Drohung. Einen leisen Satz: „Ja, wissen Sie, ich vergesse in letzter Zeit so viel…“. Und dann würde diese Frau mit einem leichten Nicken ihre Wohnungstür zuziehen. Traurig, verstummend, beschämt. Eine solche Erwiderung liegt ebenfalls am „Charakter“. In diesem Fall – kurz gesagt – eher geprägt vom Wissen um die eigene Unvollkommenheit. Mit der wir nun einmal durchs Leben gehen.

Wir kennen das auch. Freunde, Bekannte, Kollegen, die – im besten Fall mit einem Schmunzeln – einräumen können, dass sie etwas übersehen oder vergessen haben. Manchmal lediglich Mittelmäßiges leisten können und nicht tagtäglich mustergültig durchs Leben zu gehen vermögen. Anderen dagegen fällt es in ihrem Leben meist schwer, Irrtümer, Fehler, Missgeschicke einzugestehen. Vielleicht fällt Ihnen auch jemand ein, der immer versucht, alles zu vertuschen oder einen „Sündenbock“ für eigene Malheure zu finden.

Wir nehmen uns mit in die Demenz. Mit unserer Persönlichkeit und deren jeweiligen Konzept zur Bewältigung von Problemen und Schwierigkeiten („Lebenskonzept“) (vgl. Tschainer 2001, o. S.). Dieser Leitgedanke stellt ▸ Grundsäule 10 dar.

In allen Theorien und Systematisierungen scheint zumindest als „Grundrauschen“ auf, dass wir Menschen uns höchst ungern ohnmächtig fühlen. Und dass es uns wichtig ist, wenigstens irgendeine Form der Akzeptanz, des Wichtig-Seins zu finden. Selbstverständlich bedarf es der Befriedigung unserer grundlegenden körperlichen Bedürfnisse, damit es uns gut geht in unserem Leben. Doch zum minimalen Glücklichsein braucht es mehr. Wir möchten nicht durchs Leben laufen in dem Gefühl, fortwährend fremden Mächten ausgeliefert zu sein. Zumindest irgendwo/irgendwie in einer Nische, benötigt jede und jeder von uns das Gefühl, „auch mal das Sagen zu haben“. Konsequenterweise heißt das, dass wir für unsere Lebenszufriedenheit ein Selbstbild haben möchten, das nicht immer nur heißt, dass ich die „Aushilfe vom Dienst“ bin. Meine Überzeugung von mir, wer ich bin, meine Identität sehe ich gern als die eines Menschen, der *sein* Leben lebt. Gesund und ansehnlich, eingebettet in ein nettes Umfeld, mit gedeihlicher Arbeit, in gesicherten Umständen, meine Vorstellungen zu „Gott und der Welt“ etwas verwirklichend. Stimmt bei einem dieser Aspekte etwas nicht, gerät meine Überzeugung davon „Wer ich bin“ ins Wanken. Unser oben genanntes „inneres Gleichgewicht“. Und ich setze viel – oder alles – daran, um dieses möglichst schnell wiederherzustellen (vgl. Hüther 2011, S. 5). Denn unsere stabile Identität führt dazu, dass ich wiedererkennbar bin. Für mich und für andere. Das schafft eine gewisse Vorhersagbarkeit. Die wir suchen (siehe Horoskope). Angewiesen auf die Berechenbarkeit von Menschen und Situationen. Deswegen zeigt sich das Identitätsthema als ein so zentrales Moment. Bin ich für mich und andere wiedererkennbar, dann bin ich einschätzbar (vgl. Krappmann 1988, S. 75).

Weiterführend:
Das ist unser Charakter. Unsere Persönlichkeit. So wie andere gewohnt sind, dass wir uns Verhalten. Und die Demenz schleift „den Charakter“ zum Teil auch ab. Aber dessen zentrales Moment bleibt bestehen. Überlegen Sie einmal für sich, Ihre – Ihnen selber am wichtigsten seienden – Persönlichkeitseigenschaft. Worauf sind Sie stolz? Ihre Ausdauer. Ihre Durchsetzungsfähigkeit. Ihren Humor. Dass Sie viel aushalten, belastbar sind. Dass Sie immer einen Ausweg finden oder eine Lösung. Dass Sie beliebt sind. Dass Sie immer vorne dran sind. Dass Sie zu allem etwas zu sagen haben. Dass Sie sich die Butter nicht vom Brot nehmen lassen. Und wenn Sie dann noch überlegen, was andere über Sie sagen, was Ihre herausragende Eigenschaft sei. Zum Beispiel, dass Sie sich die Butter nicht vom Brot nehmen lassen. Dann gibt es eine starke Identität. Also eine hohe Übereinstimmung. Sie sind ein berechenbarer Charakter. „Man weiß, was man von Ihnen zu halten hat.“ Denn Sie verhalten sich dem vertrauten – beliebten oder unbeliebten – Bild entsprechend.

Mit einer solchen (relativen) Vorhersehbarkeit beschere ich meinem Gegenüber eben keinen Kontrollverlust. Wenn der Andere sich ebenso entsprechend verhält – er oder sie mir auch nicht. Zur Stabilisierung unseres Lebenssystems verfügen wir dabei über eine erstaunliche Anpassungsfähigkeit und Toleranz. Umgekehrt sind wir angewiesen, dass unsere Umwelt, unsere Mitmenschen uns vergleichbar begegnen. Auch tolerant. Sich anpassend (vgl. Zimbardo 1983, S. 458 f.)

Weiterführend:
Es liegt die Annahme nahe, dass unsere unbestreitbar vorhandenen Mühen im Kontakt mit demenzerkrankten Menschen auch auf der Störung unseres Konsistenzbedürfnisses

beruhen. Wir haben es gern berechenbar (vgl. Zimbardo 1983, S. 397 f.). Sie erinnern sich an unser Grundproblem: Unser Gegenüber sieht äußerlich gesund aus, verhält sich jedoch manches Mal so sonderbar, befremdend. So gestresst. Wofür wir erstmal keinen Anlass erkennen können. Demenz ist auf ihre Art unberechenbar. Das müssen wir akzeptieren lernen. Und ich wähle hier ausdrücklich den Imperativ. Er stellt eine weitere Trainingseinheit im Demenzerisch® verstehen für unser Gehirn dar.

Auch Frau Schubert dürfte zunehmend von diesem Lebensgefühl der Überlastung – durch zunehmenden Verlust ihrer Anpassungsfähigkeit und Toleranz – beherrscht sein. Innerlich versucht sie, sich einer Mischung aus Bagatellisieren und Vogel-Strauß-Politik zu behelfen. Und genau Sie – oder ich –, wir sprechen dann das so mühsam Verdrängte aus. Geben dem – bis zur Erschöpfung verborgenen inneren – Entsetzen unseres Gegenübers einen Namen. Schaffen Tatsachen. Und Frau Schubert reagiert. Wut und Feindseligkeit. Und ich: War doch so freundlich. Erntete aber Frustration. Dabei lag der Fehler überhaupt nicht auf meiner Seite. Zumindest nach meiner Überzeugung. Immerhin erzählte doch *Frau Schubert* die Lügenmärchen. Von wegen, *ich* hätte sie bestohlen. *Sie* wollte mich wegen Diebstahls anzeigen. Wenn jemand einen Grund zu wütenden Reaktionen hatte, dann ja wohl ich. Und nicht sie. Dabei *weiß* ich, dass „man" jetzt unbedingt ruhig bleiben sollte. Aber: Bei so einer Schimpfkanonade gelingt mir das dann eben doch nicht. Warum ist das so?

Weiterführend:
Nach meinen Erfahrungen fällt uns im Kontakt mit Nicht-Demenzerkrankten Toleranz (viel) leichter. Um in der Regel die Tricks und Schliche, die Schlitzohrigkeit und die Erklärungen der sauren Trauben auszuhalten. Sicher, manches Mal regen wir uns darüber auf. Aber meist finden wir es der Sache nicht wert. Da muss man nicht an allem rütteln. Wie sagen die Bayern: „Leben und leben lassen." Und genau dieses kostet uns bei Demenz-Erkrankten so viel mehr Mühe.

Vielfach schlägt uns unser persönlicher Schatten ein Schnippchen. Kurz gesagt, spielen dabei zwei Aspekte eine Rolle. Einerseits Neid. Und andererseits Wesenszüge, die ich an mir selber nicht so gut leiden kann. Auch dies gehört zu unserem ganz „normalen" Leben dazu. Wir erleben bei Mitmenschen ein Verhalten, eine Lebensart oder eine Handlungsweise. Solcherart, die wir uns jedoch selbst nicht trauen, auszuleben. Privat wie beruflich. Die oder der andere tut – oder lässt – etwas, worum ich ihn unbewusst beneide. Die andere Facette meines persönlichen Schattens lässt sich ergründen, indem ich nach geheimen Aspekten meiner Persönlichkeit Ausschau halte. Und zwar solchen, mit denen ich mir – ebenfalls unbewusst – manchmal selbst „im Wege stehe". Die Faustregel lautet: je mehr ich mich über andere echauffiere, desto wahrscheinlicher wurde ein Anteil meiner Person angerührt, dessen ich nicht gewahr werden möchte.

Auch wenn wir Menschen das ungern hören – oder lesen –, in Teilaspekten unserer Persönlichkeit wollen wir nicht gesehen werden. Weder von uns selbst, geschweige denn von anderen. Vergleichbar dem Motto: „Es geht niemanden etwas an, wie es mir geht. Mich selbst am wenigsten." (vgl. Wolf 1982, S. 7)

Weiterführend:
Beim Nachdenken über den Pool menschlicher Strategien („Angriff ist die beste Verteidigung") erwähnte ich schon einmal den „persönlichen Schatten". Der Freud-Schüler C.G. Jung prägte diesen Begriff als Bild für mir selbst unbewusste Anteile bzw. Vorgänge meiner Person.

Probieren Sie es doch demnächst einfach einmal in Ihrem Alltag mit einer entsprechenden Beobachtung aus. Leicht erkennen können Sie Ihre „Schattenseiten" – auch bekannt als „blinder Fleck" –, wenn Sie darauf achtgeben, worüber Sie sich besonders aufregen. Und gleichzeitig kann eine Person in Ihrem Umfeld mit demselben Umstand ganz gelassen umgehen. (Funktioniert übrigens auch andersherum: Sie bleiben gelassen und der oder die andere hält irgendein Benehmen Dritter nicht aus.).

Im Kontakt mit Demenzerkrankten verlaufen – im Unterschied zu unserem gewöhnlichen Alltag – Begegnungen mit unserem persönlichen Schatten häufig wie in unter einem Brennglas ab. Es ist gleichsam alles ein bisschen verschärfter. Demenzerkrankte Frauen und Männer verschaffen uns eine Art Selbsterfahrungs-Unterricht. Ihrerseits unbewusst und nicht beabsichtigt. Ungewohnt drastisch „sehen" wir – unwillkürlich – Facetten, die wir im Allgemeinen ganz gut verdrängen können. Unsere „blinden Flecken". Charaktereigenschaften, Bedürfnisse und Ängste, die wir nicht so gern wahrhaben wollen.

Weiterführend:
Meines Erachtens dürfte eine Ursache darin liegen, dass demenzerkrankte Menschen bisweilen in einer Art und Weise agieren, die wir Nicht-Erkrankten uns immer wieder verbieten. Die wir uns nicht trauen. Was wir Nicht-Demenzerkrankten aber vielleicht auch manches Mal tun – ausleben – möchten. Denken Sie zum Beispiel an das oftmals fast unendliche Bedürfnis nach Sicherheit, nach Symbiose, nach Geborgenheit – welche wir gerade bei Demenzerkrankten in vorangeschrittenen Krankheitsverläufen erleben. Je nachdem, wie *wir* diese Bedürfnisse in unserer Kindheit leben durften und *gestillt* bekamen, werden wir jetzt als Erwachsene auf diese Verhaltensweisen der Erkrankten reagieren. Damit umgehen können. Dieser psychische Mechanismus trifft auf vieles weitere zu. Viele von uns leben mit existenz- oder entwicklungsnotwendigen Bedürfnissen, die nur ungenügend erfüllt werden konnten – oder gar offenblieben. Die häufig bereits in der Kindheit verboten bzw. deren Ausleben uns zu früh verwehrt wurde. Und die wir dann auch im Erwachsenenalter mit einem Tabu belegt lassen. Deren Verletzung wir uns nur heimlich und im Verborgenen erlauben: Nasepopeln; vor Wut laut schreien; aus Angst jammern und heulen; den anderen schlagen, der mir etwas Materielles oder Im-

materielles weggenommen hat oder mir dies verweigert. Wir essen anständig und artig, schütten nicht die Kaffeesahne über den Rührkuchen und vermanschen das Ganze. Wir benutzen Messer und Gabel, verzehren Gulasch und Klöße nicht mit den Fingern. Dabei genussvoll schlürfend die warme, weiche Nahrung uns in den Mund schiebend. Nicht aufschreckend, wenn bei der ganzen Prozedur auch noch ein Klecks Soße auf die Bluse tropft. Summa summarum – wir erlauben uns (zu) selten, soziale Normen zu verletzen. *Wenn* wir das Bedürfnis danach hätten. Auch unsere Sehnsucht nach Geborgenheit, nach Trost in der Verlassenheit eines Lebensmomentes, unsere Angst vor existentiellen Bedrohungen, vor Einsamkeit, Verlassen-Werden, Ausgegrenzt-Sein, verbergen wir häufig „im stillen Kämmerlein“ unserer Seele. Essentielle Bedürfnisse, Sehnsüchte, Ängste bleiben im Geheimen. Manchmal wissen wir ja selber nichts von deren Existenz. Demenzerkrankte halten uns immer wieder einmal den schamhaft besetzten Spiegel unserer Geheimnisse vor. Sie zeigen uns, wie wir *auch* sind. Wenn man die geheime Maßlosigkeit der eigenen Wünsche, das Abgrundtiefe der eigenen Ängste oder die Vehemenz der eigenen Wut – alles im Ozean des eigenen Unbewussten versteckt – bei jemand anderem wiederfindet und von diesem damit vorgehalten bekommt – ist es häufig schrecklich und kränkend. Und dann mag ich „denen“ nicht begegnen. Oder werde im Kontakt mit einem solchen Gegenüber auf irgendeine Art und Weise abwehrend reagieren. Dies bringt jedoch mit sich: ich sollte meine eigenen Bedürfnisse, meine Ängste, meine geheim-realen oder fantasierten Verletzungen der sozialen Normen, meine Bedürftigkeit, meine Hilflosigkeit, meine Angst vor Schwäche und Kontrollverlust, meine unerwünschten Gefühle und Wünsche kennenlernen. Neugierig darauf sein. Mehr von mir selber zu wissen. Und möglichst lernen, auch diese verschmähten Anteile meiner Person zu akzeptieren. Denn solange ich dies immer noch vor mir verdränge und abspalte als „nicht annehmbares, unerwünschtes Verhalten“, als „so-böse-bin-ich-doch-nicht“, solange ich dies nicht bei mir selber sehe, als Bestandteil meiner Persönlichkeit, solange wird es mir auch schwerfallen, solche Verhaltensweisen bei demenzerkrankten Menschen auszuhalten (vgl. Tschainer 2003b, S. 324).

Erinnert uns also Frau Schuberts Tirade, dass sie wegen „unseres Diebstahls“ gleich die Polizei rufen werde, uns unter Umständen daran, dass wir manchmal auch nach dem Motto „Angriff ist die beste Verteidigung“ agieren? Zeigt sie uns lediglich auf, dass wir uns auch immer wieder mit den Tricks und Kniffs des Schmieröls des menschlichen Lebens durch unseren Alltag schlagen? Berührt sie unseren Schatten? Falls das zutrifft, besteht die Problematik dann darin, dass wir uns nicht sachlich – mit dem Gefühl der subjektiven „Wirksamkeit“ – zur Wehr setzen können. Jedes Wort von uns führt zu anwachsendem Ärger. Wir sind erwischt bei unserem blinden Fleck. Und ohnmächtig obendrein.

Es bedarf keines tiefenpsychologischen Selbsterfahrungskurses Ihrerseits. Für „Demenzerisch® lernen“ ist einfach nur notwendig, dass mir das Vorhandensein solcher seelischen Automatismen bewusst ist. Meinem Verstand bekannt. Damit ich eben nicht ein Spielball solcher Konstellationen – einer Art

„Schattenboxen" ausgeliefert – bleibe. Sondern über die Souveränität verfüge, diese – meine – Gefühlsaufwallungen schnell reflektieren und einordnen zu können. Und damit die Kontrolle zu behalten. Im Umkehrschluss beinhaltet dies, dass meine Überzeugung davon, dass „Manches im Geheimen bleiben soll", durchaus nicht seine Berechtigung verliert. Für *mich* ist es jedoch von großem Vorteil, wenn *ich* meine Geheimnisse wenigstens kenne. Dann kann ich diese auch aktiv geheim halten und laufe nicht Gefahr, sie im Kontakt mit Demenzerkrankten (oder auch im Zusammenleben mit mir nahestehenden Menschen) ungewollt – im Affekt – zu offenbaren. Unbewusst – weil mein Ozean wieder einmal die Herrschaft über mein Boot übernimmt. Dieses Wortspiel wird erklärt durch Sigmund Freuds Satz: „Das Bewusstsein ist eine Nussschale auf dem Ozean des Unterbewusstseins." Für das Zusammenleben in unserer Welt (mit oder ohne demenzerkrankte Frauen und Männer) dürfte ein gewahr Werden und minimales Durchstöbern dieses Ozeans dienlich sein.

Die elfte Grundsäule unseres Demenzerisch® lernen fasst oben genannte Aspekte zusammen: *Die Begegnung mit Demenzerkrankten konfrontiert uns mit unterschiedlichen Aspekten unserer eigenen Persönlichkeit. Wir geraten immer wieder einmal an unsere Grenzen. Um uns – und damit die Erkrankten – zu verstehen, sind reflektierte Grundkenntnisse aus der Welt der „Persönlichkeitstheorien" ein wichtiges Handwerkszeug* (► Grundsäule 11).

Wenden wir uns noch einmal „unserem gewöhnlichen Alltag" zu. Im Allgemeinen funktioniert dieser ganz gut, weil wir uns an gewisse Spielregeln halten. „Fair play". Wir sind froh um eine gewisse Berechenbarkeit des Handelns und Auftretens der uns umgebenden Menschen. Dies betrifft Anstand und Sitte, Reaktions- und Interaktionsformen. Und gilt auch bezüglich unserer gewissen Zurückhaltung bei direkten Meinungsäußerungen gegenüber anderen. Lieber „denken wir uns unseren Teil". Oder geben kritische Rückmeldungen nur sehr vorsichtig. Das berühmte „Feedback" (heißt erst einmal nichts weiter als „Rückmeldung").

Aber: wann wollen wir ein solches eigentlich haben? Nach meinen Erfahrungen stellt der gesamte Themenkreis des „Rückmeldung geben", „Spiegel vorhalten", „annehmen und geben von Kritik" für viele Menschen ganz allgemein ein heikles Thema dar. Wenn das „Feedback" nicht aufhaltbar ist, dann wünsche ich es mir in konstruktiver Form. Möglichst in einem geeigneten Moment. Und nicht gerade dann, wenn mir gerade sowieso schon alles über den Kopf wächst. Denken Sie an das Bild vom Identitätstisch. Wenn ich bereits in Schieflage bin, erlebe ich kritische Äußerungen – so berechtigt diese auch sein mögen – leichter als eine Fortführung der Zerstörungen an meiner Identität (an den bereits wackeligen Tischbeinen). In der Folge wird es wahrscheinlicher, dass ich gegen die Kritik und den oder die Kritikerin kämpfe, mich zur Wehr setze, im schlimmsten Fall einfach nur noch um mich schlage. Mir ungefragte Meinungen über mich mitzuteilen, das „muss nicht immer" sein. Auch, weil uns hinsichtlich fruchtbarer kommunikativer Techniken vielfach eine gewisse Übung fehlt.

Weiterführend:
Umgangssprachlich verwenden wir den Begriff des Feedbacks zumeist dann, wenn wir ausdrücken möchten, dass uns jemand seine Ansicht über mich, mein Verhalten, zu einer Äußerung von mir, mitteilt. Dabei wird alles, was mit Maßregeln, Bewertungen, Interpretationen, Nörgeln und Beleidigen zu tun hat, zumeist auf Widerstände treffen. Angesichts eines solchen Kommunikationsstils können wir meist sehr bald gar nicht mehr zuhören. Fallen wir in den Verteidigungsmodus. Gerade hinsichtlich kritischer Gespräche mit anderen hilft es mir und meinem Gesprächspartner, wenn ich mir zuvor überlegen konnte, ob die Äußerung von Kritik überhaupt angemessen ist. Ich versuche dann, über den richtigen Zeitpunkt der Kritikäußerung nachzudenken. Dies betrifft sowohl die allgemeinen Umstände (z. B. nicht „zwischen Tür und Angel") als auch die aktuelle Situation meines Gegenübers (geht es ihm oder ihr gerade nicht so gut – ist es dann gerade jetzt wirklich notwendig, auch noch meine Gefühle und Bedürfnisse zu äußern?). Geht es mir tatsächlich um die Verbesserung unseres Kontaktes, unserer Beziehung, unserer Zusammenarbeit – oder will ich einfach „mal Dampf ablassen"? Und: will der andere überhaupt meine Sichtweise wissen. Das alte Sprichwort vom „Reden ist Silber, Schweigen ist Gold" trifft bezüglich unseres menschlichen Miteinanders auch auf die kritische Rede zu. Wohlgemerkt: nicht immer. Aber nach meinen persönlichen Erfahrungen erwies es sich doch immer wieder einmal als positiv für mein Verhältnis zu anderen Menschen, wenn ich erst einmal nachdachte und reflektierte. Übrigens auch dann, wenn ich selbst kritisiert wurde.

Ein förderliches Feedback verlangt – neben Routine – zwingend ein gesundes Gehirn. Kognitives Erfassen und Nachdenken über die Situation, Reflexion meiner eigenen Anteile an schwierigen Momenten, Planung des richtigen Momentes für ein klärendes Gespräch, entsprechende verbale Fähigkeiten. Ein Gehirn, das an einer Demenz leidet, verfügt zunehmend weniger über all diese Kompetenzen. Das erhoffte „Fair Play" wird außer Kraft gesetzt. Die Erkrankten agieren spontan, „aus dem Bauch heraus", ausschließlich auf die – von ihnen, in ihrer Realität erlebte – aktuelle Situation bezogen. Deshalb möchte ich Ihnen an dieser Stelle folgendes Wissen ans Herz legen (und in Ihrem Gehirn verankern): Demenzerkrankte verfügen über eine hohe Sensibilität. So manches Mal dürfte diese sogar weitaus höher sein als die von uns Nicht-Demenz-Erkrankten. Der demenzbedingte Abbau der rationalen Mechanismen, der kognitiven Normen und Wertvorstellungen, die wir im Laufe unserer Sozialisation erlernt haben, lässt die Empfindsamkeit lebendiger werden. Ihre „Antennen" (ihre Sensibilität) werden empfänglicher für alle Signale, die von außen kommen. Damit treten auch Gespür und Instinkt für emotionale Zustände des Gegenübers in den Vordergrund (siehe Grundsäule 18). Die Erkrankten spüren gleichsam sehr häufig meine Befindlichkeit (vgl. Tschainer 2002a, S. 35). Und agieren und reagieren spontaner, weil ihre Ratio ihre Gefühle nicht mehr (so gut) zu kontrollieren vermag. Dann führt Demenz manches Mal sozusagen zum Vergessen der „guten Erziehung". Letztendlich prägt das Verhalten der Demenzerkrankten somit häufig auch eine ungewohnte Aufrichtigkeit. (Erinnern Sie sich an meine Frage, wie es wäre, wenn Sie überall und unbedingt die ganze Wahrheit sagen würden?) Denn bei den demenzerkrankten Frauen und Männern fallen die Hirnareale, die ihnen ermöglichen würden, sich zu verstellen, spontane Gefühlsregungen zu verbergen, zunehmend der Zerstörung anheim. Empfindungen, Wahrnehmungen, Intuition, Lust oder Unlust werden immer wieder ungefiltert von den Erkrankten kommuniziert. So bestimmen mit zunehmenden Krankheitsverlauf – anders als gewöhnlicherweise in unserem demenzunabhängigen Alltag – auch spontane Sympathie und Antipathie die Reaktionen auf das jeweilige Gegenüber oder die konkrete Situation.

Geben die Erkrankten ihrem Widerwillen mit Worten oder Gesten Ausdruck, hilft zum „Demenzerisch® verstehen", sich folgende Devisen ins Gedächtnis zu rufen: „Wen ich nicht leiden kann, mit dem will ich nichts zu tun haben." Oder: „Heute habe ich meinen schlechten Tag, lasst mich bloß alle in Ruhe." Zumeist versuchen wir Nicht-Demenzerkrankten solche Konstellationen mit unserem Verstand zu meistern und uns „einigermaßen zu benehmen". Oder es zumindest unserer Umwelt mitzuteilen, dass wir „heute nicht so gut drauf sind". Diese reflektierten Artikulationen sind Demenzbetroffenen immer weniger bzw. überhaupt nicht mehr möglich. Somit erleben wir in der Begegnung mit demenzerkrankten Menschen vielfach ungewohntes Benehmen – angesichts unserer sozialen Normen und kulturellen Regeln. Dies betrifft nicht nur das Ausleben von persönlichen Bedürfnissen. Sondern auch Zwischenmenschliches. Unsere Versuche, unsere momentane Gefühlswelt vielfach zu kaschieren, werden nur in der nicht-demenzerkrankten Realität honoriert. Demenzerkrankte Frauen und Männer reagieren sehr direkt auf dieses, unser Bestreben der Tarnung. Alle Bemühungen, schlechte Laune, Gestresst-Sein, unsere Antipathie oder unsere Angst zu überspielen, erweisen sich als schwierig. Denn Demenzerkrankte decken unsere emotionale Situation mit ihren feinen Antennen und ihrer direkten Kommunikation meist schnell auf. Bis dahin, dass sie brüsk den Kontakt, den Umgang mit uns verweigern.

Weiterführend:

Eine Mitarbeiterin hat Angst, in das Zimmer eines demenzerkrankten Bewohners zu gehen. Dieser steht im Ruf, „immer so aggressiv" zu sein. Eines Tages macht es der Dienstplan unumgänglich, dass sie den Herrn abends ins Bett bringen soll. Also fasst sie sich notgedrungen ein Herz und geht scheinbar festen Schrittes in das Bewohnerzimmer. Freundlich den Herrn ansprechend, dass sie ihn jetzt beim Zubettgehen helfen will (soll). Der demenzerkrankte Mann zeigt der Mitarbeiterin auf seine Art sofort, dass er ihr ihre gespielte Beherztheit nicht abnimmt. Er verweigert sich. Auf diese Frau lässt er sich nicht ein: „Die ist ja scheinheilig!" könnt eine Intuition lauten. (Auch hier: damit ist nur *ein* Aspekt einer solchen Situation beschrieben. Um der Komplexität solcher Momente gerecht zu werden, bedarf es einer weitergehenden Analyse. Die hier jedoch keinen Raum einnehmen soll.)

Doch solche und viele ähnliche Reaktionen der *Demenzerkrankten* auf mich können auch einen Beitrag leisten zum Verständnis meiner selbst. Wie umgekehrt die Reflexion *meiner* Reaktionen auf Verhalten der Erkrankten. (Siehe persönlicher Schatten.) Demenzerisch® lernen bietet die Chance, solche Mechanismen zu erkennen. Der diesbezügliche Leitsatz lautet einfach: „Immer, wenn das Verhalten oder Nicht-Verhalten eines demenzerkrankten Menschen mich besonders aufregt, bietet sich mir die Möglichkeit zur kostenlosen Selbsterfahrung. Kann ich mich fragen, was genau diese Situation mit mir zu tun hat. Warum ausgerechnet diese Handlungsweise oder jene Reaktion mich so aus dem Konzept bringt." Liegt es an meinem persönlichen Schatten. Oder an meiner augenblicklichen Gefühlslage, die ich zu verbergen suche oder selbst noch gar nicht reflektiert habe. (Zu diesen Themen finden Sie im Kapitel 7.2 noch hilfreiche Gedanken.)

Demenzerkrankte kommunizieren mit uns. Sie geben uns laufend unwillkürlich ein Feedback. Sehr klare Rückmeldungen. Auf ihre Art. Aus ihrem Lebensgefühl heraus. Der Unterschied zu unserem gewöhnlichen Alltag besteht darin, dass wir einerseits um dieses Feedback in den jeweiligen Momenten nicht gebeten haben. Andererseits, dass die Rückmeldungen teilweise sehr vehement ausfallen. Mit erstaunlichen Abweichungen vom uns Vertrauten. Sie können sich nicht mehr an die (ungeschriebenen) Spielregeln halten. Ihr zerfallender Verstand erlaubt es ihnen auch nicht mehr, erst einmal nachzudenken. Ob man gerade jetzt eine Missbilligung oder eine – für das Gegenüber heikle – Äußerung laut aussprechen muss. Demenzerkrankte agieren im „Hier und Jetzt". Verstärkend zu diesem uns ungewohnten Geschehen dürfte der schillernde Faktor des Kontrollverlustes wirken. Er umgibt nun einmal die Demenz. Sowohl bei den Betroffenen als auch bei uns, den ihnen Begegnenden. Gängige Mechanismen, die unser soziales Miteinander im Allgemeinen – zumindest in der Begegnung mit allen uns nicht intim nahestehenden Menschen – relativ störungsfrei und einigermaßen harmonisch am Laufen halten, scheinen in der Begegnung mit „der Demenz" dann außer Kraft gesetzt. Wir müssen diese Ungewöhnlichkeit akzeptieren und verstehen lernen.

Abbildung 8 gibt einen Überblick zu Aspekten menschlicher Existenz in unserer Welt.

Abbildung 8: Unsere gemeinsame Welt. Aspekte menschlicher Existenz

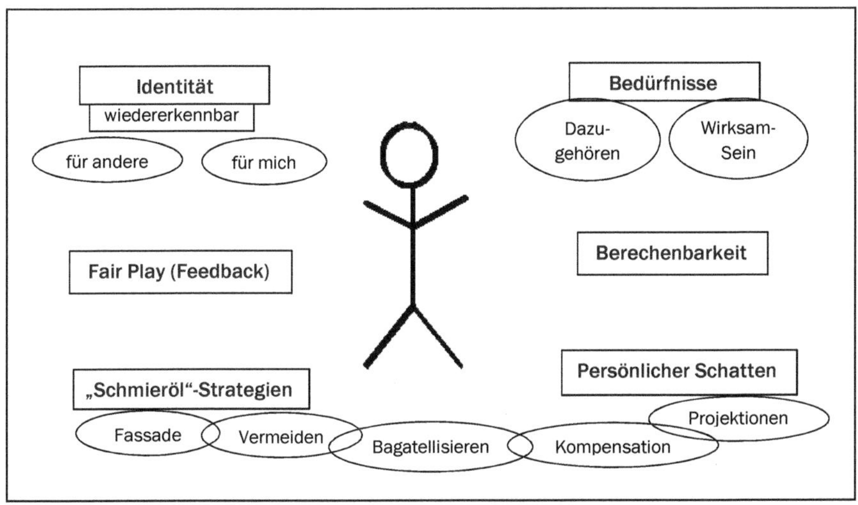

Ich möchte Sie gewinnen. Und Sie begeistern. Für „ein Detektiv-Sein". Unsere Ermittlungsaufgaben bestehen darin, zu erkunden, was *im Lebensgefühl der Erkrankten* gerade vor sich geht. Was stößt ihnen im Augenblick zu? Welches Bedürfnis, welches alte Handlungsmuster, welche Strategie aus dem Krug des „Schmieröls" nutzen sie gerade? Im Versuch, ihr existentielles Gleichgewicht zu wahren. Unabhängig davon, wie sehr dieses unbewusste Streben in *unserer* Realität auch zum Scheitern verurteilt sein mag. *Das erste Ziel im Kontakt mit den Erkrankten ist: Verstehen. Jenes uns so manches Mal irritierende, erschreckende, hilflos machende Verhalten und Agieren der von einer Demenzerkrankung betroffenen Menschen. Denn die Demenzerkrankten und wir kognitiv (noch) Gesunden – wir leben in einer gemeinsamen Welt. Wir leiden unter dem Kontrollverlust und versuchen etwas dagegen zu unternehmen. Jede Seite auf ihre Art – und nach ihrem oder unserem Vermögen* (▸ Grundsäule 12). „Demenzerisch® lernen" möchte Ihr Gefühl der Handlungshoheit bei der Begleitung und Pflege Demenzerkrankter stärken. Damit Sie in Situationen wie mit Frau Schubert souverän reagieren können. Aufgrund des guten Gefühls, „die Dinge im Griff zu haben", auch im Kontakt mit den Betroffenen. Weil Sie auf Wissen *und* Verstehen zurückgreifen können. Weil *Sie* Demenzerisch® verstehen. Und daraus folgend, auf „Demenzerisch®" kommunizieren und handeln können. Um daraufhin – im zweiten Schritt (zweites Ziel) – mit Frau Schubert in deren Sprache sprechen zu können. Demenzerisch®. Sei es verbal. Sei es nonverbal.

1.4 Unsere Investition: die Relais-Station

Im Kontakt, in der Begleitung, bei der Pflege demenzerkrankter Menschen erleben wir immer wieder Misslichkeiten und Bedrängnisse. Bis hin zu anscheinend unlösbaren Situationen. Da gibt es unsere ganz persönliche Sorge vor dem Verlust des eigenen Gedächtnisses. Wir spüren Kontrollverlust. Hilflosigkeit. Die Benutzung der allzu menschlichen Tricks und Schliche durch die Demenzerkrankten ist immer wieder beschwerlich. Noch dazu, wenn sie uns manches Mal ungewollt einen Spiegel vorhalten. Formen der Selbsterkenntnis. Nicht immer leicht auszuhalten. Wie auch diese unerbetenen Rückmeldungen zu unserer mentalen Lage. Sei es hinsichtlich momentaner Befindlichkeiten, sei es zu weit tiefer liegenden seelischen Wunden oder ungelebten Bedürfnissen. Sie wissen inzwischen, dass sich diese Faktoren nicht wegdiskutieren lassen. „Demenzerisch® verstehen" benötigt somit auch eine Transferleistung unseres (gesunden) Gehirns. Dieses wird zur Relais-Station zwischen unserem Dasein und dem Da-Sein der Demenzerkrankten (► Grundsäule 13). „Relais"? Zwei Wortbedeutungen könnten in Ihrem semantischen Gedächtnis abgespeichert sein. Einerseits die aus dem Physikunterricht. Das Relais fungiert als Umwandlungsstation verschiedener Stromarten (Gleichstrom in Wechselstrom). Andererseits gibt es eine Lesart, die Ihnen vielleicht aus alten Abenteuerfilmen bekannt sein könnte. Da trugen die Haltepunkte, bei denen die Postkutschen ihre ermüdeten Pferde mit frischen Tieren wechselten, auch die Bezeichnung „Relais-Station". Französisch-Kundige finden in ihrem Gehirn eventuell das Wort „relayer" vor. Konkret übersetzt mit „sich bei der Arbeit ablösen, frische Pferde nehmen" (Reese 2016, o. S.). „Demenzerisch® verstehen" verlangt also einen Energieaufwand von den Nicht-Demenzerkrankten. Von uns. Im Kontakt mit Demenzerkrankten ist „unsere Seite" die einzige, die reflektiert und damit zielgerichtet handeln kann. Demenzerkrankte Menschen können sich, ihr Verhalten, ihre Überzeugungen aufgrund des zunehmenden Verlustes ihrer Hirnsubstanz nicht mehr korrigieren. Sie verlieren zunehmend die Kontrolle. Wir können – zumindest von den kognitiven Voraussetzungen her – unser Auftreten, unser Agieren revidieren. Die Kontrolle über Situationen (zurück-)gewinnen. Für uns und damit auch ein Stück für die Erkrankten. Sicher, das ist nicht leicht. Mal gelingt es und ein andermal scheitern wir. Das wiederum ist „ganz normal" in unserem Kontakt oder Zusammenleben mit den Betroffenen. Voraussetzung eines zunehmenden Gelingens stellte eine Veränderung dar. Nicht nur in unserem semantischen Gehirn mit Steigerung von Wissen. Mein komplexes Gehirn wird zur Relais-Station aus- oder umgebaut. Vermögen *wir* diesen Schritt zu gehen – den die Betroffenen eben nicht mehr ausführen können –, dann lassen sich die Wege der Begegnung und Begleitung der Demenzerkrankten „mit frischen Pferden" fortsetzen. Da wir unsere Energien konstruktiv verwenden. Uns weniger verschleißen. Zum Beispiel in erfolglosen Diskussionen mit den Erkrankten. In Streit oder zwecklosen Argumentationsketten. Oder mit gutgemeinten und doch vergeblichen Aktionen. Sondern wir können unsere Energien einsetzen für einen der Erkrankung, dem jeweiligen Krankheitsstadium und der jeweiligen Persönlichkeit der Betroffenen angemessenen Umgang. Die Leistung unserer Relais-Station besteht dabei sowohl im Wahrnehmen der jeweiligen Bewältigungsstrategien *der Erkrankten* als auch im Erkennen der unterschiedlichen Projektionen („Spiegel-Vorhalten"). Damit verbunden der persönlichen Reflexionsfähigkeit *meiner* individuellen Besonderheiten. Unsere Transferleistungen betreffen im Weiteren auch die detektivischen Tätigkeiten zur Ermittlung des Lebenskonzeptes meines von der Krankheit betroffenen Gegenübers. Zu seiner Identität und Persönlichkeit.

Notwendig bei „Demenzerisch® verstehen" ist *unsere* Leistung des Umschaltens. Die ermöglicht werden kann durch den 3-er-Schritt a) die bewusste Kenntnis von Grundlagen zum „Schmieröl des menschlichen Lebens", b) eine Bereitschaft zum Sich-selber-Kennenlernen und Reflektieren sowie c) die Begeisterung am Detektiv-Sein. Diese drei Aspekte stellen die ▸ Grundsäule 14 des Demenzerisch® lernen dar.

Das oben genannte – für uns immer wieder mühsame – „Müssen" des Umschaltens von unserer Welt in die Welt der Erkrankten verlangt anfangs einiges an Investitionen von uns. Zugegeben. Nach all meinen Erfahrungen im Umgang mit den Betroffenen zahlen sich diese jedoch aus. Liefern uns im Laufe der Zeit immer mehr Energie für immer mehr erquicklichere Kontakte im Umgang mit demenzerkrankten Frauen und Männern.

Kapitel 2
Demenzerisch® sprechen und handeln I – Alltag

In unserer Welt entscheiden über das Gelingen oder Nicht-Gelingen der Kontaktaufnahme zu einem anderen Menschen immer wieder Kleinigkeiten. Und bestimmen damit auch den weiteren Verlauf der Begegnung.

„Guten Morgen, Frau Meier". Die Mitarbeiterin kommt ins Zimmer gesaust und ruft beim Gang zum Fensteraufreißen der noch im Halbschlaf befindlichen demenzerkrankten Patientin oder Bewohnerin diesen fröhlichen Gruß zu. „Haben Sie gut geschlafen? Ich mach schon mal das Fenster auf, die Sonne scheint so schön heute. Gehen Sie doch schon einmal ins Bad. Ich gehe nur ins Nachbarzimmer und bin dann gleich wieder bei Ihnen. Helfe Ihnen beim Duschen." Während dieser Ansprache richtete sich Frau Meier halb im Bett auf und verfolgt mit den Augen die nette junge Frau in ihrem Zimmer. Sie lächelt und nickt. Unsere Mitarbeiterin freut sich, der Arbeitstag beginnt gut. Als sie aus dem Nachbarzimmer zurück zu Frau Meier kommt, liegt diese immer noch im Bett. Vielleicht hat sie sich auch aufgesetzt und die Beine zum Bett rausgeschwungen. Die engagierte Mitarbeiterin schüttelt im besten Fall den Kopf und hilft der alten demenzerkrankten Frau aus dem Bett. Im schlechteren Fall wird sie sich ärgern über diese – nach ihrer Wahrnehmung – störrische Person. Erst nickt diese zu ihrer Aufforderung und dann…passiert nichts. „Wahrscheinlich will die wieder nicht ins Bad" könnte ein missmutiger Gedanke sein. Vielleicht will Frau Meier tatsächlich nichts ins Bad. Vielleicht hat sie jedoch die Aufforderung der Schwester nicht verstanden. Weil die für das Wort „Bad" zuständigen Hirnzellen einfach nicht mehr da sind. Zerstört durch den Demenzprozess. Und damit auch ihr Inhalt. Frau Meier verstand: Nichts. Entsprechend ihres Naturells lächelte sie aber die freundliche Person in ihrem Zimmer an. Möglicherweise entnahm sie dem Tonfall und Habitus der Mitarbeiterin, dass diese eine Aufforderung an sie richtete. Und das so freundlich. Also nickte Frau Meier – freundlich und entgegenkommend wie sie nun einmal ihr Leben lang war.

Welche „Kleinigkeit" übersah die engagierte, nette Mitarbeiterin? Kurz gesagt: die fehlende Substanz im Gehirn ihrer Bewohnerin oder ihrer Patientin. Wie Sie wissen, gehen durch die Zerstörung der zuständigen Nervenzellen im Gehirn demenzerkrankter Frauen und Männer immer mehr Worte verloren. Der Sprachschatz reduziert sich unaufhaltsam. Wie auch die Fähigkeit, Gehörtem eine Bedeutung zuzuordnen. Denken Sie an Herrn Seifert an der Rolltreppe, der die Aufforderung seiner Ehefrau vielleicht einfach nicht verstand. Wir müssen uns also darauf einstellen, dass wir nicht immer wissen, was mein demenzerkranktes Gegenüber von meiner (An-)Sprache verstanden hat. Je weiter die Erkrankung voranschreitet, umso seltener. Ob meine Aussage gerade auf ein noch vorhandenes Nerven-Netzwerk traf. Oder in das Loch der Zerstörung fiel. Jedes einzelne, einfache Wort – Bad, Tisch, Essen, Frühstück, Trinken, Schlafen, Krankenhaus – wird für die Erkrankten zu Kauderwelsch. Für dieses Unverständnis lassen sich mehrere Ursachen finden. Zum Beispiel hören sie mit „Bad" nur ein Fremdwort. Die Übersetzung wurde noch nicht mitgeteilt. Oder eine andere Möglichkeit wäre, dass sie das Wort „Bad" erkennen („Das habe ich doch schon mal irgendwo gehört"). Aber nicht wissen, was es bedeutet. Das dazugehörige Abbild im Gehirn fiel mit den zuständigen Nervenzellen (Netzwerken) der Zerstörung anheim. Für uns „normale" Vorgänge sind außer Kraft gesetzt. Denn: wenn ich zu Ihnen „Zahnbürste" sage, stellt das kein Fremdwort für Sie da. Und: es entsteht sofort ein Bild in Ihrem Kopf. Was das ist. In welche Zusammenhänge dieser Begriff gehört, denn *Ihre* neuronalen Netzwerke sind noch unversehrt am Arbeiten.

Frau Maier verstand nichts. Nichts? Das ist nach meinen Erfahrungen nicht hundertprozentig korrekt. Denn in Ihrem Gehirn laufen durchaus auch Prozesse ab. Der Suche. Der Assoziation. Woran könnte ich anknüpfen, um mit diesem unbekannten Begriff etwas anfangen zu können. „Bad". War das das mit den Cocktails? Oder soll etwas in nächster Zeit passieren? Was soll ich mit einem Buch?

Weiterführend:
Konnten Sie die unterschiedlichen Herleitungen erkennen? Bad, Bar, bald, Band. Wenn die semantische Gedächtnisabteilung nichts hergibt, arbeitet das Priming-Gedächtnis. Der Assoziations-Cortex. In seiner Funktionsweise für die Hirnforscher immer noch rätselhaft. Von den Zerstörungen der Alzheimer Demenz früh betroffen. (Das lasen Sie schon einmal.) Das Gehirn sucht in immer defekteren Netzwerken. Für das soziale Umfeld – und für die Gehirnbesitzerin selbst übrigens auch – sind die Inhalte der von Vorerfahrungen geprägten Gedächtnis-Abteilung geheim. Wir werden nie hundertprozentig wissen können, was in den Priming-Gedächtnissen der Demenzerkrankten abgelegt ist.

Frau Maier verstand nichts. Aus unserer Sicht. Aus ihrer mag das anders aussehen. *Vielleicht* verknüpfte sie das aus der Fülle der Worte für sie herausragende „Bad" mit „bald". Entsprechend war es völlig angebracht, noch eine Weile im Bett zu bleiben. Aber manchmal laufen alle Bemühungen der Nachforschungen – im erkrankten Gehirn – sofort ins Leere. Da ist tatsächlich: Nichts. Außer: mehr oder minder verzweifelte Suche. Und die erlebte Erfolglosigkeit führt dann eben zu Verhalten. Freundliche Ratlosigkeit. Auftrumpfende Vorwürfe. Schweigendes Sich-verkriechen-Mögen. Vorwitziges Anbieten eindeutig falscher Alternativen.

Eine wichtige Regel der Interaktion mit Demenzerkrankten lautet dementsprechend: Achten Sie nach einer Aufforderung, die Sie gegenüber den Kranken getan haben, auf die Mimik ihres Gegenübers. Ein ratloses Lächeln könnte Sie in Zukunft an „Nichts" denken lassen.

2.1 Grundlagen der Interaktion mit den Erkrankten

Der Verlauf eines Kontaktes zwischen Menschen wird also geprägt von der Art und Weise seines Beginns. Beschäftigen wir uns somit zuerst mit „Kleinigkeiten". Die für unsere Begegnung mit demenzerkrankten Frauen und Männern Weichen stellen können. Wir kommen im Weiteren zu den schwierigeren Situationen. Die nun folgenden Grundlagen können *manchmal* dazu beitragen, dass Momente gar nicht erst „schwierig" werden.

Der „Gedanke der Einfachheit": zuallererst muss bei Verständnisproblemen abgeklärt werden, ob die Erkrankten uns überhaupt hören können. Ganz somatisch. Bezogen auf die Leistungs- oder Funktionsfähigkeit ihres Gehörs. Oder eines möglicherweise vorhandenen Hörgerätes. Dies betrifft auch die Fertigkeit, letzteres überhaupt (noch) bedienen zu können. Manchmal sind einfach nur die Batterien leer. Sind diese simplen Angelegenheiten nicht relevant, geht es um Wahrnehmung. Können die Demenzerkrankten eigentlich bemerken, dass da jemand etwas von ihnen will? Bevor Sie einen Demenzerkrankten ansprechen, nehmen Sie bitte Blickkontakt mit ihm oder ihr auf. Da unser Gesichtsfeld beim Älterwerden eingeschränkter wird, sprechen Sie die Betroffenen erst an, wenn Sie sich Ihnen frontal gegenüber befinden. Idealerweise begeben Sie sich dabei auf eine gleichberechtigte Augenhöhe, indem Sie z. B. leicht in die Hocke gehen oder sich eine Sitzgelegenheit heranziehen. Vermeiden Sie nach Möglichkeit das Herabbeugen über die Erkrankten, damit stellen wir keine Augenhöhe her, sondern laufen Gefahr bedrohlich – „reden von oben herab" – zu wirken. Ein (lautes) Ansprechen – halbseitig von hinten über die Schulter der Demenzerkrankten – erschreckt diese mit zunehmendem Krankheitsverlauf häufig. Wenn Sie sich selbst vergegenwärtigen, wie sie reagieren, wenn sie durch etwas oder von jemandem erschreckt worden sind (oder sich „von oben herab" behandelt fühlen), lassen sich möglichweise auch abwehrende, unwirsche, ängstliche Reaktionen von Demenzerkrankten auf solch unangemessene Kontaktaufnahmen leichter einordnen. Auch wenn für uns – in unserer Welt – eine zurufende Mitteilung quer durch den Raum, ein beginnendes Reden, ohne dass wir dem anderen schon gegenüberstehen, ein „halbschräges" Gespräch über die Schulter alltäglich sind. Demenzerkrankte sind damit vielfach einfach überfordert. Auch hier greift das Relais-Prinzip. Es ist einfacher, wenn Sie Ihre – ja immer gutgemeinten – Energien in die aufmerksame Gestaltung der Kontaktaufnahme investieren. Dann verbrauchen Sie keine Kräfte, um die erschreckten

Kranken wieder zu beruhigen. Zum Vertrauen in Sie und Ihr Vorhaben überzeugen zu müssen.

Dies gilt ebenfalls für die Art und Weise, wie Sie Ihre Mitteilungen an den Demenzerkrankten gestalten. Unsere Mitarbeiterin aus der morgendlichen Szene wollte viel zu viel auf einmal. Je weiter die Demenzerkrankung fortschreitet, desto minimaler müssen unsere verbalen Äußerungen ausfallen. Üben Sie sich bitte im einfachen Satzbau und in sparsamen Aufforderungen. Ganz getreu dem Motto „Nicht alles auf einmal." Maßvoller Input. Denn alsbald können viele der Erkrankten nur noch einen Reiz auf einmal verarbeiten. Optimaler Weise hätte unsere morgendliche Mitarbeiterin Frau Meiers Zimmer vorerst nur mit ihrem fröhlichen Gruß betreten. Und: kurz innegehalten. Nimmt Frau Meier sie dann wahr – siehe Augenkontakt – erfolgt *eine* Mitteilung. Entweder die Frage „Haben Sie gut geschlafen?". Oder die Aussage „Ich mache das Fenster auf." Respektive „Schönes Wetter heute." Oder die Aufforderung „Bitte gehen Sie ins Bad." Falls der Begriff „Bad" das bekannte ratlose Lächeln auslöst, könnten Dialektwörter oder Begriffe aus der früheren Welt der Erkrankten helfen. Waschbecken, Badezuber oder auch „Katzenwäsche". Falls dies alles nicht funktioniert, wird unsere Mitarbeiterin die Bewohnerin ins Bad geleiten müssen. (Auf das Thema der dafür notwendigen „Zeit" kommen wir noch zu sprechen. Die „Zeitnot in der Pflege" verlangt einen eigenen Abschnitt.)

Weiterführend:

Hinsichtlich der Verwendung altvertrauter Begriffe zeigt sich bereits die Bedeutung um historisches oder auch biographisches Wissen in der Begleitung Demenzerkrankter. Diese Fragen werden uns noch intensiver beschäftigen. Im jetzigen Zusammenhang spielen Fragen des Lebenslaufes insofern eine Rolle, dass sie uns helfen können, passendere Worte zur Kontaktaufnahme wie auch im weiteren Zusammentreffen zu finden. Dies betrifft sowohl heutzutage veraltete Begriffe wie der oben genannte Waschzuber oder zum Beispiel „Abort" oder „Klosett" statt Toilette. Gleichfalls erweisen sich oftmals Begriffe und die Sprachmelodie des Herkunftsdialektes der Erkrankten als hilfreich in der immer begrenzter werdenden verbalen Verständigung. Der Ersatz des Wortes „Duschen" durch den Begriff des „Waschbeckens" setzt ebenfalls auf das Thema Erinnerungen. Bei der jetzigen Generation der alten und hochbetagten Erkrankten verblasst in der Regel die Erinnerung an „das Duschen" relativ bald. Mit dem guten alten Waschbecken können sie zumeist viele länger etwas anfangen. Je nach sozialer und regionaler Herkunft empfiehlt sich vielleicht auch einmal das Wort „Gosse". Dieses hat nicht nur eine vulgäre Bedeutung, sondern steht auch als regionale Bezeichnung für gusseiserne Waschbecken in alten Mietshäusern oder Bauernhöfen. Sicherlich finden Sie bei etwas Nachdenken auch manch alten Begriff für alltägliche Gebrauchsgegenstände oder Vorgänge. Spannend kann auch sein, wenn Sie diesbezüglich einmal alte Menschen in Ihrem Umfeld befragen.

Je weniger wir uns mit demenzerkrankten Menschen per gesprochenem Wort verständigen können, umso wichtiger werden unsere nonverbalen Kommunikationsfähigkeiten. Das klingt kompliziert. Doch Sie benötigen keinen Psychologie-Kurs. Verständigung ohne Worte wenden Sie automatisch und häufig an. Für die Interaktion mit Demenzerkrankten müssen Sie sich Ihrer vorhandenen Fähigkeiten einfach *bewusster* werden. Und diese dann *wissentlich* einsetzen. Frau Meier ins Bad zu geleiten, stellt eine Form dar. Kacheln. Waschbecken. Allein der Anblick vermag das morgendliche Vorhaben der Mitarbeiterin verdeutlichen. Manchmal mag es auch notwendig sein, Frau Meiers Hand zum Waschbecken zu führen. Das Spüren des kühlen Porzellans rührt vielleicht eine entsprechende Erinnerung in ihrem Gehirn an. Oder Sie drücken Ihr ein Stück Seife in die Hand.

Weiterführend:
Sie erinnern sich: Der für das Thema „Wahrnehmung von Temperatur- und Berührungsreizen" zentral zuständige Scheitellappen unserer Hirnrinde wird erst im fortschreitenden Verlauf der Alzheimer Demenz von den Abbau-Prozessen betroffen. Für einen gewissen Zeitraum können wir also noch zielgerichtet mit „Spüren lassen" und „Berührung" arbeiten (taktil und haptisch). Zum Beispiel das Erkennen durch „Anfassen". Deshalb sollte es derzeit auch noch „ein Stück Seife" sein. Die moderne Flüssigseife gehört zu den jüngeren Erinnerungen der alten demenzerkrankten Frauen und Männer. Solche Gedächtnisbestandteile gehen zumindest bei der Alzheimer Demenz frühzeitig verloren. Das betrifft übrigens auch das Duschgel.

Eine Mischung aus verbaler und nonverbaler Interaktion zeigt sich angesichts der fortgeschrittenen Erkrankung häufig hilfreich. Zu Ihren – sicher vorhandenen – Kompetenzen zählen alle Versuche, Erfahrungen abzurufen. Zum Beispiel beim Thema „Trinken". Gerade bei schwerer Erkrankten erlebe ich immer wieder, dass sie ratlos vor dem bunten Plastikbecher, gefüllt mit Wasser oder Schorle, am Tisch sitzen. Die freundliche Aufforderung, „Frau Meier, trinken Sie etwas." bewirkt nichts. Probieren Sie ein Mehr-Punkte-Programm aus. Als erstes setzen Sie sich kurz mit an den Tisch. Mit irgendeinem Trinkgefäß in der Hand prosten Sie ihrem Gegenüber zu. Denken Sie daran, dabei Frau Meier in die Augen zu schauen. Und ihren Namen auszusprechen: „Prost, Frau Meier." Manchmal genügt das. Oder Sie müssen als nächstes die Hirn-Netzwerke anstoßen, indem Sie Ihren Kaffeepott oder Ihr Glas selbst auch zum Mund führen. Falls das nicht funktioniert, führen Sie – dritter Schritt – die Hand des Demenzerkrankten zu dem Trinkgefäß. Dann spüren Frau Meiers Finger das Glas oder den Henkel der Kaffeetasse. Falls dieser Reiz auch nicht ausreicht, folgt viertens: Sie berühren die Hand des Erkrankten, die das Trinkgefäß selbst hält. Führen unterstützend die Trinkbewegung zum Mund aus. Vielfach werden die Erkrankten in der Folge selbständig weitertrinken. Ich nenne dieses Vorgehen auch „Wiederbelebung von Handlungsmustern." Diese Chancen zur Auffrischung haben ein Verfallsdatum. Das neuronale Netzwerk, also die Hirnzellen, die uns die Ausführung der Aktion „Kaffeetasse zum Mundführen" ermöglichen, werden irgendwann zu stark zerstört sein. Dann kann auch das „Mehr-Punkte-Programm" dieses Handlungsmuster nicht mehr in Gang setzen.

Weiterführend:
Vielleicht können Sie sich das Ganze mit Hilfe einer schwarzen Vinyl-Schallplatte und einem Nagel vorstellen. Ein diskutierbares Bild, welches Ihnen lediglich ein grundsätzliches Prinzip verdeutlichen will. Sie haben also eine Schallplatte und bearbeiten deren Oberfläche mit Schmirgelpapier. Daraufhin verflüchtigt sich die eingravierte Rille (Tonspur). Nun nehmen Sie einen feinen Nagel oder eine stärkere Nadel und fahren einen Teil der Rille immer wieder nach, auch wenn das Schmirgelpapier seine Arbeit nicht aufgibt. Im Ergebnis wird der Teil der Rille, der mit dem Nagel immer wieder nachgefahren wurde, länger erhalten bleiben. In der Übertragung dieses Bildes steht das Schmirgelpapier für die Demenzprozesse, der Nagel verkörpert das kontinuierliche Ausführen eines Handlungsmusters. „Es gräbt sich etwas ins Gehirn ein." Fachlich korrekter formuliert: die (noch vorhandenen) neuronalen Netzwerke werden stabilisiert.

Zuletzt noch ein Hinweis zur verbalen Interaktion. Es geht nicht nur darum, dass die Erkrankten uns verstehen. Sie möchten sich ebenfalls verständlich machen. Und finden die notwendigen Worte nicht mehr. Suchen nach dem treffenden Begriff, verwenden Füllwörter wie „Äh…" oder auch einen uns nicht verständlichen Buchstabenmix. Vermeiden Sie bitte – soweit dies Ihnen bei allen Belastungen möglich ist – Belehrungen und Korrekturen. Unterstützen Sie ganz konkret, indem Sie das nicht aufzufindende Wort selber aussprechen. Falls für Sie errat- oder erkennbar ist, worauf der Kranke hinauswill. Bieten Sie Umschreibungen an. Zeigen Sie auf einen Gegenstand. Vielleicht ist er der richtige.

Weiterführend:
Falls alles nicht zum gewünschten Ergebnis führt, versuchen Sie es bitte mit Ablenkung, um Misserfolgserlebnisse soweit es geht, zu vermeiden. Wir werden uns noch ausführlich mit möglichen Maßnahmen und Aktionen beschäftigen.

Im Folgenden erhalten Sie vorerst eine Übersicht für Kontaktaufnahme und grundsätzlichen Umgangsformen mit demenzerkrankten Menschen (vgl. Abb. 9).

Stellen Sie sich darauf ein, dass prinzipiell das Prinzip vom „Versuch und Irrtum" bei unserem Thema gilt. Nicht jedes der hier aufgeführten Beispiele wird bei jeder und jedem der Erkrankten funktionieren. Glückt nicht an jedem Tag. Oder an jedem Tag immer. Der Grundsatz „Versuch und Irrtum" meint, dass Sie im aktuellen Moment etwas ausprobieren. Wenn dies nicht funktioniert, verzweifeln Sie bitte nicht – zumindest nicht für immer. Die gleiche Aktion kann zehn Minuten später schon gelingen. Oder einen Tag später. Manches klappt bei Frau X. und bei Herrn Y. nicht. Erinnern sie sich an meinen Satz: „Mal gelingt es und ein andermal scheitern wir." Unsere Akzeptanz dieser „Normalität" gehört zu Demenzerisch® lernen zwingend dazu (► Grundsäule 15). Es hilft niemandem, wenn wir uns erschöpfen. Ziel ist eine wirksame Anwendung unserer Energien. Durch unsere Leistung des Umschaltens. Den Ausbau *unserer* Relais-Station.

Abbildung 9: Übersicht „Tipps zur verbalen und nonverbalen Kommunikation"

Demenzerisch® lernen

aufschwungalt

neue wege zukunft

Grundlagen der Interaktion mit den Erkrankten

- Somatische Hörfähigkeit überprüfen
- Blickkontakt auf Augenhöhe
- <u>Ein</u> Input
- Dialektwörter, Sprachschatz früherer Zeit verwenden
- Verständigung mit nicht-sprachlichen Mittel
- Mehr-Punkte-Programm zum „Wiederbeleben" von Handlungsmustern
- Phantasie in Sprache und Handeln bei Wortfindungsstörungen

© Sabine Tschainer, München

www.aufschwungalt.de

2.2 Zwischen zwei Welten: Bedienungsanleitung für die Relais-Station

Demenzerkrankte sind ganz normale Menschen. Wie gesagt. „Normal" im Sinne, dass wir alle – Sie, ich, Frau Meier – individuell sind. Einzigartig. Und: dass wir über einen gemeinsamen Pool an Strategien zur Lebensbewältigung verfügen. Für *uns* nicht „normal" ist, dass demenzerkrankte Frauen und Männer sich in ihrer Welt zeitlich rückwärts bewegen. Ihre „Normalität" ist ver-rückt.

Stellen Sie sich vor: Sie kommen morgens rechtzeitig um 6.30 Uhr zur Arbeit. Kaum sind Sie zur Tür herein, werden Sie missbilligend angeschaut. Die Frage „Wo bleibst Du denn so lange?" verstehen Sie nicht. Sie sind doch pünktlich. In Ihrer Welt. Was Sie vergaßen: die Sommerzeit. In der Welt um Sie herum zeigen die Uhren bereits 7.30 Uhr an. Wir müssen die Zeiger ver-rücken.

Die Normalität eines Lebensgefühls. Sich in einer falschen Zeit zu befinden. Wobei. Falsch ist die Zeit nur für die anderen. In obiger Situation mit der Sommerzeit müssen Sie nichts verdrängen. Keine „faule Ausrede“ finden. Keine Region Ihres Gehirns signalisiert Ihnen, dass Sie unpünktlich sind. Ihre Welt ist in Ordnung. Bis Sie auf Ihre Kollegen treffen.

Das chronologisches Verschoben-Sein der Demenzerkrankten. Mögliche Gründe kann uns das altbewährte Bücherregal versinnbildlichen (vgl. Abb. 10).

Abbildung 10: Chronologisches Verschoben-Sein der Demenzerkrankten (schematische Darstellung)

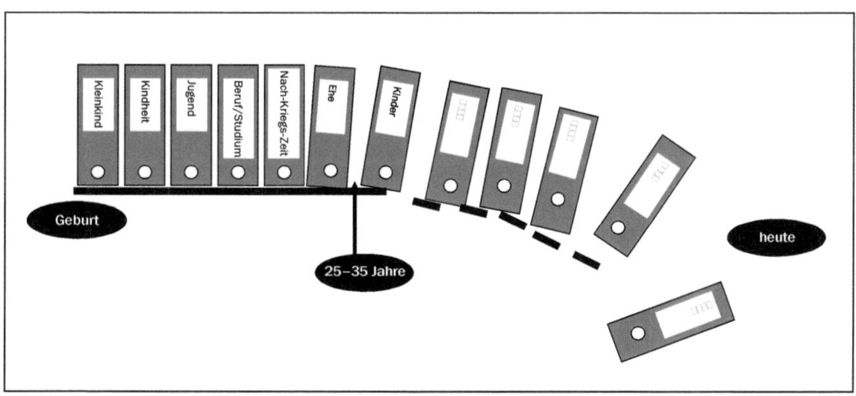

Dieses Bild zeigt eine absolut vereinfachende Darstellung der komplexen Prozesse. Will in Ihrem Gehirn lediglich eine Richtschnur verankern. Sie sehen also ein schmales dunkles Brett, auf dem unsere Biographie-Ordner stehen. Rechts die jüngsten Angelegenheiten. Je weiter wir nach links schauen, desto älter sind die Inhalte. Das Bücherbrett versinnbildlicht unser Gehirn. Die Leitzordner die Gedächtnisinhalte. Jeglicher Art. Der rechte Bereich des Brettes fehlt. Wie ein Holzwurm zerstören primäre Demenz-Prozesse unser Wissen. Handlungsmuster. Unsere Biografie. Die Ordner geraten ins Wanken, stürzen ab. Werden unerreichbar für den Besitzer des Regals.

Weiterführend:

Sie können sich dies ein bisschen wie folgt vorstellen: Sie sitzen in einem Zimmer und lesen ein Buch. Plötzlich kommt jemand herein, nimmt Ihnen Ihre Lektüre aus der Hand und wirft diese zum Fenster hinaus. Danach verriegelt diese Person alle Fenster und sperrt die Türe ab. Sie können den Raum unmöglich verlassen. Damit haben Sie keine Chance mehr, auf dieses Buch und seinen Inhalt zugreifen zu können. Es ist einfach weg.

Das Bild vom Bücherregal vermittelt äußerst komplizierte Prozesse auf sehr simple Art. In der Realität verlaufen die Dinge vielschichtiger. Unvermeidlich trifft das „zeitlich-rückwärts-Bewegen“ Patienten mit einer Alzheimer Erkrankung. Wenn auch nicht zwingend so linear, wie es das Bild vom Bücherregal erscheinen lässt. Bei vaskulären Demenzen finden wir auch hier die typischen Schwankungen (abhängig von den Orten der Hirninfarkte). Die Komplexität der Abläufe ist also abhängig von Krankheitsverlauf und -ursache. Wie auch geprägt von der höchst individuellen Gestaltung unseres Gehirns. Unserer Netzwerke.

Weiterführend:
Das Gehirn eines jeden Menschen besitzt eine einzigartige Architektur. Sieben Milliarden Menschen – sieben Milliarden unterschiedliche Gehirne. Jeder Hirnspeicher sieht anders aus. Das betrifft übrigens auch das Lesen dieses Buches. Sie nehmen alle dieselben Zeilen auf. Am Ende werden die damit bewirkten Veränderungen in jedem Gehirn doch wieder etwas anders aussehen. Ich erwähnte bereits, dass „wir uns in die Demenzerkrankung mitnehmen“. Der Verlauf meiner Demenz wird – auch – abhängig davon sein, wie ich zuvor mein Gehirn benutzt habe. Welche Strukturen und Netzwerke besonders ausgeprägt sind. Abhängig von der Häufigkeit oder Seltenheit ihrer Nutzung. Häufig wiederholte semantische Erinnerungen bleiben länger erhalten. Hinsichtlich unseres episodischen Gedächtnisses kommen nun unsere Gefühle ins Spiel. Denn grundsätzlich bewahrt unser Gehirn Erlebnisse, die mit einem Gefühl verbunden sind, besser auf. Denken Sie bitte einmal an Ihren Geburtstag. Sei es der 5. März oder der 11. Oktober. Nehmen Sie nur das Datum und überlegen Sie, was Sie an diesem Tag vor einem Jahr gemacht haben? Können Sie sich erinnern? Vielleicht auch noch an denselben Tag vor zwei Jahren? Wissen Sie auch noch, wie der 5. März (falls dies nicht gerade Ihr Geburtsdatum ist) vergangenen Jahres verlaufen ist? Falls Geburtstag nicht so Ihre Sache ist, dieses Prinzip funktioniert zumeist auch ganz gut mit „Weihnachten“. Womit wir auch gleich bei der Zweischneidigkeit von Gefühlen angekommen sind. So wie Ereignisse, die mit positiven Gefühlen verbunden sind, intensiver in unseren Hirnstrukturen verankert sind, so gilt dies auch für gefühlsmäßig negativ besetzte Erlebnisse. Leider gilt dies auch für gravierend kritische Lebensereignisse, die zu einer Traumatisierung der Betroffenen führen. Diesem Thema wird sich jedoch ein eigenes Kapitel widmen.

Die Demenz-Erkrankten versuchen nun mit diesem zerbröselnden Bücherregal zu leben. Ihren Alltag zu meistern. Wir Menschen erklären uns die Welt mit dem, was wir im Kopf haben. Damit schließt sich der Bogen zur Assoziation. Und zum Fremd-Sein in unsrer Welt. Frau Maiers Gehirn durchsuchte sich selbst. Vielleicht lässt sich etwas finden. Zur Erklärung. Für das unbekannte Wort („Bad“). Für die befremdliche Umwelt. Orte, an denen Frau Meier und andere demenzerkrankte Frauen und Männer suchen können, befinden sich immer weiter links im Bücherregal. Aber benutzt in unserer Zeitrechnung. Dem Ort im Regal, der ganz rechts außen anzusiedeln ist.

Weiterführend:
Immer wieder berichten Angehörige oder beruflich Pflegende, dass Demenzerkrankte sich auf Fotos nicht erkennen. Oder mit ihrem Spiegelbild wie mit einem fremden Menschen sprechen. Das Wortspiel der „mangelnden Selbsterkenntnis" gewinnt beim Thema Demenz eine neue Bedeutung. Wie soll ich mich auch erkennen, wenn mir das Bücherregal meiner Lebensgeschichte verlorengeht? Der Bildband von mir als 82-Jähriger ist vernichtet, noch vorhanden sind die Photographien der 28 Jahre alten Sabine.

Zur Entwicklung der Bedienungsanleitung unserer Relay-Station benötigen wir nun ein paar Protagonisten. Herrn Seifert kennen Sie schon. Frau Schubert. Auch Frau Flottmann. Vorstellen möchte ich Ihnen noch Frau Krämer und Herrn Hermann.

Herr Hermann. Ein 83-jähriger Herr, der sich noch jeden Morgen korrekt in seinen Dreiteiler – Hose, Weste, Jackett, samt Schlips und Einstecktuch – einkleidet. Pensionierter leitender Angestellter. Erkrankt an einer fortgeschrittenen Alzheimer Demenz. Zu Hause lebend, dabei umsorgt von seiner langjährigen Ehefrau. Eines Nachmittags, es war vielleicht gegen 16 Uhr, das Ehepaar hatte gerade ein entspanntes Kaffeetrinken hinter sich, wurde Herr Hermann plötzlich unruhig. Stand dann auf, machte ein paar Schritte vom Couchtisch weg. Seine Bewegungen tendierten hin zur Tür, die auf den Wohnungsflur führte. Und mit dieser Schwenkung spricht er zu Frau Hermann: „Sie müssen jetzt gehen! Was soll denn meine Frau sagen, wenn sie heimkommt". Bestimmter Tonfall. Hinauskomplimentierende Geste. Nach einer versuchten, protestierenden Diskussion blieb Frau Hermann nichts anderes übrig, als ihre eigene Wohnung zu verlassen.

Unsere Relay-Station sucht nun nach einer Erklärung. Was passierte in Herrn Hermanns Bücherregal? Ganz einfach: Er findet dort das Foto seiner *ersten* Ehefrau vor. Der Ordner jedoch, in dem die Erinnerung an seine *zweite* Ehe aufbewahrt lag, ist verschwunden. Somit stellt die (Ehe-)Frau, die er aus der Wohnung verwies, eine Fremde dar. Das Wissen um die erneute Verheiratung war für Herrn Hermann nicht mehr abrufbar. Oder nicht mehr vorhanden.

Weiterführend:
Nachdem wir bisher nicht genau wissen, wie unser Gehirn funktioniert, werden wir auch die Frage, warum Herr Hermann genau nach dem gemütlichen Kaffeetrinken so abstrus reagierte, nicht konkret beantworten können. Folgende Faktoren können Erklärungsansätze darstellen. Punkt 1: Die Erinnerung an Frau Hermann Nummer 2 konnte das Gehirn ihres Ehemanns nicht mehr auffinden. Dafür benötigt er ein funktionierendes Arbeitsgedächtnis. Mindestens angewiesen auf intakte Strukturen des Stirnlappens und des Hippocampus. Gehen dort zu viele Hirnzellen verloren, kann Herrn Hermann momentan eine Erinnerung nicht mehr zur Verfügung gestellt werden. Auch wenn die verschiedenen Hirnareale, in denen diese Erinnerung eingespeichert ist, noch vorhanden

sind. Punkt 2: Durch die Beschädigung anderer Hirnregionen war (zusätzlich) der Erinnerungsinhalt an die zweite Ehefrau verschwunden.

Befassen könnten wir uns hier noch mit der Frage, warum Herr Hermann verschiedene Aspekte seiner momentanen Befindlichkeit, seines vergangenen Tages und seiner derzeitigen Lebenskonstellation nicht miteinander verknüpfen kann. Es war doch anscheinend, seit er morgens aufgestanden ist, ganz selbstverständlich, dass die anwesende Frau Hermann *seine* (jetzige, ebenfalls langjährige) Ehefrau ist. Sein Gehirn sie als solche einordnen konnte. Was also passierte just zum Zeitpunkt des beendeten Kaffeetrinkens in seinem Gehirn, dass es sie nicht mehr auffinden konnte?

An dieser Stelle möchte ich Sie an unseren „Assoziationscortex" erinnern. Die Hirnforschung bezeichnet mit diesem „willkürlichen" Begriff einen großen Teil unserer Hirnrinde (vgl. Thompson 2001, S. 24). Und vielleicht ging es den Wissenschaftlern ganz ähnlich wie uns. Sie wissen und bemerken, dass der Mensch nicht eindimensional funktioniert und suchen nach dem Platz im Gehirn, an dem diese Mehr-Dimensionalität stattfindet. Aber sie können ihn nicht eingrenzen, lokalisieren (vgl. Siegel 2006, S. 21). Nur mit Sicherheit sagen, dass es Bereiche unseres Gehirns gibt, die etwas mit „verbinden" zu tun haben. Das Verbinden alter Erfahrungen mit neuen Eindrücken, alter Erinnerungen mit aktuellen Reizen, neuer Informationen mit eingespeicherten Reaktionen. Um dann aus all diesem in enorm schnell ablaufenden Verbindungs-Herstellungen unser Agieren zu produzieren. Somit haben wir Menschen also einen Assoziationscortex. Zu dem der „vordere Anteil des Hinterhauptlappens […] sowie weite Teile des Scheitellappens, des Schläfenlappens […] und des Stirnhirns" (Roth 2015, S. 137) gezählt werden. Genau diese Hirnregionen sind früher oder später massiv von der Alzheimer Demenz betroffen. Nachdem wir bisher nicht genau wissen, wie unser Gehirn funktioniert bzw. wo in unserem Gehirn Verortungen für die „Assoziationen" anzusiedeln sind, werden wir unsere Frage nicht konkret beantworten können. Teile eines Gehirns sind verschwunden. Damit können vorhandene Hirnnerven auch nur noch unvollkommen zusammenarbeiten. Ursache, um an einem netten Nachmittag die Ehefrau aus der gemeinsamen Wohnung zu vertreiben. Logisch für Herrn Hermann. Katastrophal für seine Frau.

Herr Hermann verhält sich regelkonform. Nach „normalen" menschlichen Maßstäben. Als ihn – wenn nicht gleich das schlechte Gewissen so doch – eine innere Unruhe packte. Die ihm unbekannte Person, mit der er so vertraulich beieinandersaß, *muss* er zum schnellen Aufbruch nötigen. Damit sie weg ist, bevor seine Frau nach Hause kommt. Wie würden Sie oder ich uns verhalten, wenn wir „unsere Affäre" zu Hause zu Besuch hätten und wüssten, dass in einer Stunde Ehemann oder Ehefrau nach Hause kommen? Meines Erachtens ist in einem solchen Moment die gängige Praxis, zu sagen „Schatz, Du musst jetzt gehen!". „Normales" menschliches Verhalten.

Szenenwechsel: Stromausfall. Sie laufen gerade den Gang des Hotels entlang, in dem Sie für eine Nacht ein Zimmer gebucht haben. Und plötzlich stehen Sie im Dunkeln. Kennen sich absolut nicht aus. Oder anderer Schauplatz: Sie haben sich bei einer Wanderung im Wald verlaufen. Es ist sehr einsam. Auf einmal hören Sie nebenan Geräusche. Für Sie nicht erklärbar.

Vielleicht fallen Ihnen selber noch andere Situationen ein, in denen wir instinktiv – momentan ängstlich, orientierungslos – „Hallo“ rufen. Einfach nach menschlicher Gegenwart, nach Hilfe, um nicht so allein in der Schwärze zu sein. Unser ganz „normaler“ Ruf nach Orientierung, Erklärung, Beistand. Frau Krämer verhält sich nicht anders. Sie wohnt seit gut drei Monaten im Pflegeheim. Hochbetagt. An einer Demenz leidend. Und fast blind. Den Mitarbeitern fällt sie durch andauerndes „Hallo“-Rufen auf. Drei Minuten, nachdem eine beruhigende Mitarbeiterin das Zimmer verlassen hat, hört man es erneut. „Hallo“. Rund um die Uhr. Manchmal eine fast unerträgliche Belastung. Aufgrund der vorangeschrittenen Demenz versagt der alten Dame das Kurzzeitgedächtnis komplett den Dienst. Im Nu verliert ihr Kopf die beruhigende Information der herbeigeeilten Mitarbeiter. Und dann steigt sie wieder auf. Die Angst. Die Panik. Frau Krämer lebt mit einer immensen und permanenten Unsicherheit. Bezüglich ihrer gesamten Lebenssituation. In subjektiver Finsternis. Mit löchrigem Gehirn. Vierundzwanzig Stunden lang. Auch sie verhält sich nach unseren „normalen“ Maßstäben absolut folgerichtig: „Hallo. Ist da jemand? Kann mir bitte mal jemand erklären, was hier vor sich geht?“

Frau Flottmann, die auf gepackten Koffer sitzt, wenn ihr Bruder eintrifft. Ich vermute, dass Sie nun bereits sich selber die Handlungslogik der Erkrankten erklären können. Deshalb nun nur noch eine kurze Erklärung. Gleichsam, um Ihre Ideen oder Vermutungen zu bestätigen. Zu Frau Flottmann: ich befinde mich notgedrungen in einer mir fremden Umgebung, die mich bedrückt, in der ich mich nicht wohl fühle und habe nur einen Wunsch: endlich wieder nach Hause zu kommen. Wir kennen dieses Gefühl am ehesten von Krankenhausaufenthalten, wenn wir froh sind, wieder heim zu dürfen. Und endlich taucht das vertraute Gesicht auf. Ihr Bruder. Welchen Ordner in ihrem zerfallenden Gehirn findet Frau Flottmann: „Der kommt mich abholen.“ Begleitet von einem Seufzer der Erleichterung.

Unsere Relay-Station wird immer auch auf Interpretationen angewiesen sein. Zu deren Korrektheit es keine hundertprozentige Sicherheit gibt. Auch Demenzerisch® lernen stellt kein „Allheil-Mittel“ dar. Unsere Chance besteht im – Ihnen bereits bekannten – Prinzip des „Versuchs und Irrtums“.

Weiterführend:

„Wie ist es, eine Fledermaus zu sein?“ (Im Original: „What is it like to be a bat?“, Nagel 1974, S. 1). Welch eine merkwürdige Frage. Doch vielleicht sind jetzt Ihr perzeptuelles Gedächtnis (Wiedererkennen), die Priming-Abteilung (Vorbereitung) und vielleicht auch das episodische Gedächtnis (Biographie) unbewusst und bewusst angeregt. Fangen an zu arbeiten. Und dann könnte der Gedanke in Ihrem Kopf entstehen, dass diese Frage gar nicht so schlecht ist. Woher wissen wir denn, wie sich eine Fledermaus *fühlt?* Woher weiß ich, wie sich meine Mitarbeiterin fühlt. Woher wissen Sie, wie Ihre Partnerin oder Ihr Ehemann das gestrige gemeinsame Abendessen erlebt hat? Sie saßen zusammen am Tisch und verspeisten als Nachtisch das Vanilleeis. Doch war Ihrer beider Empfinden der kühlen Süßigkeit auf der Zunge, am Gaumen tatsächlich hundertprozentig identisch? Ich weiß es nicht. Und denke: „Eher nein." De facto ist es so, dass die Wissenschaftler zwar die unterschiedlichen Hirnareale, die beim Schmecken des Eises aktiv sind, bestimmen können. Aber das Entstehen und Verorten meines persönlichen Erlebnisses „Vanilleeis essen am heimischen Tisch mit meinem Liebsten" bleibt subjektiv. Ich kann mir erzählen lassen, wie es dem anderen geschmeckt hat. Oder auch nicht geschmeckt hat. Ich kann mich in ihn hineinversetzen. Versuchen, nachzuvollziehen. Aber letztendlich bleibt es eine Erfahrung aus zweiter Hand. Jeder von uns ist ein Individuum ganz für sich allein. Getrennt durch unser Bewusstsein. Denn unser Bewusstsein produziert für jeden von uns – aus den unterschiedlichen Eindrücken und Sinnesreizen – eine eigene Einheit des Erlebnisses. In aller Subjektivität. Kandel (der hirnforschende Nobelpreisträger) bringt es auf den Punkt: „Es geht um die Bedeutung [der konkreten Wahrnehmung, hier Vanilleeis – Anm. d. Verf.] für jeden Einzelnen. Was wir nämlich nicht verstehen, ist die Frage, wie elektrische Aktivität in Neuronen die Bedeutung hervorruft, die wir [dem Eis, der Kühle oder seinem Geschmack – Anm. d. Verf.] zuschreiben. Der Umstand, dass jede Erfahrung für jeden Menschen so einzigartig ist, wirft die Frage auf, ob sich überhaupt irgendwelche allen Menschen gemeinsamen Merkmale des Bewusstseins objektiv bestimmen lassen." (Kandel 2007, S. 406 f.)

Vielleicht denken Sie nun, dass das ja alles gut und schön sei. Aber: „Was macht man dann in so einer Situation?" An dieser Stelle möchte ich Sie an unsere Grundbedürfnisse erinnern. Eines davon brachte Honoré de Balzac mit dem Ausspruch „Geliebt und verstanden werden […] ist das größte Glück!" auf den Punkt (Eichelberger 1981, S. 311). Unser Wunsch nach dem Dazu-Gehören. Werde ich verstanden – bin ich keine Ausgestoßene. Kein nervender Fremdkörper. Sondern einfach ein Mit-Mensch. In seiner ver-rückten Welt. Der demenzbedingten Realität.

2.3 Die Methode „Erster Schritt vor zweitem Schritt"

Kommunikation. Nicht-lösungsorientiert. Verstehend. Nach meinen Erfahrungen fällt das vielen schwer. Entsprechend unserer Sozialisation, den Gewohnheiten unserer Welt, rutschen wir auch im Kontakt mit Demenzerkrankten auf die rationale Ebene. Automatisch. Appellieren an den Verstand. Argumentieren, erklären. Oder fangen vor lauter Verzweiflung gar an zu streiten (vgl. Abb. 11).

Das Bild stellt Ihnen ein einfaches Abbild dieses Vorgehens zur Verfügung. Das Strichmännchen auf der rechten Seite stellt uns Nicht-Demenzerkrankte mit unserem intakten Gehirn dar. Auf der anderen Seite steht der Demenzerkrankte mit seinen lückenhaften neuronalen Netzwerken. Er – oder sie – agieren „aus dem Bauch heraus“. Entsprechend ihrer momentanen Befindlichkeit, ihres Gefühls, Bedürfnisses, eines aktuellen Antriebs. Doch wir nehmen häufig diesen akuten Bedarf nicht auf. Sondern suchen die Lösung auf der Verstandesebene. Und geraten mit unseren Bemühungen vielfach ins „Nichts“. Denken Sie an Frau Meier, die ins Bad gehen sollte. Auch ausführliche Erklärungen führen zumeist – sicher, wenn die Demenz weiter fortgeschritten ist – zu keinem Ergebnis. Zumindest nicht zu dem von Ihnen gewünschten.

Abbildung 11: Interaktion mit Demenzerkrankten (A: gewohnheitsmäßig/verhältnismäßig unwirksam)

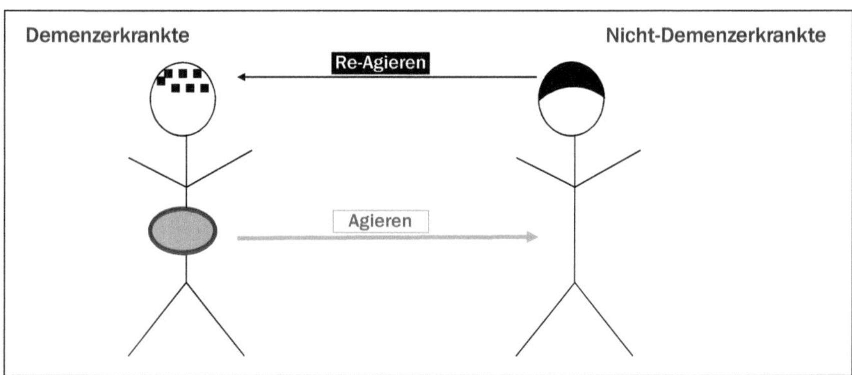

Wie können wir den Erkrankten das Gefühl vermitteln, verstanden zu werden? Demenzerisch® lernen arbeitet mit der Methode „Erster Schritt vor zweitem Schritt“. Einen momentanen Eindruck zuerst auszusprechen. Vor allen anderen Versuchen und Aktionen. Mit dem unbedingten Verzicht auf alle Argumente und Erklärungsversuche unsererseits. (► Grundsäule 16) Das ist nicht immer einfach. Eine Frage der Übung. Unseren Wunsch nach sofortiger Lösung in die zweite Reihe zu stellen, dürfte ein zentrales Hilfsmittel sein. Und das, was ich ganz aktuell an Gefühl, Wünschen, Bedürfnissen bei dem demenzerkrankten Menschen wahrnehme, laut sage. Als das erhebliche Problem stellt sich dar, dass genau dieser „Wunsch nach Lösung“ uns in die Quere kommt. Weil wir selber in Not sind, möchten wir ganz schnell ein – für uns positives – Ergebnis finden. Dieser Druck aktiviert unsere Ratio, die dann fast fieberhaft nach einer für diesen Moment perfekten Reaktion sucht. Nach einer erklärenden Antwort, nach Argumenten, nach Beruhigungsmöglichkeiten oder irgendeiner Aktion, um die Unbegreiflichkeit in den Griff zu bekommen. Manchmal klappt das. Immer wieder auch nicht. Aber, und davon bin ich fast ausnahmslos überzeugt:

eigentlich nehmen wir es durchaus wahr, was da gerade im Erkrankten vor sich geht. Oder auch abgeht.

Herr Hermann trifft plötzlich die Panik: „Oh Gott, was sitze ich so vertraulich mit einer fremden Frau zusammen. Die muss weg! Bestimmt kommt doch gleich meine Ehefrau nach Hause!". Frau Flottmann will „bloß weg hier!". Frau Krämer ist es unheimlich – Angst macht sich breit.

Verstanden-Werden. Wir können dies bewirken. Indem wir in Worte fassen, was wir gerade erspüren. Das Prinzip der Einfachheit greift auch hier. Mit Training werden Sie in dieser Form der Interaktion Routine erlangen. Achten Sie bewusst auf ihr „erstes Gefühl" in der jeweiligen Situation. Reflektieren Sie dies, indem Sie es aus „Ihrem Bauch" in Ihren Kopf holen. Damit *Ihr* Sprachzentrum dieses dann hörbar aussprechen kann. (vgl. Abb. 12)

Abbildung 12: Interaktion mit Demenzerkrankten (B: Methode „Erster Schritt vor zweitem Schritt")

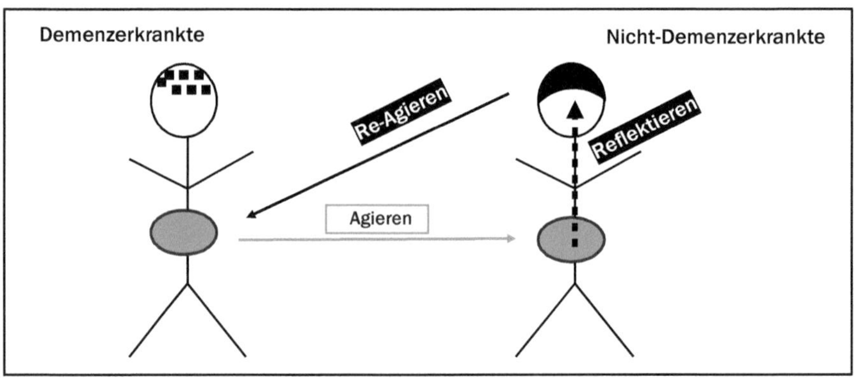

Unter diesem – in der Abbildung 12 wiederum schematisch dargestelltem – Re-Agieren versteht Demenzerisch® lernen die Methode „Erster Schritt vor zweitem Schritt". Und jenen zweiten Schritt beherrschen Sie zumeist sowieso schon hervorragend. Sie lenken ab, Sie lassen – nach Möglichkeit – erzählen, Sie halten es aus, Sie suchen irgendeinen Ersatz für das, was gewünscht wird und was Sie partout nicht bieten können. All Ihre Lösungen sind wichtig, gut und richtig. Übrigens wenden Sie bereits diese Praktik des „Erster Schritt vor zweitem Schritt" immer wieder einmal intuitiv an. Demenzerisch® lernen möchte Ihnen Ihr fachlich vorzügliches Vorgehen einfach auch bewusstmachen. Damit Sie es künftig vorsätzlich als eine Technik im Umgang mit Demenzerkrankten einsetzen können. Und sich damit wirksam fühlen. Erfolgreich. Im bewussten Handeln. Im Gegensatz zu Ihrem derzeit vielleicht vorhandenen Erleben, dass „zufällig mal etwas funktioniert" habe.

Weiterführend:

Herr Hermann. Wenn seine zweite Ehefrau in einem solchen – schockierenden – Moment mit dem lakonisch-bedauernden Satz „Oh ja, es wird Zeit, dass ich gehe!“ zu reagieren vermochte, besäße sie eine bemerkenswerte Reflexionsfähigkeit und Rollendistanz. Diese Art des Umgangs erfordert für Angehörige einen besonders intensiven Lernprozess. Der nach meinen ganz persönlichen Erfahrungen fragmentarisch bleiben muss. Doch eine außenstehende Person könnte Herrn Hermann zum Beispiel sagen: „Ja, wenn es am schönsten ist, da soll man gehen.“

Eine Aussage wie „Furchtbar, wenn man nicht mehr die Herrin im eigenen Haus ist!“ träfe vermutlich die verzweifelte Seelenlage von Frau Krämer. Oder: „Wenn man sich bloß auskennen würde!“ Ein Satz – in der Äußerung von einem unhörbaren Seufzer begleitet –, der zu bewirken vermag, dass sie sich verstanden fühlt. Genauso könnte das mit „Wenn doch wenigstens noch jemand da wäre!“ oder „Da mag man grad nicht allein sein!“ gelingen.

Frau Flottmanns Gefühlslage erfassen wohlmöglich Aussagen wie „Du bist eine ganz Flotte!“ oder „Auf Dich kann man sich einfach verlassen!“. Vorausgesetzt, dass Werte wie Zuverlässigkeit und Pünktlichkeit samt diesbezüglichem Stolz gerade ihr Seelenleben bestimmen. (Weil sie doch schon „gepackt“ hat und zur Abreise bereit ist.) Unter Umständen steht aktuell mehr eine Gefühls-Mischung aus Bedrückung und Erleichterung im Vordergrund. Dann wäre eine Äußerung wie „Du musstest aber auch lange warten!“ oder „Ja, es wurde auch Zeit, dass ich komme!“ treffender.

Vielleicht ist Ihnen aufgefallen, dass allen obigen Vorschlägen häufig mit dem Wörtchen „könnte“ in Verbindung stehen. Oder einer anderen Form des Konjunktivs. Ausdrücklich möchte ich Ihnen ans Herz legen, dass die Methode „Erster Schritt vor zweitem Schritt“ nur als *eine* Variante der Interaktion mit demenzerkrankten Menschen zu verstehen ist. So ein Vorgehen stellt keine automatische Patentlösung dar. Dieser Gedanke beschreibt einen weiteren zentralen Grundsatz des Demenzerisch® lernen. Denn die Methode „Erster Schritt vor zweitem Schritt“ funktioniert bei dem einen Erkrankten und bei dem anderen nicht. Und sie klappt bei derselben Person heute – und morgen nicht. Oder jetzt in diesem Augenblick – und zehn Minuten später eben gerade nicht. Unsere Grundsäule 15 vom „Versuch und Irrtum“ gilt immer. Stellen Sie sich bitte vor, dass Sie sich einen Handwerkskoffer zusammensetzen, der mit ganz unterschiedlichen Hilfsmitteln und Werkzeugen gefüllt ist (die bereits erwähnte „grundlegende Ausrüstung“ für Ihre Relais-Station). Je nach Situation und Tagesform aller Beteiligten werden Sie dann in der Lage sein, eine adäquate Aktion zu initiieren (► Grundsäule 17). Entscheidend bleibt, dass Sie bei der Benutzung Ihres Handwerkskoffers authentisch bleiben und sind (► Grundsäule 18).

Haben Sie bereits überlegt, worin denn nun der zweite Schritt bestehen könnte? Herrn Hermanns zweite Ehefrau wird wohl die Wohnung erst einmal verlassen müssen. In vielen Fällen genügt eine Abwesenheit von zehn bis fünfzehn Minuten, um die Situation aufzulösen. Diesbezüglich kommen wir gleich noch zum Aspekt des „biologischen Weckers“.

Falls Frau Krämers Demenzerkrankung sich noch im Anfangsstadium befände, wären tatsächlich Erklärungen der zweite Schritt. (Dazu kommen wir ebenfalls im nächsten Kapitel „Handwerkszeug für den alltäglichen Umgang“.) Doch ihr Gehirn ist bereits so erkrankt, dass es Informationen nicht mehr speichern kann. Trotzdem wäre es einen Versuch wert, der blinden – im Heim neueingezogenen – Bewohnerin die Tatsache des neuen Wohnortes zu erklären, ihr Zimmer zu beschreiben. Dies mit ihr zu ertasten. Also erfahrbar zu machen. Mit hoher Wahrscheinlichkeit kann Frau Krämer sich dies alles nicht merken. Ihr Kurzzeitgedächtnis ist außer Funktion. Stellen wir uns darauf ein: nach kurzer Zeit wird sie erneut „Hallo“ rufen (siehe „Instant-Lösungen“). Es lassen sich noch Alternativen finden. Wir besprechen diese in Kapitel Fünf.

Auch bei Frau Flottmann könnte der zweite Schritt darin bestehen, dass ihr Bruder mit ihr erst einmal ein paar Schritte vor die Tür geht. Manchmal genügt es jedoch auch – gerade bei vaskulären Demenz-Ursachen –, den verständnisvollen „ersten Schritt“ sorgfältig umzusetzen. Und nach einem ersten teilnehmenden Satz mit Frau Flottmann dann in ihr Zimmer zu gehen. Sie erzählen zu lassen. Als ihr Bruder genau auf diese Art verfuhr, war seine Schwester alsbald wieder orientiert. In ihrem Zimmer traurig auf dem Sofa sitzend sagte sie: „So muss das nun alles enden…“. Für vaskuläre Demenzen ist ein solches Switchen zwischen den Realitäten typisch – und bringt mit diesen extremen Schwankungen eine besondere Belastung und Herausforderung in der Begleitung mit sich.

Das „Prinzip der zwei Schritte“ stellt eines unserer zentralen menschlichen Bedürfnisse in den Mittelpunkt allen Handelns. Demenzerkrankte Menschen wollen dazu-gehören. Wir können Ihnen dieses Gefühl geben, indem wir uns auf *ihre* Welt, *ihre* Wahrnehmung, *ihre* Wünsche einlassen. Und sie nicht ausgrenzen, abstempeln oder für verrückt erklären. Sicher – sie sind ver-rückt. Ihr erkranktes Gehirn führt dazu, dass sich etwas ver-schiebt. Weil sie im Bücherregal nur noch alte Ausgaben und Auflagen finden. Aber keine aktuellen und brandneuen. Um dieses Ver-rückt-Sein zu überbrücken, benötigen wir unsere Relais-Station.

Weiterführend:

Das „Prinzip der zwei Schritte“ verfolgt den Ansatz einer empathischen Kommunikation, der lösungsorientierte Handlungsanweisungen oder Ratschläge in die zweite Reihe stellt. Solche Formen der Gesprächsführung kennen wir von Kommunikationstechniken wie dem „Aktiven Zuhören“ nach Carl Rogers oder dem Modell der „Gewaltfreien Kommunikation“ nach Marshall Rosenberg. Diese Ansätze stellen auch eine Komponente des in der Arbeit für und mit Demenzerkrankten häufig verwendeten Verfahrens der Validation dar.

2.4 Handwerkszeug für den alltäglichen Umgang

Je besser wir unsere Relais-Station ausgebaut respektive trainiert haben, desto leichter wird uns das Demenzerisch® sprechen fallen. Der Gedanke, dass aber auch eine bestens entwickelte Relais-Station nicht optimal arbeiten kann, wenn ihr eine grundlegende Ausrüstung fehlt, ist Ihnen bereits vertraut. Wenden wir uns nun somit der Vervollständigung Ihres Handwerkskoffers zu. In der Beschreibung der Methode „Erster Schritt vor zweitem Schritt“ begegneten Ihnen bereits mehrere der diesbezüglichen Werkzeuge. Schauen wir sie uns der Reihe nach an.

Detektiv-Sein. Wie Sie wissen, besteht das „Detektiv-Sein“ in Sachen Demenzerisch® aus Neugierde. Dem Willen und Fähigkeiten zum Entdecken, was in der Welt der Erkrankten gerade vor sich geht.

Für diese Abteilung unseres Handwerkskoffers sind drei Bestandteile von Bedeutung: „der biologische Wecker“, die Maxime des „Versuch und Irrtums“ sowie das „Prinzip der Einfachheit“.

Biologischer Wecker. In diesem Zusammenhang spielt das Faktum des „biologischen Weckers“ eine wissenswerte Rolle. Jener Begriff begegnete uns schon einmal bei Herrn Hermann. Im zunehmend später werdenden Nachmittag meldete sich eine tief verankerte Verschaltung seines Gehirns ungebeten zu Wort. Sie kennen das vermutlich aus den ersten Urlaubstagen. Wir freuen uns auf das Ausschlafen – und dann: zur gewohnten Zeit, um sechs Uhr morgens, sind wir ganz automatisch putzmunter. Und verärgert. Unser biologischer Wecker machte uns zum Urlaubsanfang einen Strich durch die Rechnung. Er klingelt anscheinend auch immer wieder bei den Demenzerkrankten. Ausgelöst von Inhalten der noch vorhandenen Ordner ihres Bücherregals. Und abhängig von der Lebensspanne, die dem Demenzerkrankten in seinem noch existenten Bücherregal gerade besonders präsent ist. Auch geprägt von der Häufigkeit der Nutzung dieses Weckers in früheren Jahren. Und vielfach von seiner emotionalen Bedeutsamkeit. Um Herrn Hermanns Verhalten zu verstehen, bietet sich als eine Möglichkeit genau das zu-Rate-Ziehen des biologischen Weckers an. Also zu überlegen, was früher einmal nachmittags – in etwa um diese Uhrzeit – in Herrn Hermanns Leben typischerweise passierte. Vielleicht kam im ersten Eheleben seine Frau zu diesem Nachmittagszeitpunkt nach Hause. Oder Herr Hermann hatte mal eine Affäre, deren Treffen immer um diese Uhrzeit beendet werden mussten.

Denken Sie daran: Unser Detektiv-Sein bietet höchst selten hundertprozentige Gewissheit. Unsere Chance besteht im – Ihnen bereits bekannten – Prinzip des „Versuchs und Irrtums“. Es lohnt sich, auszuprobieren, ob die Ursache für die „Raus-Wurf-Situation“ in einem Wecker-Klingeln liegt. Denn dann haben wir eine Regel zur Verfügung: es gilt, die Zeit des Alarms zu überbrücken, auszuhalten. Im besten Fall prophylaktisch zu agieren. Sicher aber, den Anlass für das Bimmeln möglichst auszuschalten. Konkret für Herrn Hermann: seine zweite Frau verlässt kurz die Wohnung. Damit wäre die Ursache für Herrn Hermanns verständliche Aufregung – sein vertrauliches Zusammensein mit einer Fremden – aus der Welt geschaffen. Wie vielfache Erfahrungen belegen, kann Frau Hermann Zwei nach fünf bis zehn Minuten völlig unbeschwert die Wohnung wieder betreten. Wahrscheinlich wird Herr Hermann sie damit begrüßen, wo sie denn so lange gewesen sei. Und dass sie doch nicht einfach weggehen könne – ohne ihm etwas davon zu sagen.

Dass Alltagsstrukturen oder -gewohnheiten aus den ersten dreißig Lebensdekaden des Bücherregals urplötzlich aktuelles Handeln eines demenzerkrankten Menschen bestimmen können, lehrte mich vor vielen Jahren eine Fallbesprechung in einem Pflegeheim. Das Haus hatte um Unterstützung gebeten, weil eine demenzerkrankte Bewohnerin neuerdings „immer halbnackt“ auf dem Wohnbereich herumlaufe. Dies würde für Unruhe unter den anderen Bewohnern sorgen – gerade auch bei den demenzerkrankten Herren. Ebenso seien Angehörige, die zu Besuch kämen, mehr oder minder stark befremdet. Das Gespräch mit den Mitarbeitern ergab schnell, dass das „halbnackt Herumlaufen“ keineswegs *immer* stattfand, sondern die alte Frau sich nur zu einer bestimmten Zeit am Nachmittag auf einmal auszog, um dann im Unterrock suchend im Bereich unterwegs zu sein. Im Zuge der biografischen Anamnese stellte sich heraus, dass die Demenzerkrankte als junge Frau eine Ausbildung als Büroangestellte absolviert und dann in einer Teilzeitstelle auch für ein paar Jahre in diesem Beruf gearbeitet hatte. Spontan hatte ich ein Bild meiner Kindheit vor Augen: was taten meine Eltern, wenn sie von der Arbeit nach Hause kamen? Und was machen heutzutage immer noch viele Menschen zu gleicher Gelegenheit: wir ziehen uns um. Gemütlichere Kleidung. „Zweite Garnitur“. Coolere Klamotten. Was auch immer. Anscheinend stellt dieses Ritual in *unserer* Realität etwas ziemlich „Normales“ dar. Und dementsprechend verhielt sich auch die demenzerkrankte Frau im Pflegeheim. Allerdings eben in *ihrer* Realität. Das Klingeln des Weckers schallte aus sechzig Jahren zurückliegender Vergangenheit. Bewirkte den – für uns so schwer zu verstehenden – Impuls, sich umziehen zu müssen. Das Team fand dann als Lösung, ihrer Bewohnerin einfach eine andere Kleidung aufs Bett zu legen. Also anderer Rock, andere Bluse – damit die Demenzerkrankte nicht mehr nach der Wechselkleidung suchend auf dem Wohnbereich herumirren musste. Es funktionierte. Problemloses Umziehen. Das Team, Mitbewohner, Angehörige – und auch die alte Frau – waren erleichtert und entlastet.

Die Überzeugung, dass alle Handlungsansätze und Lösungsvorschläge hinsichtlich des Umganges mit demenzerkrankten Menschen immer relativ bleiben müssen, ist Ihnen nun schon vertraut. Dies trifft auch auf das Vorgehen mit der „Ersatz-Kleidung“ zu. Irgendwann wird der Wecker im Gehirn der Demenzerkrankten Bewohnerin wieder aufhören, zu einer bestimmten Zeit zu klingeln. Und irgendwann – wenn die Erkrankung kontinuierlich fortschreitet – wird sie auch nicht mehr in der Lage sein, sich selbständig an- bzw. umzuziehen. Entscheidend aber ist: wir verfügen für den Augenblick, für eine Weile über einen Schlüssel. Wenn wir in der Lage sind, das Klingeln des Weckers zu identifizieren – und dann adäquat darauf zu reagieren – leben wir in einer unkomplizierten Situation. Und: fühlen uns wirksam. Die Mitarbeiterinnen und Mitarbeiter. Die demenzerkrankte Bewohnerin.

Prinzip des „Versuchs und Irrtums“. Es mag sich im Fall von Herrn Hermann auch so verhalten, dass kein biologischer Wecker klingelt. Vielleicht ist er aufgrund irgendeines Eindrucks erschrocken, bekam Sehnsucht nach seiner ersten Ehefrau. Vielleicht wollte er einfach nur seine Ruhe haben. War ihm die Unterhaltung beim Kaffeetrinken zu viel. Wir werden die Ursache niemals mit Sicherheit erfahren. Mir ist wichtig, dass Sie sich selber erlauben, Fehler zu machen. Machen zu dürfen. Im Umgang mit den Erkrankten. Anders geht es kaum. Jedoch nach einem Misslingen oder einer Entgleisung in der Interaktion mit Demenzerkrankten nicht aufgeben. Verzweifeln. Resignieren. (Oder wenn, dann nur für einen Moment.) Vielleicht muss Frau Hermann – auch wenn die Ursache für den Rauswurf nicht mit dem Wecker zusammenhängt – trotzdem die Wohnung verlassen. Vielleicht genügt es, in ein anderes Zimmer zu gehen. Vielleicht muss sie einfach schweigen. Oder mit ihrem Mann über seine Frau reden. Seine Sehnsucht nach seiner ersten Frau. Das ist schwer – insbesondere für Angehörige.

Gelingt es mir und Ihnen sich die innere Erlaubnis zum Prinzip des „Versuchs und Irrtums“ zu geben, ermöglicht diese Haltungsänderung uns einen zweiten Anlauf. Zu Hilfe kommt uns in solchen Momenten die traurige Tatsache, dass die Erkrankten aufgrund ihres zerstörten Kurzeitgedächtnisses die schiefgegangene Interaktion sehr schnell vergessen. Vorausgesetzt wir lernen, beim zweiten Anlauf so zu tun, als ob es den Ersten nie gegeben hätte. Mitarbeiter der Pflege berichten mir immer wieder, dass sie „dann erstmal in ein anderes Zimmer gehen und nach zwanzig Minuten wiederkommen und dann klappt es einwandfrei“.

Das Prinzip der Einfachheit. Ebenso möchte ich Sie an dieser Stelle noch einmal an das Prinzip der Einfachheit erinnern. Gelingt Ihnen mit dem Detektiv-Sein gerade keine plausible Erklärung – oder stellte sich die gefundene als falsch, als Irrtum, heraus – hören Sie bitte immer wieder auf Ihre Intuition. Vorausgesetzt, Sie sind selbst nicht gerade gefühlsmäßig zu verstrickt. Aus dem Gefühl der Ohnmacht heraus ärgerlich oder wütend. Dann wird sich Ihre Intuition nicht bei dem oder der Erkrankten befinden. Sondern bei *Ihnen* selbst. Ansonsten könnte eben bei Herrn Hermann das Einfachste sein, dass er gerade seine Ruhe haben will. Als wohlerzogener Herr erlaubt er sich aber nicht, zu der neben ihm unentwegt plaudernden Frau zu sagen, dass sie doch bitte einfach mal schweigen möge, sondern präsentiert eine „faule Ausrede". Wir Menschen sind wundersam…

Herr Seifert. Nachvollziehbares Verhalten, wenn Menschen einer ihnen unbekannten Technik begegnen. Sei es in früheren Zeiten den ersten Automobilen (bei der ersten Begegnung mit so einem knatternden, stinkenden Gefährt sollen damals nicht wenige Menschen Panik bekommen haben). Sei es aktuell der Umgang mit der digitalen Technik. Sei es die Rolltreppe. Wir Menschen reagieren auf Dinge, die wir nicht kennen, zumeist mit Angst. Welche in unserem Gehirn Furcht, Verweigerung, Fluchtimpulse auslöst. Diese Tatsache berücksichtigt der Gedanke der Einfachheit. In der Rolltreppen-Situation wäre dementsprechend die „einfache" Reaktion, mit Herrn Seifert von dieser wegzugehen.

Manchmal ist das einfachste das naheliegendste. Demenzerisch® lernen ermutigt ausdrücklich dazu, Ihren „gesunden Menschenverstand" nicht abzugeben. Vor der Tür zu lassen. Bisweilen bin ich über die Schlichtheit der Lösungen selber überrascht. (► Grundsäule 19)

Weiterführend:
Eine demenzerkrankte Frau aß beim Frühstück im Pflegeheim immer nur die Wurst. Die Semmel nicht. „Schmeckt es Ihnen nicht?", fragte fürsorglich eine Mitarbeiterin. „Wollen Sie etwas anderes?" Antwort: „Nein, nein". Doch die alte Frau nahm weiterhin die Wurst vom Brötchen. Verspeiste nur diese. In der Fallbesprechung stellten wir Überlegungen zum Grund dieses Verhaltens an. Es wurde die Frage gestellt, was das denn für eine Art Semmel sei, von der die Bewohnerin kontinuierlich die Wurstscheibe herunternahm. „Eine weiße Semmel", war die Antwort. Daraufhin erzählte eine Kollegin, dass sie die Bewohnerin gefragt habe, ob sie lieber Vollkornsemmel wolle. Dabei eine solche in der Hand haltend und darauf zeigend. Die alte Frau nickte. Und konnte erstaunlicherweise auch noch äußern, dass die bisherigen Semmeln „wie Gummi" seien. Die Kombination aus Vollkornsemmel und Wurst wurden dann anstandslos miteinander verzehrt.

Akzeptanz. Der Handwerkskoffer Ihres Demenzerisch® Handelns beinhaltet auch ein Element namens Akzeptanz. Der Gefühle. Herrn Seiferts Angst ernst zu nehmen. Diese ihm nicht ausreden zu wollen. Frau Krämers „Hallo-Rufen" als Ausdruck ihrer tiefen inneren Not anzuerkennen. Das innere Wertesystem einer Frau Flottmann („Ich bin zuverlässig und pünktlich") zu würdigen. Zu respektieren, dass Frau Schubert in ihrer Nachbarschaft nicht als unordentliche, verworrene Person gelten möchte. Das Werkzeug der Akzeptanz stellt die Grundlage für die Methode „Erster Schritt vor zweitem Schritt" dar. Und beinhaltet den – bereits erwähnten – vollständigen Verzicht auf alle Argumentationen, Überzeugungskünste, Rechtfertigungen und Erklärungsversuche unsererseits.

Für diese Abteilung unseres Handwerkskoffers sind nun vier Bestandteile von Bedeutung: „keine Realitätsorientierung", „Bewältigungsstrategien", „Instant-Lösungen" sowie „ungewohnte Maßstäbe".

Keine „Realitätsorientierung". Zuerst einmal: Realitätsorientierung widerspricht dem Prinzip der Relais-Station. Außerdem: was ist „Realität"? Denken Sie an die Fledermaus.

Weiterführend:
Vor etwa dreißig Jahren stellte die Methode des ROT im Umgang mit demenzerkrankten Menschen den Stand der Kunst dar. In einem Lehrfilm dieses Vorgehens (ROT steht für „Realitäts-Orientierungs-Training") sieht man einen alten Mann, dem eine ROT-Trainerin einen Spiegel vorhält. Damit er in diesem erkennen kann, dass er an die achtzig Jahre alt sei. Entgegen seiner Überzeugung. Die lautet: dreißig Jahre jung. Der Herr blickt in den großen runden Handspiegel. Und fängt an zu weinen. Bitterlich. Überwältigt von Verzweiflung beim Anblick einer verrückten Welt.

Eine Ausnahme der Maxime „keine Realitätsorientierung" betrifft das frühe Krankheitsstadium. Dafür lässt sich leider keine geradlinige Regel festlegen. Viele Erfahrungen zeigen jedoch, dass am Anfang eines Demenzprozesses die Erkrankten häufig konkrete Antworten suchen. Diese helfen ihnen, sich in der sie überfordernden Welt zurechtzufinden. Wie lange diese Kommunikation auf kognitiver Ebene funktioniert – also für die Betroffenen adäquat ist – kann wiederum nur ausprobiert werden. Sowohl hinsichtlich der jeweils aktuellen Tagesform. Als auch bezüglich der Abbau-Prozesse. Ich möchte Ihnen erneut Ihren Mut ans Herz legen. Zu „Versuch und Irrtum".

Bewältigungsstrategien. Andererseits gilt das Handlungselement „Akzeptanz" ebenso hinsichtlich der Bewältigungsstrategien der Demenzerkrankten. Die – wie wir – unterschiedliche Varianten des „Schmieröls fürs menschliche Dasein" nutzen. Zum Beispiel Frau Schubert mit ihrer Strategie des „Angriffs als beste Verteidigung". Frau Dietrichs Fassade der perfekten Konversation. Frau Flottmanns Erleichterung, dass sie endlich abgeholt wird. Wenn ihr Bruder sich darauf einstellen könnte, dass zu Beginn seiner Besuche seine Schwester ihn einfach so begrüßt. Als ihr Versuch, mit dem Unglaublichen zurechtzukommen. Unsere gefühlte Hilflosigkeit steht uns im Weg. Unser Verstand, der „eine Lösung" wünscht. Eine vertrackte Konstellation. Aber wir arbeiten daran. Vorerst mit:

Instant-Lösungen. Wir kommen nicht umhin, damit zu leben, dass viele unserer Ideen und Aktionen Lösungen für „10-Minuten" bieten. Wenn es gut geht. Die voranschreitende Krankheit verkürzt die Konzentrationsfähigkeit des Gehirns zunehmend. Liegt sie im anfänglichen und mittleren Verlauf noch bei etwa dreißig Minuten, so reduziert sich die Zeitspanne bei einer schweren Demenz auf etwa drei Minuten.

Weiterführend:
Diese Reduzierung des Aufmerksamkeits-Intervalls lässt sich in prüfungs-ähnlichen Situationen beobachten. Erfahrungen zeigen, dass das viele Angehörige bei Gesprächen zur Einstufung in die Pflegeversicherung immer wieder leidvoll erfahren. Bei entsprechenden Erst-Besuchen des Medizinischen Dienstes der Krankenkassen (MDK) gelingt es demenzerkrankten Menschen oftmals für etwa eine halbe Stunde ein ausgezeichnetes Fassadenverhalten an den Tag zu legen. Die Begutachter des MDK erleben eine orientierte, geistig fitte Person. Dauert der MDK-Besuch in etwa dreißig Minuten, werden die Prüfenden mit diesem Eindruck den Haushalt verlassen. Den Fassadenzusammenbruch erleben dann die verzweifelten Angehörigen.

Die Akzeptanz von Instant-Lösungen weiß um diese nachlassenden Fähigkeiten zu Aufmerksamkeit und Konzentration. Damit wird es zu einer „Normalität", dass ich in der Begleitung eines Demenzerkrankten „immer wieder von vorn anfange". (► Grundsäule 20) Frau Krämer ruft, drei Minuten nachdem eine hilfreiche Mitarbeiterin das Zimmer verlassen hat, erneut „Hallo". Entsprechendes gilt für Frau Flottmann und ihren Bruder. Mag das Gespräch zwischen beiden noch so harmonisch – in unserer Realität – verlaufen sein. Es kann doch passieren, dass die Erkrankte im Moment des Aufbruches ihren Bruder bittet, sie mitzunehmen. Und erläuternd hinzufügt: sie habe auch schon alles gepackt. Viele unserer Lösungen, die wir im Rahmen des „zweiten Schrittes" umsetzen, funktionieren. Aber nicht auf Dauer. Dieses Faktum gehört zu einer Demenzerkrankung dazu. So wie es bei einer körperlichen Pflegebedürftigkeit selbstverständlich ist, dass regelmäßig und mehrmals im Tagesverlauf bestimmte Handlungen notwendig sind. Zu Trinken und zu Essen geben. Bei Bettlägerigkeit umlagern. Inkontinenzpflege. So selbstverständlich muss ich einen Demenzerkrankten regelmäßig orientieren, erinnern, Fragen beantworten, Beschäftigung anbieten.

Weiterführend:
Kürzlich erlebte ich eine schwer demenzerkrankte alte Frau in einem beschützenden Bereich. Fortlaufend sprach sie die Mitarbeiterinnen an, was sie denn tun könne. Allen war bekannt, dass die Bewohnerin noch über die Fähigkeit des Tische-Abwischens verfügte. Und diese Betätigung sie zutiefst zufrieden vor sich hin werkeln ließ. Also bat die gerade angesprochene Mitarbeiterin die alte Frau darum, die Tische in der Wohnküche des Bereiches abzuwischen. Die Demenzerkrankte begann eifrig ihr Werk. Nach den wenigen (drei) Minuten hielt sie auf einmal inne, um verloren im Raum zu stehen. Bedrückend vermittelte sie das Bild eines Menschen, der überhaupt nicht weiß, was er in

dieser fremden Umgebung macht und sich ratlos umblickt. Wobei „Ratlosigkeit" bereits eine kognitive Qualität darstellt. „Sich leeren Blickes im Raum befindet" wäre die treffendere Situationsbeschreibung. Die Lösung hatte für *drei Minuten* funktioniert. Sie *hatte* funktioniert.

Ungewohnte Maßstäbe. „Akzeptanz" in der Praxis des Demenzerisch® sprechen beinhaltet noch einen weiteren Aspekt. Wir müssen mit für uns ungewohnten Maßstäben leben. Ich formuliere diesen Satz absichtlich nicht als Bitte oder Empfehlung. Der Imperativ steht hier, weil es einfach keine Alternativen zu diesem Vorgehen gibt. Wir wissen inzwischen, dass Demenzprozesse den Geschmackssinn verändern. Speisen, die für uns herzhaft schmecken, werden dann als geschmacklos oder bitter, unangenehm schmeckend wahrgenommen. Nur „süß" bleibt erhalten. In der Konsequenz lassen sich herzhafte Speisen durch Zugabe von Honig, Marmelade oder Zucker verändern. Eine süße Draufgabe auf Schweinebraten, Leberwurstsemmel oder Spaghetti Bolognese. Merkwürdige Vorstellung. Doch wenn es uns beim Demenzerisch® lernen gelingt, unsere persönlichen Dogmen und Wertvorstellungen hintenan zu stellen, dann leiden in manchen Momenten alle unter weniger Stress. Die oder der Erkrankte. Sie und ich. Konkret: es muss nicht *uns* schmecken, sondern den Erkrankten. Die Akzeptanz ungewohnter Maßstäbe gilt so lange, als das Kuriose, uns Befremdende niemandem schadet. Gulasch und Klöße mit den Fingern zu essen. Die Kaffeesahne über den Kuchenteller samt Rührkuchen zu schütten und das Ganze umzurühren. Zu erzählen, dass man im Wohnhaus ob seiner Hilfsbereitschaft so beliebt ist, immer Allen hilft und erst gestern wieder einer Nachbarin die Gardinen genäht habe – und gleichzeitig neben mir zu sitzen und das einfache Handlungsmuster, eine Kaffeetasse zum Mund führen zu können, verloren zu haben. Lügt diese demenzerkrankte Frau? Demenzerisch® lernen ordnet eine solche Aussage – in der Betreuungsgruppe alle vier Minuten wiederholt – als den Versuch, ein Stück Würde zu wahren. Wie sagte doch eine alte demenzerkrankte Frau einmal: „Ich war doch auch mal Wer." Und wem fügen diese Versuche und diese Verhaltensweisen Leid zu?

Gesprächs-Sequenz. Bereichern Sie bitte Ihren Handwerkkoffer um ein weiteres Element: der kurzen Konversation. Dafür benötigen Sie drei Minuten. Meistens. Manches Mal auch nur dreißig Sekunden. Ein kleines mitfühlendes Gespräch. Zu dieser Abteilung gehören drei Bestandteile: „Risiko der Notlügen", „Die Plauderei" sowie „ich will nach Hause."

Notlügen. Im Gegensatz zum Handwerkszeug der „Gesprächs-Sequenz" stehen die sogenannten Notlügen. Bei einer solchen würde die zweite Ehefrau Hermann zu ihrem Mann sagen: „Keine Sorge, ich bin doch die gute Freundin Ihrer Frau. Wir warten hier gemeinsam auf sie." Sowohl Angehörige als auch professionell Tätige fragen mich immer wieder, ob „man Notlügen verwenden" dürfe. Sie funktionieren. Sie gehen gründlich daneben.

Weiterführend:
Ein – Jahrzehnte zurückliegendes – Erlebnis lehrte mich Skepsis gegenüber dem Einsatz von Notlügen in der Interaktion mit Demenzerkrankten. Eine Patientin einer beschützenden Station im Bezirkskrankenhaus wollte unbedingt nach Hause. Die demenzerkrankte Frau lief unentwegt und aufgeregt den langen Flur der Station entlang und fragte jede ihr begegnende Mitarbeiterin, wie sie denn „hier rauskomme". Sie müsse nach Hause. Essen kochen. Der Mann käme um 12 Uhr von der Arbeit. Da müsse das Essen auf dem Tisch stehen. Fand die Patientin niemanden „unterwegs", lief sie den Gang vor bis zum Schwesternzimmer (Stationszimmer), neben dem die Ausgangstür lag, um dort nachzufragen. Doch alle Argumente und Überredungskünste der Kolleginnen halfen nichts. Die Frau rüttelte zu guter Letzt aufgebracht und verzweifelt an der Tür. Irgendwann waren alle Beteiligten ziemlich genervt. Da kam eine Mitarbeiterin auf die Idee, zu erklären, dass der Bus erst in einer halben Stunde fahre und die Frau bis dahin ruhig auf ihr Zimmer gehen könne. Und das funktionierte. Erleichterung allenthalben. Für dreißig Minuten. Denn dann kam – sehr pünktlich – die Patientin wieder vor zur Ausgangstür und verlangte Auslass. In der Folge entstand eine höchst eskalierende Situation.

Das Risiko an Notlügen in der Kommunikation mit Demenzerkrankten besteht darin, dass wir nie genau wissen, ob die Erkrankten nicht just im Moment unserer falschen Behauptung auf die Seite *unserer* Realität wechseln. Vielleicht haben Sie dies auch schon einmal erlebt. Eine hochbetagte, sehr verwirrte Demenzerkrankte fragt nach ihrer Mutter, wann diese wiederkäme. Notlügend die Antwort: Die Mama sei heute verreist. Morgen komme sie wieder. Und urplötzlich bekommen Sie im scharfen Tonfall die Reaktion von der Erkrankten: „So blöd bin ich nicht! Ich weiß genau, dass meine Mama schon lange gestorben ist!". Das Risiko der Notlügen besteht in Verärgerung der Erkrankten. Eskalierenden Situationen. Vertrauensverlust. Dem Zutrauen zu uns. Die wir uns eigentlich um die bestmögliche Begleitung bemühen. Und in der emotionalen Erinnerungsfähigkeit der Erkrankten möglichst als positiv besetzte Figuren dastehen sollten. Weil sie sich dann leichter auf uns einlassen. Nicht wegwollen. Ihnen unangenehme – aber notwendige – Aktionen wie z. B. Körperpflege leichter akzeptieren. Genau aus dem Grund, weil sie sich von uns ernst genommen fühlen. Verstanden.

Weiterführend:
Vielen von Ihnen ist dieses Phänomen der emotionalen Erinnerungsfähigkeit vielleicht auch schon begegnet. Das erste Mal erlebte ich es in einer unserer Betreuungsgruppen. Beim vierten oder fünften Besuch erwiderte eine demenzerkrankte Besucherin meine verbale Begrüßung freudig überrascht per Handschlag. Mich anlächelnd kommentierte

sie dazu „*Sie* kenne ich!" Die Frau wusste nicht, wer ich bin und konnte auch die Situation des Besuches einer nachmittäglichen Betreuungsgruppe nicht einordnen. Aber sie verband irgendetwas Positives mit mir.

Und darauf kommt es an. Auf diese Schwingung in den Erkrankten, die wir in unserer Welt in etwa so ausdrücken: „Die meint es gut mit mir. Da brauche ich nichts zu befürchten." Schiefgegangene Notlügen beschädigen dieses Sicherheitsgefühl. Das Vertrauen der Erkrankten in Sie. Welches Sie sich vermutlich mühsam und geduldig aufgebaut haben.

Aber was soll man dann machen? Wenn man auf Notlügen vielfach verzichten soll?

Interessierte Gespräche. Die Plauderei. Sie können in den scheinbar hoffnungslosen Situationen wirksam sein. In solchen, in denen wir im „zweiten Schritt" kaum noch konkrete, aktive Handlungen ausfindig machen können. Momente, in denen Erkrankte dringend „nach Hause" wollen. Und durch nichts von diesem unablässig geäußerten Wunsch abzubringen sind. Dabei stecken hinter diesem Verlangen sicherlich unterschiedliche Beweggründe. Einer könnte sein, dass der biologische Wecker klingelt. Wie ließe sich die Zeit, wenn dieses Signal bereits ertönt ist, akut überbrücken? Sie schauen in Ihren Handwerkskoffer und ziehen das Hilfsmittel „Plauderei" hervor. Lassen Sie erzählen über den Gegenstand der Bedürfnis-Auslösung. Ich vermute, dass Sie den dabei wirksam werdenden seelischen Mechanismus aus Ihrem eigenen Leben kennen. Pubertät. Erinnern Sie sich? Wir waren unsterblich verliebt. In den Lehrer. Die Freundin der großen Schwester. Den weitaus älteren Nachbarsjungen. In Elvis Presley. Auf jeden Fall in eine für uns unerreichbare Person. Das war schon klar. Und doch bereitete es uns ein großes Vergnügen, zu schwärmen. Mit dem Kumpel oder der besten Freundin stundenlang über den Gegenstand unserer Verehrung zu erzählen. Die Unerreichbarkeit blieb. Doch es tat uns einfach gut, unseren Gefühlen mit dem Erzählen ein Ventil geben zu können. Vergleichbares funktioniert mit dem Handwerkszeug „Interessierte Gespräche. Die Plauderei." Lassen Sie erzählen.

Weiterführend:

Die Patientin aus dem Bezirkskrankenhaus. Sie teilte uns – zum Glück – ihre Motivation mit. Der biologische Wecker hatte geklingelt. Spätestens halb Elf am Vormittag galt es, sich konkret mit dem Essen zu befassen. Damit es für den in der Mittagspause heimkehrenden berufstätigen Ehemann pünktlich auf dem Tisch stehe. In unserer Realität, unter den Rahmenbedingungen des psychiatrischen Krankenhauses, stand weder die Möglichkeit zum „Essen kochen" noch zum zeitweisen Verlassen der geschlossenen Abteilung zur Verfügung.

Zu der Patientin im Bezirkskrankenhaus ließe sich im ersten Schritt beispielsweise sagen: „Oh weh, Ihnen pressiert's!" Oder: „Ja, ja – immer diese Männer…!" (Dabei hängen Formulierung und Tonfall unseres „ersten Schrittes" von der Intention unseres demenzerkrankten Gegenübers ab.) Im „zweiten Schritt" ließe sich dann ansetzen mit offenen, neutralen Sätzen wie „Das Kochen bringt aber auch immer einen Aufwand mit sich". Unter Umständen nickt die Patientin zustimmend und erzählt Ihnen, dass Sie manchmal schon „die Nase voll von dieser ewigen Kocherei" habe. Eine andere Möglichkeit, das Gespräch zu eröffnen, besteht darin, dass ich von mir selber erzähle: „Bei mir gibt es heute Abend Kartoffelsalat." Vielleicht können Sie sich dann über die Zubereitung dieser Mahlzeit austauschen. Und das Wecker-Klingeln mit diesen „Hausfrauen-Gesprächen" in den Hintergrund schieben. Bis der „Wecker ausgeläutet" hat. Vielfach werden Sie besonders wirksam sein, wenn Sie ein wenig fachsimpeln und sich die Tricks und Kniffs für den „besten Kartoffelsalat" verraten lassen. Denn dann erfährt ihre Gesprächspartnerin: „Ich bin ja auch noch wer!" Weil sie mehr weiß als Sie.

„Ich will nach Hause." Der dringend geäußerte Wunsch „Ich will nach Hause" oder „Ich will zu meiner Mutter" bzw. die Frage „Wo ist meine Mama?" kann auch auf einer anderen Bedürfnislage beruhen. Überlegen Sie bitte einmal, wofür steht „zu Hause"? Für Sie ganz persönlich. In meinen Seminaren sammeln die Teilnehmerinnen und Teilnehmer ziemlich übereinstimmend ungefähr folgende Begriffe: Geborgenheit, Vertrautheit, sich auskennen, liebe Menschen, Rückzug, Sicherheit, Tun und Lassen können was man will. Etwas von dem, was wir alle mit „zu Hause" verbinden, steht vielfach hinter dem „Nach-Hause-" oder „Zur-Mutter-Wollen" bei fortgeschrittenen Demenzerkrankungen. Eine Sehnsucht nach Geborgenheit. Nach Sicherheit. Doch genau dieses Vermitteln oder Herstellen einer kontinuierlichen Geborgenheit in der zerfallenden Welt der Demenz ist schwierig. Bis unmöglich. Aber wir können erzählen lassen – über den Gegenstand der Sehnsucht. Damit das Gefühl leben kann. Unser demenzerkranktes Gegenüber sich ernstgenommen fühlt. Und dazu-gehörig.

Damit verfügen Sie über die ersten drei Elemente unseres Handwerkskoffers. Selten lassen sie sich abgegrenzt voneinander nutzen. So wie die Nervenzellen unseres Gehirns ein Netzwerk bilden. So lassen sich Detektiv-Sein, Akzeptanz und erzählender Austausch nicht voneinander abgrenzen. Auch unser Handwerkskoffer bildet ein Netzwerk (vgl. Abb.13).

Abbildung 13: Handwerkszeug für den alltäglichen Umgang I – ein Netzwerk

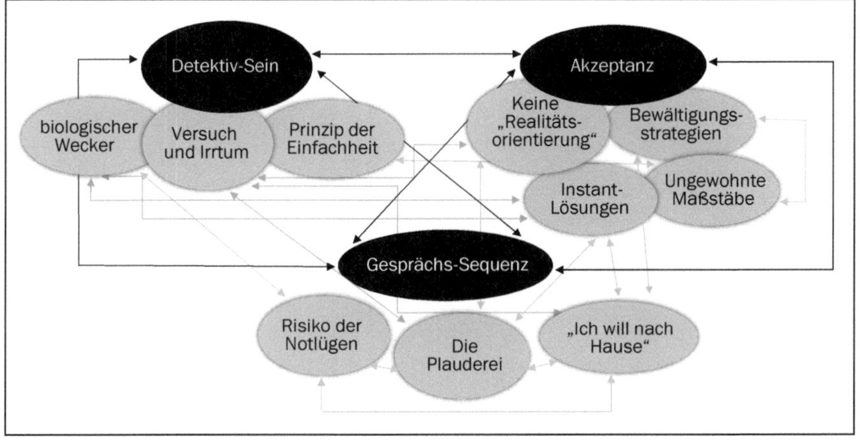

Kapitel 3
Demenzerisch® verstehen II – Verlust des inneren Gleichgewichtes

Wir möchten unser Leben selbstbestimmt bewältigen. Auch durch Freiheit zu Entscheidungen. Möglichkeiten der Entscheidungsfindung. Doch genau diese zentralen Momente unserer Existenz bedroht die Zerstörung unseres Gehirns enorm.

3.1 Ohne Autobiographie keine Selbstbestimmung

Um zu wissen, was ich tun will – muss ich wissen, was ich tun will.

Nehmen wir das Beispiel von Kaffee und Tee. Ich bin eine leidenschaftliche Kaffee-Trinkerin. (Ich *weiß*, was ich will.) Und weiter: Da ich meine Vorliebe kenne, entscheide ich mich aktiv dafür. („Ich trinke heute Kaffee.") *Absichtlich* und unaufgefordert. Drittens: Ich weiß zwar, dass ich eine „Kaffee-Tante" bin. Aber: „Heute nehme ich einmal Tee." Ich entscheide mich gegen meine Vorliebe. Viertens: Ich habe eine Auswahl. Wenigstens zwischen starkem und schwachem Filterkaffee. Fünftens: Eine Palette von Kaffeesorten sind im Angebot (Filterkaffee, Espresso, Cappuccino und Latte macchiato, Café Melange). Ich entscheide mich für Cappuccino. Sechstens: Und bekomme den auch. Siebtens: Ich weiß, dass Kaffeegenuss am Abend mich schwer einschlafen lässt. (Trinke ihn aber trotzdem.) Und achtens: Mein Bild von mir: „Kaffee-Tante". Stimmt das wirklich? Oder bin ich nicht eine verkappte Teetrinkerin? Mir dessen aber nicht bewusst. (vgl. Abb. 14)

Macht sich irgendein Mensch solche Gedanken? Wohl eher nicht. Sie lesen dies hier aus einem Grund. Der Ihnen bekannte Satz „Wir nehmen uns mit in die Demenz" bedarf der Ergänzung: „... und verlieren uns selbst." Insbesondere Frauen und Männer, die an einer Alzheimer Demenz leiden, trifft dieses Verhängnis weitaus früher als allgemein bekannt.

Weiterführend:
Eine Forschergruppe der Universitätsklinik Heidelberg stellte fest, dass „das autobiographische Gedächtnis schon in frühen Phasen der Alzheimer Demenz nachhaltig beeinträchtigt" sei. Besonders fiel ihnen auf, dass der „Detailreichtum" erzählter Lebensereignisse schon beizeiten bei den Erkrankten „drastisch" nachließ. Feststellbar war ein absoluter Unterschied zwischen den Abteilungen des expliziten Gedächtnisses: semantische

autobiographische Gedächtnisinhalte bleiben „noch lange“ erhalten. Wohingegen bei episodischen Erinnerungen früh „weitreichende Verluste“ festzustellen seien. „Sprunghaft“ gehe „das episodische Gedächtnis beim Übergang von beginnender zu mittelgradiger Demenz verloren“ (vgl. Seidl/Ahlsdorf/Schröder 2007, S. 49 f.).

Abbildung 14: notwendige Voraussetzungen und Bedingungen eines selbstbestimmten Handelns

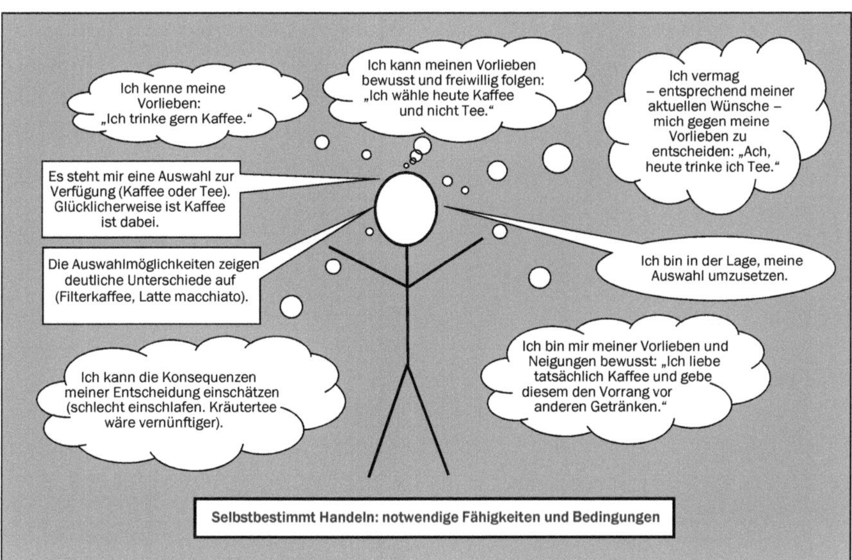

Ich verliere mich selbst. Nicht mein Wissen. Aber meine Erinnerung. Beide stellen Inhalte meines expliziten Gedächtnisses dar. Geprägt von einem entscheidenden Unterschied. Dem „Gefühl für sich selbst“ als Kennzeichen unseres episodischen Gedächtnisses. *Lebendige* Erinnerung. Alles andere ist Faktenwissen. In der semantischen Abteilung. Ein Beispiel: Dieser Tage fuhr ich eine Straße auf Rügen entlang. Zur Kirche eines Ortes, in dem ich vor über dreißig Jahren schon einmal war. An mein Da-Sein vor der Kapelle konnte ich mich *erinnern*. Aber nicht an die Fahrt dahin. Das *wusste* ich nur. Weil ich mir erklären konnte, dass ich sonst damals nicht dahin gekommen wäre. Wissenschaftler verwenden in diesem Zusammenhang den Begriff der Autonoesis. Unserem „um das Selbst wissend“ (vgl. Siegel 2006, S. 29). Haben Sie schon einmal darüber nachgedacht, dass Sie gerade bemerken, dass Sie nachdenken? Genau das ist es. Der Mensch – sein Gehirn – kann über sich selbst nachdenken. Ich kann feststellen, dass ich mich erinnere. Ich bin mir meiner selbst bewusst. Meiner Situation. Meinem Verhältnis zu anderen. Kann reflektieren, wie andere mich sehen und erleben. Und ich weiß um zeitliche Abläufe meines Lebens. Dies stellt die zweite Facette der Autonoesis dar. Die Zeit. Subjektive Zeit. Als die (wahrscheinlich ausschließlich menschliche) Fähigkeit zum gedanklichen Spazierengehen in unserer Vergangenheit. In meiner persönlichen Lebensgeschichte. Oder Sie in Ihrem Lebensweg. Verbunden – und das ist ausschlaggebend – mit einem Gefühl *für mich, für sich selbst* im jeweilig erinnerten Moment. Damit existiert mein Selbst in meinem Bewusstsein. In der Vergangenheit. Subjektive Zeit. Somit stellt der Faktor „Zeit“ einen entscheidenden Wert für mein Selbst-Bewusstsein oder das „Bewusstsein meiner Selbst“ dar. Das für uns Selbstverständliche: ich weiß, dass es mich gibt. Gegenwart. Ich weiß, dass ich mich erinnere, dass es mich gegeben hat. Vergangenheit. Wie auch: dass ich mich in der Zukunft denken kann (vgl. Tulving 2006, S. 56). Vorausgesetzt: die zuständigen Bereiche meines Gehirns sind unversehrt und komplett vorhanden. Für die Prozesse der Autonoesis benötigen wir unsere Bewusstseins-Festplatte. Das Arbeitsgedächtnis. Mit einer verkümmernden Hirnrinde hinter unserer Stirn (Frontallappen), der frühen Zerstörung des Hippocampus und Teilen des Schläfenlappens bei dem Alzheimer Prozess hat es keinen Ort mehr für seine Arbeit. (vgl. Abb. 15)

Weiterführend:
Auf unser „semantisches autobiographisches Wissen“ können wir unabhängig von der Hippocampusfunktion zugreifen. Es bleibt länger erhalten, da es in Bereichen der Hirnrinde gespeichert ist, die erst später im Verlauf der Demenz betroffen sind (vgl. Seidl/Markowitsch/Schröder 2006, S. 297).

Abbildung 15: Überblick zum Arbeits-Gedächtnis (Teil des Kurzzeitgedächtnisses)

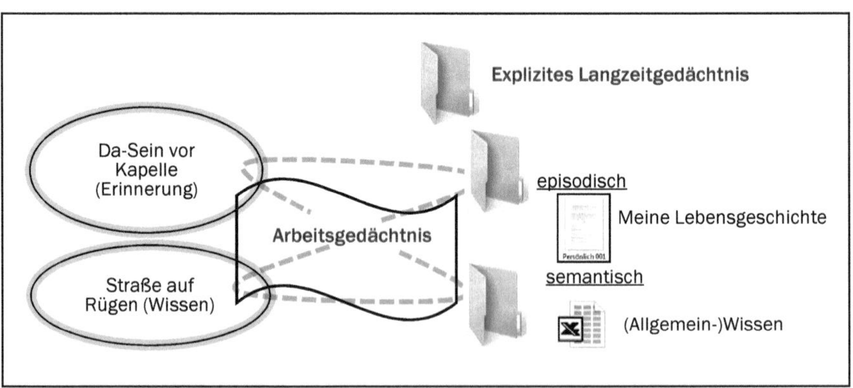

Die Basis des Bewusstseins meiner Selbst wird vernichtet. Und damit auch meine Möglichkeiten zur Selbstbestimmung. Womit wir zum Ausgangspunkt zurückkehren: Um zu wissen, was ich tun will – muss ich wissen, was ich tun will. Wir verfügen über ein Vermögen. Nämlich: entsprechend unserer Vorlieben und Neigungen (Präferenzen) unser Leben gestalten zu können. Bemerkenswerterweise scheint uns das wenig oder kaum bewusst zu sein. Sie haben sich heute Morgen Tee oder Kaffee gekocht? Woher wussten Sie eigentlich, welches Getränk es sein sollte? Selbstbestimmtes Handeln? Sicher. Weil Ihre Autonoesis funktioniert. Ihr Arbeitsgedächtnis. Es ließ Sie Kaffeebohnen oder Teebeutel zur Hand nehmen. Weil dies oder jenes Ihrer Vorliebe entspricht. Ihnen war klar, dass Ihr Verhalten ein Ergebnis mit sich bringt. Das von Ihnen bevorzugte Getränk. Vielleicht nahmen Sie sich aber auch die Freiheit, einmal das gewöhnlich weniger Favorisierte zuzubereiten. Sie hatten die Auswahl. Und trafen eine. Weil Sie sich und Ihre morgendliche Lust und Laune einschätzen konnten. Alles andere wäre Zufall. Sie hätten Kaffee getrunken, weil der schon gekocht dastand. Keine selbstbestimmte Entscheidung. Nicht in innerer wie äußerer Freiheit getroffen. Die auch abhandenkommt, wenn Ihnen Ihr Mann oder Ihre Frau Kaffee einschenkt. In der Annahme, Sie würden „doch jeden Morgen Kaffee trinken". Und wenn dann noch Ihr Sohn in die Küche kommt und Sie über die „dünne Plörre" schimpfen hört und sagt „Selber schuld", dann täuscht er sich. Sie konnten sich ja gar nicht selbstbestimmt für den Kaffee entscheiden. Heute hätten Sie doch viel lieber den ansonsten ungeliebten Tee getrunken (vgl. Pauen 2006, S. 169 ff.). (vgl. Abb. 16)

Abbildung 16: Faktoren für Selbstbewusstsein und selbstbestimmtes Handeln

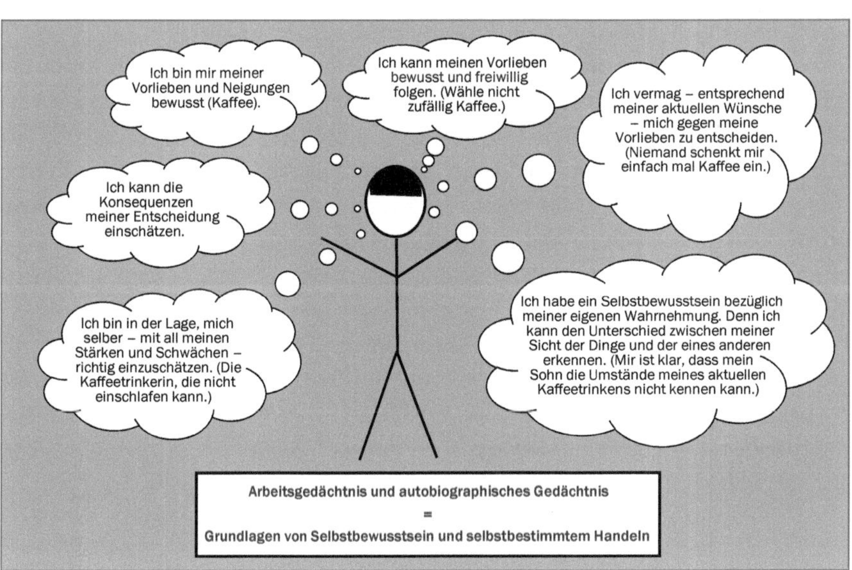

Bringen wir es auf den Punkt: Für selbstbestimmtes Handeln, für all die beschriebenen Variationen des Bewusstseins meiner Selbst (Selbstbewusstsein) benötige ich ein gesundes Gehirn. Wir Menschen sind auf das Vorhandensein eines reibungslos funktionierenden autobiographischen Gedächtnisses angewiesen.

Damit stehen wir vor der Schlussfolgerung, dass wir sehr früh von einem Verlust der Selbstbestimmtheit bei Alzheimer-Patienten ausgehen müssen. Weil es ihnen schwerfällt, zu wissen, was sie wollen. Weil sie kein Signal finden, was sie in vergleichbaren Situationen gewollt haben. Weil sie die Konsequenzen ihrer Handlungen nicht mehr überblicken können, sind ihre Handlungen auch nicht als selbstbestimmt einzuschätzen. Weil sie nicht abwägen können, was sie gerade tun. Oder lassen. Und dass sie damit überfordert sind, wenn wir sie in Entscheidungsfindungen einbeziehen wollen – spätestens ab dem Zeitpunkt, zu dem sie selbst die Folgen ihres Gehirnabbaus vor ihrer Umgebung nicht mehr verbergen können. Es also unübersehbar wird, dass „irgendetwas nicht mehr stimmt". Nehmen Sie bitte diese Quintessenz als eine grundlegende Regel.

Demenzerisch® verstehen. Das Ansinnen, sich in die Welt der Erkrankten hineinzuversetzen stellt eine Herausforderung dar. Rekapitulieren wir lediglich den bisherigen Gedankenlauf in diesem Kapitel, wird einmal mehr deutlich, wie differenziert unser Gehirn funktioniert. Und wie wenig – oder selten – wir uns im Allgemeinen darüber Gedanken machen. Es scheint alles – oder vieles – so selbstverständlich. Und doch macht sich jedes Mal eine umfangreiche Apparatur ans Werk, wenn ich im Restaurant vor der Speisekarte sitze und überlege, ob ich lieber Café Melange oder Rotwein heute Abend aussuche.

Für unseren Umgang mit den Betroffenen bringt dieses Wissen – um die sehr frühen Einbußen der Möglichkeiten zur Selbstbestimmtheit – jedoch entscheidende Konsequenzen mit sich (► Grundsäule 21). Weil ich meinen kranken Vater einfach überfordere, wenn ich ihm nahelege, dass er doch aufhören möge, Auto zu fahren. Oder meine Schwiegermutter versuche zu überzeugen, ob sie denn nicht doch einmal den Arzt aufsuchen will. Dafür müssten *sie* oder *er* nämlich eine selbstbestimmte Entscheidung treffen. Sicher spielen bei all den Weigerungen auch Ängste mit. Vor den Konsequenzen, vor dem Kontrollverlust. Aber wer sagt uns, dass diese Ängste in der Tiefe des Gefühls nicht genau aus diesem erlebten Verlust der Selbstbestimmtheit gespeist werden. Der Verlorenheit, in der ich mich bewege, wenn ich mich – mein lebendiges Wissen um mich selber –, mein Selbst-Bewusstsein verliere? Wenn ich nicht mehr weiß, was ich will.

3.2 Sind Demenzerkrankte wie Kinder?

Immer wieder höre ich von Menschen, die viel mit Demenzerkrankten zu tun haben, die Aussage „Die sind wie Kinder". Das stimmt – und stimmt nicht. Abwegig wird der Gedankengang, sobald dies auf respektlose Art und Weise erfolgt. Und zwar beiden Gruppen gegenüber. Dann nämlich, wenn „Kind" und das abwertende „kindisch" synonym verwendet wird. Korrekt ist dieser Satz, wenn wir ihn auf Fähigkeiten unseres Gehirns beziehen. Die Auswirkungen des Hirnabbaus verlaufen vermutlich analog zur kindlichen Hirnentwicklung. Nur umgekehrt. (vgl. Seidl/Ahlsdorf/Schröder 2007, S. 51). Unser demenzerkranktes Gegenüber zählt siebzig, achtzig oder neunzig gelebte Jahre. Und verfügt über Hirnreserven, die den Möglichkeiten von vierzehnjährigen oder achtjährigen, in schweren Fällen von Kleinkindern entsprechen. Folgende Zeilen zur kindlichen Hirnentwicklung sind beschränkt auf einige relevante Punkte. Ein Wachstumsprozess. Lesen Sie parallel bitte „rückwärts". Um in Ihrem Gehirn neue Verknüpfungen anzulegen. Der Zustand des Gehirns eines Kleinstkindes entspricht der Struktur schwer Demenzerkrankter.

Implizite Gedächtnisstrukturen stellt uns unser Gehirn bereits von Geburt an zur Verfügung. In diesen werden frühzeitig Anleitungen fürs (Über-)Leben eingespeichert. Lebenslänglich wirkend. Wenn auch für uns unbewusst. Als „mentales Modell" (Siegel 2006, S. 27). Wurde beispielsweise ein Baby vom Familienhund gezwickt, wird dieses Erlebnis als Erinnerung nicht bewusst abrufbar sein. Später kann sich möglicherweise jedoch eine Angst vor Hunden zeigen. Mentale Modelle stellen einen „wesentlichen Bestandteil des impliziten Gedächtnisses" (Siegel 2006, S. 27) dar. Somit entwickelt sich unser Gehirn beizeiten als „Antizipationsmaschine" (Siegel 2006, S. 27). Vorstellbar als eine Art Selbstgespräch unseres Gehirns: „Was mag passieren? Wie könnte ‚man' sich demgegenüber verhalten? Alle Anzeichen deuten darauf hin, dass gleich etwas passiert, was dem mentalen Modell X entspricht. Da treffe ich schon mal die entsprechenden Vorbereitungen." Das Gehirn versucht gleichsam, Vorkehrungen zu treffen, mit dem Rückgriff auf Ereignisse der Vergangenheit die Zukunft zu planen (vgl. Siegel 2006, S. 26 ff.). Auf keinerlei Art und Weise sind uns diese Vorgänge bewusst. Wir haben keinen Zugriff darauf. Halten wir fest: Unsere mentalen Modelle beeinflussen lebenslang unser Verhalten und unser Handeln im zwischenmenschlichen Bereich. Mein Agieren und Re-Agieren wird auch dann noch von meiner Biographie beeinflusst, wenn die Gehirnstrukturen (zur Bedienung) meines episodischen Gedächtnisses bereits vollständig zerstört sind. Ich kann nicht mehr selbstbestimmt handeln, aber doch von meinem Lebenslauf geprägt. Unbewusst. Ablaufende Zeit zu erfassen vermag das Gehirn überhaupt erst ab dem zweiten Lebensjahr. Die sich entwickelnden Hirnstrukturen liefern den Kindern auch erstmals die Möglichkeit, sich selbst als „Ich" wahrzunehmen (vgl. Siegel 2006, S. 28). Mindestens doppelt so alt muss das Gehirn für die Vorstellungsfähigkeit vom „Ich in der Zeit" werden. Dies betrifft auch die Realisierung aufeinanderfolgender Erlebnisse (vgl. Vandekerckhove/Markowitsch 2006, S. 328f.). Die Vertröstung auf „später", wenn Ihr knapp Zweijähriger sich momentan ein Eis wünscht, kann das Gehirn nicht verarbeiten. Für so kleine Kinder gilt das „Hier und Jetzt". Dass ein „Später" existieren könnte und – ganz wesentlich – *ich selber* darin auch, ist Zukunftsmusik. Wir alle können in unserem Gehirn folgenden Prozess ablaufen lassen: „Weil ich jetzt fünfzig bin, war ich vor drei Jahren siebenundvierzig Jahre alt. Seitdem bin ich drei Jahre älter geworden. Und wenn ich sechzig bin, werden noch einmal zehn Jahre vergangen sein." Wir können uns in der Zeit zurückversetzen und vorwärts setzen. Und: ich vermag dabei immer, mir mich selber vorzustellen. Ich sehe mich in der Zeit. Der kleine Junge und der demenzerkrankte Mann – im eben genannten Krankheitsstadium – verfügen über keine Verbindung zwischen eigenem Erleben und zeitlichen Zusammenhängen. Sie haben keine Zeit (► Grundsäule 22). Verfügt das Gehirn über die ausgebaute Fähigkeit, sich selbst in die Zukunft zu denken, dann kann es auch Selbstberuhigung leisten. Etwa so: „Das sind ja nur noch fünf Minuten, bis ich wieder bei Mama und Papa bin. Das halte ich schon aus."

Für dieses zunehmende Erfassen des abstrakten Faktors Zeit benötigt das kindliche Gehirn Rituale. Das „Wenn-Dann-Prinzip". Um Zeitfluss zu verstehen. Das Vorher-Nachher. Und so führt das entstehende Zeit-Gefühl bei Zwei- bis Dreijährigen zu „Erwartungen". Bestimmte Dinge müssen zu einer bestimmten Zeit passieren. In einer bestimmten Reihenfolge. Rituale geben Sicherheit. Ich kann mich darauf verlassen, dass nach dem langweiligen Zähneputzen das schöne Vorlesen im kuscheligen Bett auf mich wartet. Dabei stellen „Erwartungen" Zweijähriger hinsichtlich der abendlichen Zeremonie kein reflektiertes Bestreben dar. Das kann ihr Gehirn noch nicht leisten. Und das eines mittelschwer Demenzerkrankten nicht mehr. Doch gleichbleibende Abläufe bieten ihnen ebenfalls Sicherheit. Ein fünfjähriges Gehirn hat so viel Hirnstrukturen miteinander verknüpft und so viel Systeme entwickelt, dass es seinem Besitzer aktive Berichte über Erlebtes ermöglicht. Und doch müssen Regionen des Stirnlappens sich nochmals mindestens fünf Jahre lang weiter entfalten, bis das Gehirn eine Chronik anlegen kann. Also können Zehnjährige Erzählungen so gestalten, dass Erlebnisse zeitlich eingeordnet sind. (vgl. Siegel 2006, S. 31f.; Habermas 2006, S. 260; Vandekerckhove/von Scheve/Markowitsch 2006, S. 337)

Um uns andere Fähigkeiten zur Verfügung stellen zu können, benötigt unser Gehirn noch weitaus mehr Zeit. Die Wissenschaftler gehen davon aus, dass unser Gehirn erst im Lebensalter von sechszehn, zwanzig bis einundzwanzig Jahren vollständig entwickelt ist. Damit sind wir erst im jungen Erwachsenenalter zu einer differenzierten Selbst- und Fremdwahrnehmung in der Lage. Verfügen über ein gefestigtes Bewusstsein der eigenen Person. Können uns selbst in Beziehung zu anderen setzen. (vgl. Seidl/Ahlsdorf/Schröder 2007, S. 51) Erinnern Sie sich an die Fragestellung „Woher wissen wir denn, wie sich eine Fledermaus fühlt?". Einer solchen Empathie sind Gehirnstrukturen eines Vierzehnjährigen noch nicht gewachsen. Aber mit etwa Einundzwanzig schon. Abstraktes Denken wird möglich. Eine reflektierende Fähigkeit zur Bedürfnisaufschiebung. Unserem achtzehnjährigen Sohn – Führerschein-Neuling – räumen wir den Bonus des Vertrauens ein. Wenn er Samstagnacht mit dem Auto und Freunden „auf Tour geht". Auch wenn wir uns Sorgen machen: Sind die für Reflexion und Konsequenzen-Bedenken zuständigen Teile seiner Hirnrinde hinter Stirn und Schläfenknochen schon ausreichend genug entwickelt? Schätzt er sich selbst richtig ein? In dem Sinn: Bin ich eher ein mutiger Mensch oder doch etwas ängstlich? Glaubt unser Sohn, dass er eher unerschrockener sei, im Unbewussten aber doch zaghafter ist, kann dieser Widerspruch Reaktionen kompliziert werden lassen. Verzicht auf das mobile Gefährt. Die diesbezüglichen konstanten Ablehnungen demenzerkrankter Frauen und Männer wirken ebenso besorgniserregend für das Umfeld. Sie können auch immer weniger Gefahren einschätzen. Die beginnenden dementiellen Prozesse zerstören die Grundlagen im Gehirn. Entsprechendes Verhalten erweckt manchmal den Eindruck vom „Starrsinn". Der „Verantwortungslosigkeit". Mein Vater, der noch mit dem Auto zum Supermarkt fuhr und den Weg nicht mehr fand. Das hätte er doch bedenken können – oder wissen müssen –, dass das nicht mehr geht. Nein, konnte er nicht. Seine Gehirnstrukturen bot ihm nicht mehr die Substanz dafür. Unserem achtzehnjährigen Sohn räumen wir den Bonus des Vertrauens ein. Auch wenn wir uns nicht sicher sind und uns Sorgen machen, ob er schon über die ausreichende Reife verfügt. Geben wir doch Demenzerkrankten zumindest den Bonus, dass sie nicht verantwortungsbewusst verantwortungslos handeln.

Gehen wir noch einmal zurück zu den jüngeren Gehirnen. Dreijährige, Zehnjährige überschätzen sich (manchmal). Ihrem Gehirn fehlen unter anderem passende Vorerfahrungen. Wir gestehen Kindern in bestimmten Lebensabschnitten zu, sich auszuprobieren. Unser vorausschauendes Gehirn – von uns nicht Demenzerkrankten – ahnt manchmal bereits im Vorherein, dass „Das wohl nicht gut gehen" wird. Doch alle von uns würdigten unisono die Leichtigkeit des Dreijährigen, seiner augenblicklichen Lust auf den „Hundeausflug" mit der ihm fremden Tante nachzugehen. In der abendlichen Dunkelheit. Auch wenn er alsbald wieder umkehrte. Stellen wir uns ebenso darauf ein, dass demenzerkrankte Menschen die Folgen ihrer Absichten nicht mehr überschauen können. „Dürfen Demenzerkrankte sich noch ausprobieren?" Das Recht auf Lebensrisiko.

3.3 Die verlorene Identität – Das schwankende Gleichgewicht

An dieser Stelle komme ich zurück auf unsere Grundsäule 9: „Wir Menschen tun viel oder alles dafür, um unsere Identität zu bewahren. Auch wenn dies uns gar nicht immer so richtig bewusst ist.“ Damit diese Beschützung gelingen kann, stellen unser Pool der „Strategien aus dem Repertoire gesellschaftlich akzeptierter menschlicher Verhaltensweisen“ (oder „das Schmieröl fürs menschliche Dasein“) die mehr oder geheime Vorratskammer dar. Um doch irgendwie zurechtzukommen. All diese Gedanken kennen Sie aus unseren Überlegungen zu „unserer Welt“ (Kapitel 1.3). In diesem traf ich ebenfalls die Aussage, dass eine Demenzerkrankung die „Tischbeine unserer Identität zerstört“. Die betroffenen Frauen und Männer versuchen mit all ihren Energien, diesen bedrohlichen Vorgängen etwas entgegenzusetzen. Die Kontrolle zu behalten. Sich noch „wirksam“ fühlen zu können. Wenigstens ein bisschen. Und das auch mit Hilfe unseres Pools des „Schmieröls fürs menschliche Dasein“. Schauen wir uns das an.

Gerade zu Beginn ihrer Erkrankung ist es den Betroffenen noch möglich, unsere geläufigen und gemeinschaftlich anerkannten Strategien („Schmieröl fürs menschliche Dasein“) relativ perfekt und effizient einzusetzen. Auch und gerade mit der Strategie des *Fassadenverhaltens.* Sie erinnern sich an dessen Motive: Wir geben uns ungern eine Blöße und wir möchten unser Gegenüber nicht verletzen. Wobei letzteres – auch im Sinne bewusster kleiner Notlügen – Demenzerkrankten relativ früh nicht mehr möglich ist. Wie Sie wissen, fehlen ihrem Gehirn alsbald Strukturen, die für reflektiertes (zielgerichtetes) Handeln notwendig sind. Der Aspekt des Selbstschutzes funktioniert sowohl im frühen Krankheitsstadium als auch vielfach im fortgeschrittenen Krankheitsverlauf. Spezifisch für letztere Phase ist das Verwenden von Floskeln oder sprachlichen „Allgemeinplätzen“. Damit überspielen sie häufig die für sie fatalen Situationen, auf konkrete und/oder einfache Fragen keine Antworten zu finden.

So konnte beispielsweise Frau Dietrich nicht weiterhin allein in ihrer Wohnung leben, da es ihr nicht mehr möglich war, den Alltag – Haushalt, finanzielle Angelegenheiten, Körperpflege usw. – allein bzw. mit Unterstützung ambulanter (gerontopsychiatrischer) Dienste zu bewältigen. Es wurde eine städtische Betreuungsstelle eingeschaltet, um die gesetzliche Betreuung einzuleiten. Frau Dietrich war eine gebildete Dame mit einer bürgerlichen Vergangenheit, deren Mann eine leitende Funktion in einem bekannten Großkonzern eingenommen hatte. Bei gesellschaftlichen Anlässen oder im privaten Umfeld ein Gespräch zu beginnen bzw. in Gang zu halten, kluge Konversation zu betreiben, stellten eine gut ausgeprägte und gern ausgeübte Begabung und Fertigkeit von ihr dar. Die konkreten Fragen der sie besuchenden Mitarbeiterin der Betreuungsstelle konnte Frau Dietrich nicht beantworten. Es gelang ihr jedoch – jeweils ausweichend – eine flüssige allgemeine Konversation zu betreiben, sodass sie einen orientierten, geistig aktiven Eindruck erwecken konnte. Mit der Konsequenz, dass eine gesetzliche Betreuung als nicht angezeigt befunden wurde. Auch die – nicht unerfahrene – Mitarbeiterin der Betreuungsstelle war von Frau Dietrichs Kompetenzen im Aufrechterhalten einer sozialen Fassade überrumpelt worden. Über den tatsächlich vorhandenen Abbau der kognitiven Fähigkeiten hinweg. Ist das nicht bewundernswert?

Und Frau Hofer, Bewohnerin eines Pflegeheimes, deren Demenzerkrankung langsam in das letzte Krankheitsstadium eintrat. Sie konnte zwar noch intuitiv auf die Frage, ob sie schon zu Mittag gegessen habe, mit „Ja" reagieren. Dem Nachhaken, was es denn gegeben hätte, wich sie jedoch mit einem herrischen „Das geht Sie gar nichts an!" aus. Auch sie wahrte ihre Fassade mit dem Trick „Angriff ist die beste Verteidigung". Um nicht zugeben zu müssen, dass sie sich an das zehn Minuten zurückliegende Ereignis nicht erinnern konnte. (vgl. Schwerdt/Tschainer 2002, S. 211) Frau Hofers Reaktion bietet übrigens ein gutes Beispiel dafür, dass wir in Begegnungen mit den Demenzerkrankten immer wieder auch Situation erleben, in denen sie uns überraschen mit Schlagfertigkeit, Mutterwitz oder Esprit.

Situationen zu vermeiden – darauf richten demenzerkrankte Frauen und Männer gerade zu Beginn der Zerstörung ihres Gehirns viele ihrer Kräfte. Auch hier intuitiv. Geprägt von der Angst, bisher „normale" Konstellationen nicht zu bewältigen. Sich nicht adäquat verhalten zu können. Abhängig von individuellen Ressourcen werden Vermeidungsstrategien auch im mittleren Krankheitsstadium weiter angewandt. Immer wieder berichten mir so beispielsweise Mitarbeiterinnen oder Mitarbeiter von Tagespflegeeinrichtungen oder Pflegeheimen, dass die demenzerkrankte Frau X. oder der demenzerkrankte Herr Y. sich weigern würden, bestimmte „Beschäftigungsangebote" auszuführen. Sei es das Gedächtnistraining. Weil auffallen könnte, was man alles nicht mehr weiß. Sei es der Sitztanz. Weil man sich partout die Reihenfolge der Bewegungen nicht mehr merken kann. Sei es beim Basteln des Osterschmuckes. Weil man Angst hat, zu versagen. Auch und gerade vor seinen eigenen Augen. War man doch früher „berühmt für seine Akkuratesse". Wie in unserer Welt besteht eine von den Betroffenen relativ oft angewandte Vermeidungsstrategie in der Verwendung „fauler Ausreden". Ich erwähnte *unsere* sprachliche Gewandtheit bei solchen Gelegenheiten? Ausführliche Entschuldigungen. Manchmal auch nur die knappe Erklärung, dass wir müde seien. Dem von einer (fortgeschrittenen) Demenz zerstört werdenden Gehirn geht die Wortgewalt zunehmend verloren.

Im Gegensatz zu anderen Strategien lässt eine Demenzerkrankung das *Bagatellisieren* relativ früh an Grenzen geraten. Der Grund liegt im Verlust des Selbst-Bewusstseins. Der Autonoesis. So kann das zunehmend abgebaute Gehirn sich auch nichts mehr selber mitteilen. Zum Beispiel, dass es selber erkrankt ist. Damit geht die Möglichkeit zu dem – auf Reflexionsfähigkeit beruhende – Akt des Verharmlosens verloren.

Weiterführend:
Nach allen Erfahrungen sollten wir davon ausgehen, dass Menschen mit einer beginnenden Demenzerkrankung die Veränderungen als erste wahrnehmen. Eine Schwierigkeit besteht darin, dass sie einerseits unter den zunehmenden Bedrängnissen bewusst und empfindlich leiden. Andererseits sind dementielle Erkrankungen vielfach durch einen schleichenden Beginn gekennzeichnet. Mit allmählichen, kaum merkbaren Veränderungen. Die ersten feinen Symptome bieten also auch gute Möglichkeiten für die Strategie des Bagatellisierens. Vielfach wird der bange Gedanke „Kriege ich jetzt eine Demenz?“ damit eben weggeschoben. (vgl. Schwerdt/Tschainer 2002, S. 204; Tschainer 2002a, S. 31). Bis irgendwann die Fähigkeit zu dieser „Selbst-Erkenntnis“ erloschen ist. (Wobei auch hier der Grundsatz gilt, dass alle zum Thema Demenz aufgestellten Regeln Ausnahmen haben. Durch das gewachsene Bewusstsein zum Thema Demenz suchen inzwischen immer wieder – insbesondere jüngere – Erkrankte relativ früh medizinische Hilfen zur Abklärung ihrer Symptome hinsichtlich einer Beeinträchtigung der geistigen Leistungsfähigkeit.)

Wie bereits erwähnt: zu Beginn – und bis in den mittleren Krankheitsverlauf hinein – beherrschen viele demenzerkrankte Frauen und Männer *Kompensation* in faszinierender Art und Weise. Manches Mal jedoch sehr zum Leidwesen ihrer Umwelt.

Nehmen wir Frau Moser. Eine alte – noch zu Hause lebende – Dame, die bei der Morgentoilette von Mitarbeitern des Pflegedienstes Unterstützung bekommen sollte. Doch Frau Moser macht den Pflegekräften immer schon am frühen Morgen vollständig angekleidet die Tür auf. Steif und fest behauptend, dass sie sich schon selbst gewaschen und frisch angezogen habe. Natürlich können wir nie wissen, ob das nicht tatsächlich der Wahrheit entsprach. Doch gehen wir hier davon aus, dass Frau Moser zur Bewältigung des morgendlichen Rituals tatsächlich nicht mehr allein in der Lage war. Dann bleibt stehen, dass sie ziemlich einfallsreich agierte. Und sich so der peinlichen Situation, als erwachsene, gestandene Frau nackt im Bad von einer ihr fremden Person beim Waschen oder Duschen Hilfe zu bekommen, entzog. Eine clevere Kompensation. Frau Moser vermochte mit ihrem Vorgehen auch die Fassade aufrechtzuerhalten. Zu zeigen und zu belegen, dass sie doch allein „noch ganz gut klarkommt“. Das Einschalten eines Pflegedienstes durch ihre Kinder absolut unnötig sei. Oder was denken Sie in Ihrer „normalen“ Welt? Wenn Ihnen Ihre Nachbarin – auf Ihr Klingeln hin – um 7.30 Uhr komplett und sauber angezogen, einigermaßen frisch aussehend die Tür öffnet. Kämen Sie auf die Idee, dass da jemand zur Morgentoilette nicht mehr in der Lage ist? Frau Mosers perfekte Kompensation.

Weiterführend:
Eine ähnliche Bewältigungsstrategie dürfte auch bei den Erkrankten anzutreffen sein, die sich gleich in ihrer Tages-Kleidung schlafen legen. Denn: wenn ich mich abends nicht

ausziehe, muss ich mich morgens nicht anziehen. Damit kann ich vermeiden, inkorrekt gekleidet zu sein. Weil ich als Erkrankte, deren Demenzprozess schon etwas länger läuft, irgendwie bemerke, dass ich nicht mehr in der Lage bin, meine Kleidung in der richtigen Reihenfolge anziehen zu können. Das ermöglicht mir auch, die Fassade vor mir selber zu bewahren. Genauso gut kann der Grund für dieses „Voll-bekleidet-schlafen-Gehen" im Bedürfnis nach Konfliktvermeidung liegen. Auch das *unbewusst:* „Ich bin ordentlich angezogen. Also wird niemand schimpfen."

Die Strategie der *Projektion* kennen wir von Frau Schubert. Es kann (darf) nicht sein, dass man von ihr denken könnte, dass mit ihrem Gehirn etwas nicht mehr stimmt. „Alt und deppert?" *Sie* ist das nicht! Also beschuldigt sie andere. „Man hat *sie* bestohlen!" Und dies umso vehementer, je mehr Frau Schubert tief in ihrem Inneren ahnt und weiß, dass sie tatsächlich bedroht ist von diesem geistigen Abbau. Beziehungsweise, dass dieser schon im Gange ist. Sie selber ist dieser Erkenntnis, dieser beängstigenden Ahnung, doch laufend ausgesetzt. Kommt nicht umhin, tagtäglich zu bemerken, wie ihr die Kontrolle über ihren Alltag zunehmend entgleitet. Und *dies* will/kann sie auf keinen Fall wahrhaben. Zumindest noch nicht. Wehrt sich mit allen ihr zur Verfügung stehenden Mitteln gegen diesen unheimlichen Prozess. Versucht ihre Identität, ihr Selbstbild der korrekten, zuverlässigen, tadellosen Marianne Schubert zu bewahren. Zu beschützen. Zu retten. Eine Demenzerkrankung beschädigt die Stabilität des Identitäts-Tisches, sobald eine oder mehrere der Säulen porös werden oder gar wegknicken. „Uns schwankt der Boden unter den Füßen." Das ist Demenz. (vgl. Abb. 17)

Bitte denken Sie daran, dass unsere Identität gleichermaßen auf dem Bild beruht, das andere von uns haben. Kritische, abwertende Zuschreibungen bringen uns ins Wanken. Vermitteln uns im schlechtesten Fall das Gefühl, nicht mehr dazuzugehören. Frau Schubert haben wir gerade auf den Kopf zugesagt, dass sie wohl ver-rückt wird. Zwar anders formuliert. Aber das ist die Botschaft.

Eine Demenzerkrankung beraubt die Betroffenen zunehmend der Verwirklichung der beiden existenziellen Bedürfnisse nach Wirksam-Sein und Dazu-Gehören. Ein unerbittlich verlaufender Entzug der Macht über mein Leben. Vielleicht können wir uns so das Lebensgefühl demenzerkrankter Frauen und Männer vorstellen. Ohnmacht und Kontrollverlust stellen somit zentrale Themen dar. Dazu kommt das Erlebnis des Ausgegrenzt-Seins. Nach allem was wir wissen, müssen wir davon ausgehen, dass die Betroffenen sich als zunehmend fremd in der sie umgebenden Welt erleben. Die sie sich immer weniger erklären können. Und immer weniger (er-)kennen. Wir können uns das ein bisschen so vorstellen, dass man sich bei sich selbst – innerlich wie auch äußerlich in seinen eigenen vier Wänden – nicht mehr zu Hause fühlt. Identitätsverlust als Verlust des Status der Hausherrin oder des Hausherrn. Erinnern Sie sich: Lassen Sie sich gern aus Ihrem Haus (Ihrer Wohnung) vertreiben?

Abbildung 17: Der Mensch im Un-Gleichgewicht – Lebensgefühl Demenz

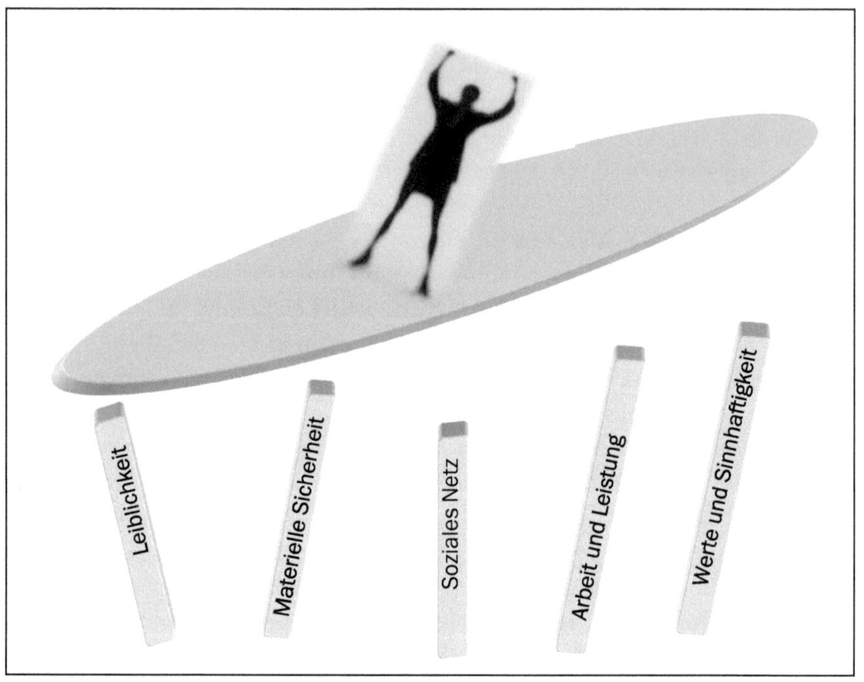

Unseren „klaren Kopf" zum Nachdenken zerstört eine Demenzerkrankung. Frau Schubert kann das Verhalten der Anderen nicht mehr so gut einschätzen. Sich schlechter anpassen. Ist selber auch immer weniger berechenbar. Wir haben „im Kopf", dass eine Demenzerkrankung die Alltagsfähigkeiten reduziert, zerstört. Doch noch etwas sollte sich in unserem Bewusstsein festsetzen. In welcher Tiefe und Schärfe die Grundlagen der Persönlichkeit „angekratzt", vernichtet werden. In all ihren Feinheiten. Dementsprechend: In unseren Begegnungen mit demenzerkrankten Frauen und Männern haben wir mit Menschen zu tun, die in einer seelischen Krise stecken. Umgangssprachlich: Sie stehen unter Stress. Chronisch. Ohne dass wir auch nur irgendwie an einem der Tischbeine gesägt oder gekratzt hätten. Also auch, wenn *wir* alles richtigmachen. Der – zunehmende – Verlust der Identität, der Selbstwirksamkeit und des Dazugehörens allein reichen aus. Für das Lebensgefühl der Krise. (► Grundsäule 23)

In glücklichen Fällen vermögen wir existentielle Bedrängnisse – auch Identitätskrisen – als Chance zu nutzen. Können in unserer Persönlichkeitsentwicklung wachsen. Gehen gestärkt aus Wendepunkten unseres Lebens heraus. Doch dafür benötigen wir unseren Verstand. Die Fähigkeit zu einer angemessenen Bewertung der Situation. Zu planerischem Denken. Zum Hilfe-Holen. Um es kurz zu machen: zum Krisenmanagement. Wir, die wir nicht an einer Demenz erkrankt sind, verfügen über diese Fähigkeiten. Zugegeben – in unterschiedlichem Maße. Wir sind ausgestattet für Reflexion. Können damit auf Ursachen-Suche gehen. Warum es gerade so aufreibend, bedrückend und unlenkbar ist. Darauf aufbauend vermögen wir Überlegungen anzustellen, wie wir aus einer Notlage – ob selbst hervorgerufen oder nicht –, wieder herauskommen. Einfach, wie wir die Krise bewältigen können. Vermögen uns an Handlungsstrategien zu erinnern. Mit deren Hilfe wir bereits früher einmal schwierige Lebenssituationen konstruktiv meistern konnten. Und damit können wir auf diese zurückgreifen. Vergegenwärtigen uns unsere Kompetenzen und unsere Stärken. Sprechen uns Mut zu. Falls wir gerade sehr ehrlich sind. Und besonders mutig. Dann vergegenwärtigen wir uns sogar, dass wir nicht immer perfekt sein können. Dass es Situationen in unserem Leben gibt, in denen die Dinge anders laufen. Entgegen dem, wie wir es uns gewünscht hätten. Denken über „Ideales Selbst" und „Reales Selbst" nach. Der Mensch, der ich faktisch bin sowie mein vollendetes Wunschbild von mir. Und nähern beide etwas an. Erlauben uns, auch einmal nicht perfekt zu sein. Was wiederum mit *Akzeptanz* im Zusammenhang stünde. Je besser mein *Idealbild* von mir und mein *tatsächlich durchs Leben laufende Ich* übereinstimmen, desto höher ist meine Lebenszufriedenheit. Desto sicherer meine Identität. Desto besser bin ich gerüstet zur Bewältigung desaströser Momente. Doch auch diese Integration von Wunsch und Wirklichkeit bedarf eines gesunden Gehirns.

Denken wir noch einmal an Frau Schubert. Sie wissen inzwischen um ihre Persönlichkeitsstruktur. Geprägt davon, in komplizierten Situationen sehr schnell „mit Angriff" zu reagieren. Und Sie wissen auch, dass wir „anderen Nachbarn, Patienten oder Bewohnern" begegnen, die sich ganz anders verhalten. Auch in schwierigen Momenten. Leise, zurückhaltend. Vielleicht mit einem entschuldigenden Lächeln. Verschiedene Charaktere. In der Praxis begegnet mir diesbezüglich die Kurzformel der „lieben Demenzkranken" und der „aggressiven Demenzkranken". In der Regel kommen wir, die wir mit Demenzerkrankten zu tun haben, mit defensivem, sich zurückziehenden Verhalten müheloser zurecht. Schwieriger wird es, wenn wir die Betroffenen als streitbar, herausfordernd erleben. In eskalierende Situationen geraten.

Kapitel 4
Demenzerisch® verstehen III – selbstschützendes Verhalten

„Das macht auch Angst, wenn die so aggressiv sind." Oder: „Das machen die mit Absicht."

Herr Winter, 76 Jahre alt, lebt seit kurzem in einer ambulant betreuten Wohngemeinschaft. Eine spezialisierte Einrichtung für zwölf Demenzerkrankte. In einer wohnlichen, familiären Atmosphäre. Fürsorglich von professionellen Mitarbeitern begleitet und gepflegt. Nachmittags sitzen Bewohner und Betreuerinnen immer wieder einmal zusammen, um nach dem Kaffeetrinken gemeinsam zu singen. Herr Winter, ein gepflegter Herr mit höflichen Umgangsformen. Berufsleben als Jurist. Nun hat er sich – mit seiner mittelschweren Demenzerkrankung – gut in die Wohngemeinschaft eingefunden. Es gibt nur ein Problem. Welches die Leitung des Teams so beschreibt: „Wir haben einen Bewohner, der ist so aggressiv. Der wirft sogar mit Möbelstücken." Sie spricht von Herrn Winter.

Sie kennen das. Oder Sie haben schon einmal davon gehört. Eskalierende Situationen in der Begleitung, bei der Versorgung und Pflege demenzerkrankter Patienten oder Bewohner. Im Alltagskontakt. Die Situation sei nicht mehr tragbar. Immer geht es um Umstände, in denen die Dinge aus dem Ruder laufen. Die eine Seite als streitsüchtig, böse, gar körperlich attackierend erlebt wird. Die andere sich überfordert fühlt und sich nicht mehr zu helfen weiß. Da verweigert sich ein älterer Herr in der U-Bahn der Fahrkartenkontrolle, um zu guter Letzt die beiden prüfenden Mitarbeiter übelst und äußerst lautstark zu beschimpfen. Anzeigen wegen Diebstahl im Kaufhaus oder Supermarkt führen zu körperlichem Gerangel, weil die vermeintlichen Langfinger versuchen zu flüchten. Die Patientin im Krankenhaus zieht sich alle Schläuche und versucht wegzulaufen. Solange, bis man sie mit Gurten im Bett fixieren muss. Die Bewohnerin im Pflegeheim setzt sich gegen die Körperpflege zur Wehr. Auch indem sie die Pflegekraft kratzt. Beißt und bespuckt. Eine alte Frau – Bewohnerin einer gerontopsychiatrischen Wohngruppe – bedroht Mitbewohner und Mitarbeiter mit ihrem Krückstock. Mit diesem schon auch einmal lautstark auf einen umherstehenden Tisch einschlagend. Zu Hause die demenzerkrankte Mutter – eine bisher liebenswürdige herzliche alte Dame –, plötzlich gibt sie ihrer Tochter eine Ohrfeige. Als sich praktische Hilfe bei der Körperpflege im Bad nicht mehr umgehen lässt. Herr Winter wirft gar mit Möbelstücken.

Um es vorwegnehmend noch einmal deutlich zu sagen: dies sind extrem Beispiele. Sie stellen nicht die Regel dar. Doch genau diese und viele vergleichbare Situationen werden von allen, die mit den Erkrankten zu tun haben, als besonders herausfordernd erlebt. Um das Verhalten der demenzerkrankten Frauen und Männer besser verstehen – und damit angemessene und wirksame Reaktionen – finden zu können, benötigen wir erneut Wissen zu spezifischen Funktionsweisen unseres Gehirns. Dessen Architektur beeinflusst entscheidend unser Verhalten. Auch bezüglich sich zuspitzender Momente.

4.1 Eskalation und Aggression

„Das ist die, die immer gleich in die Luft geht." „Manche reagieren einfach schneller aggressiv als andere." Wie steht es um die Korrektheit solcher Aussagen? Erstere trifft zu. Letztere ist widersinnig.

Konflikte gehören zu unserem Leben erst einmal dazu. Ihr Ausgangspunkt stellt die Existenz zweier Fraktionen dar (Einzelpersonen oder auch Gruppen). Die jeweils etwas Unterschiedliches wollen. Oder denken, fühlen, wahrnehmen. Oder sich vorstellen. Das kann die nächste Urlaubsplanung betreffen. Meine Idee ist, an die Ostsee zu fahren und dort ein Ferienhaus zu mieten. Mein Mann will jedoch ins Hotel. All inclusive auf Mallorca. Der Begriff „Konflikt" erfasst das Zusammentreffen zweier verschiedener Interessen. Das ist vorerst eine neutrale Tatsache. Hotel und Mallorca. Ostsee und Ferienhaus. Beide Varianten existieren. Das allein führt noch nicht zu einer Eskalation. Dazu bedarf es einer Steigerung. (Eskalation geht auf das lateinische escendo zurück. Übersetzbar mit „hinauf-, emporsteigen"). Nämlich durch das Handeln der Parteien. (Ich buche und bezahle das Ferienhaus.) Eskalation entsteht, wenn die eine Fraktion das Tun oder Lassen der anderen Seite als *Beeinträchtigung* erlebt. Das kann Ziele betreffen. Wie auch Interessen, Gefühle oder Vorstellungen. Vielleicht gehen Ihnen gerade selbst Beispiele aus Ihrem Alltag durch den Kopf, bei denen unterschiedliche Ideen zweier Personen einfach nicht zu vereinbaren waren. Und im Versuch der einen Seite, sich durchzusetzen, die andere sich brüskiert, verletzt, nicht ernst genommen fühlt. Letztendlich entstehen aus in der Sache natürlichen Verschiedenheiten – wir sind nun einmal „normale" Menschen – eskalierende Situationen. Konflikte gehören zu unserem Alltag dazu. Vielfach lassen sie sich gut lösen. Finden wir Kompromisse. Doch in manchen Situationen oder mit manchen Menschen kommt es zum Eklat. Eine entscheidende Rolle, welchen Weg wir im Konfliktfall an der Kreuzung zwischen Kompromiss oder Eskalation nehmen, spielt unser Selbstbild. Korrekt ausgedrückt müsste es heißen: welchen Weg *unser Gehirn* uns nehmen lässt. Denn unsere neuronalen Netzwerke bewahren bestimmte „innere Bilder" auf. Wie wir uns selber sehen. „Gemalt" wird dieses Bild – auch dazu machten wir uns bereits Gedanken –

vom Tag unserer Geburt an, teilweise wohl auch schon davor (pränatal). Womit wir wieder beim „Selbst-Bild“ und den „Mentalen Modellen“ angekommen wären. Diese Prägungen unserer Hirn-Netzwerke stellen uns ein bestimmtes Bild für den Rest unseres Lebens zur Verfügung. Unbewusst wirkend. Zumindest solange wir sie uns nicht bewusstgemacht haben. Dann lassen sich diese Bilder auch – teilweise – übermalen.

Die spannende Frage ist, wie es zu diesen inneren Gemälden kommt. Die Psychologie entwickelte dazu die sogenannte „Bindungstheorie“. Verknüpfen wir diese mit der Welt der Hirnforscher. Ein positives Selbstbild werden wir „im Gehirn haben“, wenn wir eine sichere Bindung in Kleinkindtagen erleben konnten. „Positiv“ meint in diesem Zusammenhang meine Überzeugungen zu meiner Person. Nämlich, dass ich über Handlungskompetenz verfüge. Fähigkeiten besitze, meine Umwelt, mein Leben aktiv zu gestalten. Und dass ich wichtig (bedeutsam) für andere, für meine Umgebung bin (vgl. Hüther 2005b, o. S.). Es klingt überraschend. Meine Selbstsicht entscheidet sich in meinen ersten Lebensjahren. Und zwar am Vorhandensein und Verhalten einer sogenannten „primären Bezugsperson“. Häufig ist dies die Mutter. Oder auch der Vater des kleinen Kindes. Möglich sind jedoch auch Andere. Maßgebend ist, dass überhaupt eine Person als verlässliches Gegenüber vorhanden ist. Und entsprechend agiert. (vgl. Tschainer 2014b, S. 7).

Weiterführend:
Eine optimale Besetzung der primären Bezugsperson stellt ein Mensch dar, der seinerseits über Bindungsfähigkeit verfügt. Die nordamerikanische Entwicklungspsychologin Mary Ainsworth entwickelte diesbezüglich das Konzept der „Feinfühligkeit“. Menschen mit dieser Fähigkeit verhalten sich ihrem Kind gegenüber vom Tag seiner Geburt an auf eine bestimmte Art und Weise. Sie nehmen die Signale des kleinen Lebewesens mit „großer Aufmerksamkeit und ohne Verzögerung“ wahr. Können diese aus dessen Perspektive „richtig deuten“ (das Baby weint, weil ihm langweilig ist und nicht weil es Hunger hat). Und reagieren „angemessen“. Und dies auch noch in einer – für das Kind – altersentsprechenden „Frustrationszeit“. (vgl. Ruppert 2005, S. 36). Fehlt ein feinfühliges Gegenüber in meinen ersten Lebensjahren, ermöglicht das Vorhandensein anderer adäquater Bezugspersonen bis in die Adoleszenz hinein in meinem Gehirn ein positives Selbstbild zu verankern.

Nach knapp zwei Lebensjahrzehnten sind die entsprechenden Netzwerke erst einmal relativ fest ausgeprägt. Die neuronalen Verschaltungen bauen sich so zusammen – das Bild wird so gemalt –, dass ich mich als ein Mensch sehe, der „eine Chance hat“. Mein Gehirn kann eine Frustrationstoleranz entwickeln, ich fühle mich ernst genommen. Konnte erleben, dass meine Bedürfnisse wichtig sind. Dass ich etwas bewegen (gestalten) kann, weil meine Mutter für mich richtig reagierte, als ich weinte. Im weiteren Verlauf meines erwachsenen Lebens werde ich komplizierte, konflikthafte, stressbeladene Situationen als (spannende) Herausforderung erleben. Fehlte mir genau dieses „feinfühlige Gegenüber" in den ersten Monaten und Jahren meines Lebens, passen sich die entwickelnden Netzwerke in meinem Kopf an eine andere Art der Benutzung an. Belastungen werden von unserem Gehirn als unüberwindlich interpretiert. Weil immer wieder die Erfahrung gemacht werden musste, dass eigenes Handeln keine Möglichkeit einer Lösung mit sich bringt. Meine Gehirnzellen haben sich so verschaltet, dass mein Selbstbild den Titel trägt: „Ich habe doch sowieso keine Chance. All meine Bemühungen führen doch zu Nichts! Ich kann mir noch so viel Mühe geben, es ist immer nicht genug". Weil alle (bisher) erworbenen Reaktionen und Strategien kontinuierlich zum Scheitern führten. (vgl. Hüther 2001, S. 5 ff.)

Weiterführend:
All mein Lärmen und Weinen in Babytagen brachte keine Befriedigung meiner Bedürfnisse. Schreiende Langeweile wurde eben doch als rufender Hunger interpretiert. Bauchweh übersehen und in die Abteilung „schlechte Laune" abgetan. Als Kleinstkind wurde ich gefragt, ob ich lieber Schokoladen- oder Himbeereis will, obwohl meinem Gehirn Entscheidungen noch gar nicht möglich waren. Und der abendliche ungebärdige Zorn, weil ich vorgeblich nicht ins Bett wollte, erhielt keine Grenzen gesetzt.

Mein Gemälde heißt „Nicht-Wirksam-Sein" und „Nicht-Wichtig-Sein". Schwierige Situationen, Konflikte werden zu „unkontrollierbaren Stressreaktionen" (Hüther 2001, S. 8). Statistische Erkenntnisse der Bindungsforschung besagen, dass in Deutschland ungefähr die Hälfte der Einwohner über eine Gehirnprägung verfügt, die sich als „sicherer Bindungstyp" einordnen lässt (vgl. Tschainer 2014b, S. 8; Brisch 2017, o. S.). Das bedeutet, dass ein großer Teil unserer Mitmenschen mit Gehirnstrukturen lebt, welche ihnen schwierige Situationen rasch als unüberwindliche Hindernisse erscheinen lassen. Weil sie sich in Konfliktsituationen als chancenlos erleben müssen oder sich gleich angegriffen fühlen. Der andere Teil – der mit dem „wirksamen Selbstbild" – erlebt schwierige Situationen als bewältigbar. Besser gesagt: unser Gehirn schlägt *automatisch* den Weg des neugierigen „Wie kann ich das glücklich lösen?" ein. Meldet mir automatisch „Das schaffst Du schon!".

Für beide Gruppen gilt jedoch: In jedem Fall einer schwierigen Situation in unserem Alltag oder Leben produziert unser Gehirn erst einmal ein Gefühl. Angst. Das ist ganz natürlich. Wie wir dann mit dieser Bangigkeit umgehen, hängt von unserer Datenbank im Kopf ab. Gespeichert in evolutionsgeschichtlich jüngeren Teilen des Gehirns. Existiert dort die Datei „Ich habe eh' keine Chance.", bleibt die Angst als zentrales Moment bestehen. Dann übernimmt das System der Selbsterhaltung. Mit dem wir recht archaisch versuchen, unsere Angst zu bewältigen. Es basiert ebenfalls auf Netzwerken in unserem Gehirn.

Evolutionsgeschichtlich alte Bestandteile. Wir teilen sie mit allen Säugetieren. In existenzbedrohlichen Situationen übernehmen sie – automatisch – die Regie über unser Verhalten. Und verfügen über drei Regie-Anweisungen: Kampf, Flucht, Erstarrung („Totstellen"). Das Trio der Selbsterhaltung. (vgl. Reddemann/Dehner-Rau 2004, S. 30)

Weiterführend:
Mit einem Beispiel aus der Tierwelt können wir uns diesen Mechanismus vergegenwärtigen. Vielleicht haben Sie schon einmal eine Dokumentation im Fernsehen über Löwen gesehen. Die Weiten der Savanne, das königliche Raubtier schleicht sich an eine Antilopen-Herde ran. Eines der Tiere entfernt sich unvorsichtigerweise etwas von den anderen und wird erkennbar als auserkorene Beute. Das zarte Geschöpf reagiert mit Flucht – die Option des Kampfes, der körperlichen Verteidigung macht bei den biologischen Kräfteverhältnissen natürlicherweise keinen Sinn. Eine wilde Jagd beginnt. Stehen die Chancen für die Antilope schlecht, kommt der Löwe immer näher und näher, können wir beobachten, dass das gejagte Tier plötzlich wie tot zusammenbricht. Evolutionär einprogrammiert: der Totstell-Reflex. Regieanweisung „Erstarrung". Denn der Löwe bevorzugt lebende Nahrung, eventuell zieht er also an der vorgeblich toten Antilope vorbei. Klug ausgedacht von der Natur. Wissenswert für unser Demenzerisch® lernen. Denn so, wie das Gehirn der Antilope ihr Verhalten angesichts der alarmierenden Situation dirigiert, so lenkt unser menschliches Gehirn ebenfalls unsere Reaktionen. Auf – von mir als subjektiv erlebte – massivst bedrohlich Momente.

Unabhängig von diesen unseren Gehirn-Prägungen gilt jedoch auch für uns alle, dass die Evolution die Bindungsprägung ausschalten kann. Für das Überleben in existentiellen Katastrophen – auch in jenen, die lediglich subjektiv als solche erlebt werden – aktiviert unser Säugetier-Gehirn immer das System der Selbsterhaltung. Und legt damit auch die neuronalen Netzwerke des wirksamen Selbstbildes – und alle anderen neuronalen Netzwerke (Handlungsmuster) – lahm. Der Überlebensmotor mit seinen drei Reaktionsmöglichkeiten übernimmt das Zepter. Das Trio der Selbsterhaltung kennen Sie. Erstens „Kampf". Die schimpfenden, schlagenden, Möbel-werfenden Demenzerkrankten. Zweitens „Flucht". Die Weg- (oder Hin-)Laufgefährdeten. Drittens: Tot-Stell-Reflex. Das sind die, die nicht stören. Höchstens deswegen, weil sie sich nicht „aktivieren" lassen. Vielleicht gehören einige von ihnen auch zur Kategorie der „lieben" Demenzerkrankten. Gehen wir vorerst zur Gruppe der sogenannten „aggressiven" Demenzerkrankten.

Die Wurzeln des Wortes „Aggression" liegen im Lateinischen (aggressio) und lassen sich übersetzen mit „herantreten, angreifen". Also eine aktive, zielgerichtete Aktion erfassen. Dementsprechend definieren neuzeitliche Erklärungen auch den Begriff „Aggression". Und erklären übereinstimmend, dass ein „aggressives Verhalten" einem Menschen nur dann zugeschrieben werden kann, wenn dieser mit „Absicht“ jemanden anderes oder etwas anderes „schädigen“ will (vgl. Wesuls/Heinzmann/Brinker 2008, S. 13).

Weiterführend:
„Unter aggressiven Verhaltensweisen werden solche verstanden, die Individuen oder Sachen aktiv und zielgerichtet schädigen, sie schwächen oder in Angst versetzen.“ (Wesuls/Heinzmann/Brinker 2008, S. 13) Eine andere Definition besagt, dass Aggression ein Verhalten sei, „dessen Ziel eine Beschädigung oder Verletzung ist“ (Wesuls/Heinzmann/Brinker 2008, S. 13). Und eine weitere Begriffsbestimmung führt aus, dass aggressives Verhalten nur dann vorliege, „wenn die Absicht der Schädigung bei einem Täter vorhanden ist. Wenn also die Person absichtlich etwas tut oder unterlässt, um eine psychische oder physische Beeinträchtigung einer anderen Person herbeizuführen, verhält sie sich aggressiv“ (Wesuls o. J., o. S.). „Aggression“ lässt sich also ausschließlich als „physisches oder verbales Verhalten mit der Absicht zu verletzen oder zu zerstören“ (Zimbardo 1983, S. 633) einordnen. In unserem allgemeinen Sprachgebrauch verwenden wir die Bezeichnung „aggressiv“ fast immer mit einem negativen Beiklang. Es gilt zu beachten, dass in dem auslösenden Gefühl ein Potential und eine Energie liegen, die auch als Ressourcen der Person betrachtet werden müssen. Zu diesem vielschichtigen Thema findet sich zahlreiche Literatur, z. B. in Zimbardos Buch „Psychologie“ der Abschnitt „Aggression und Gewalt“.

Erst, wenn dem oder der Ausführenden einer Aktion also das bewusste Handeln – mit dem Ziel, dem Gegenüber nichts Gutes tun zu wollen – unterstellt werden kann, verhält sich jemand aggressiv. Und damit möchte ich erneut in *Ihrem* Gehirn ein neues Netzwerk anregen. Unsere Überzeugungen oder Gedankengänge zu „aggressiven“ Demenzerkrankten sind in der Regel schlichtweg falsch. Denn um „aggressiv“ sein zu können, muss ich mein Tun und Lassen steuern können. Über die Fähigkeit zu absichtlichem – also selbstbestimmten – Handeln verfügen. Aber Sie wissen bereits, dass genau diese Fähigkeit – Selbstbestimmtheit – durch eine Demenzerkrankung zerstört wird. Erinnern sie sich an die Formulierung: „Um zu wissen, was ich tun will – muss ich wissen, was ich tun will.“? Aus genau diesen Gründen, aus denen die Verwendung des Begriffes „aggressiv“ fachlich falsch ist, zeigt auch die Benutzung der gängigen Formulierung des „herausfordernden Verhaltens“ demenzerkrankter Menschen ihre Schwächen. Immer dann, wenn wir den Erkrankten mit der Formel des „herausfordernden Verhaltens“ unterstellen, dass er mit *Absicht* mich provozieren will, liegen wir falsch. Einzig korrekt ist der Gebrauch in der Form einer Selbst-Zuschreibung. Also: „*Ich* fühle mich durch Frau Schubert herausgefordert.“ Jedoch nicht: „*Frau Schubert* fordert mich heraus.“

Wenn wir das Verhalten demenzerkrankter Frauen und Männer denn mit einem Begriff bewerten wollen, dann sollten wir die Formel des „*selbstschützenden* Verhaltens“ verwenden. (► Grundsäule 24)

Demenzerisch® lernen möchte einen „Schalter in Ihrem Kopf" umlegen. Weniger umgangssprachlich formuliert: Ich möchte Sie ermutigen, in Ihrem Gehirn neue Verschaltungen herzustellen. Lassen Sie die eingefahrenen Denk-Wege des „aggressiven", des „herausfordernden" Verhaltens verschüttgehen. In dem Augenblick, in dem Sie die neue Gedankenspur des *„selbstschützenden* Verhaltens" aufnehmen, werden Sie anders auf Demenzerkrankte reagieren können. Und damit in der privaten wie beruflichen Rolle – ganz persönlich – zufriedener im Kontakt mit den Betroffenen agieren. (vgl. Tschainer 2016, o. S.)

Nun stellt sich jedoch die Frage, warum das erkrankte Gehirn einerseits nicht mehr zu „selbstbestimmten" Verhalten in der Lage ist, dagegen andererseits „selbstschützendes" Vorgehen ausführen kann. Verantwortlich dafür zeigt sich das – bereits erwähnte – System der Selbsterhaltung. Sein Funktionieren beruht auf Hirn-Arealen, die jenseits (tiefer) der Hirnrinde liegen und von Demenzprozessen spät (oder gar nicht) betroffen sind.

Und damit wahrscheinlich schnell in Bereitschaft geraten, nach dem Trio der Selbsterhaltung zu agieren. Diese Aufteilung trifft somit auch auf demenzerkrankte Mitbürgerinnen und Mitbürger zu. Eskalationen im Umgang, in der Begegnung mit ihnen, dürften somit vorrangig in der Ausprägung ihrer neuronalen Netzwerke seit Geburt an zu suchen sein – und sollten nicht mehr als *krankheitsbedingte* Aggressionen verstanden werden. „Selbstschützendes Verhaltens" zeigen Menschen mit und ohne Demenz. Das System der Selbsterhaltung springt in unserem Gehirn an, auch wenn ich keine Demenz habe. Der Unterschied besteht darin, dass wir bei nicht-demenzerkrankten Menschen zumeist besser nachvollziehen können, warum sie sich bedroht fühlen. Bei Demenzerkrankten fehlt uns für dieses Verständnis – für das Nachvollziehen der Ursache – noch vielfach die Übung.

Halten wir fest: selbstschützendes Verhalten, das Anspringen des Systems der Selbsterhaltung kennen wir. In für *uns* logischen Situationen betrachten wir entsprechende menschliche Reaktionen als absolut einleuchtend. Ebenso kennen Sie und ich aus unserem geläufigen Alltag Mitmenschen, die mit ihren Reaktionen überraschen. Von denen wir uns auch mal provoziert fühlen. Weil in den Tiefen ihres Gehirns bestimmte Mechanismen anspringen. Nachdem sie zu oft in ihrem Leben in Situationen gerieten, in denen sie sich chancenlos fühlten. Frauen und Männer mit solchen Hirnstrukturen reagieren schneller als andere. Sie sind hochsensibilisiert. Setzen sich zur Wehr, ergreifen die Flucht oder erstarren in tiefster Apathie. Ihre Umwelt erlebt sie als „über-reagierend". Weiß nichts von den Hirnwindungen der subjektiv erlebten Ohnmacht, dem in uralter Ölfarbe gemaltem Selbstbild des „Ich habe sowieso keine Chance". Wir erleben solches Verhalten vielleicht als der Situation unangemessen oder ordnen die so Agierenden ein als „Die, die immer gleich in die Luft geht". Oder: sich zurückzieht. Durch aktive Flucht. Das kann das einfache Weg-Laufen sein wie auch in extremen Fällen die Kündigung des Arbeitsplatzes oder die Trennung in der Partnerschaft. Wie eben auch der innerliche Rückzug. Man bricht den Kontakt ab, bunkert sich ein – niemand kann sie oder ihn mehr im inneren Häuschen erreichen. Und wir fühlen uns immer wieder einmal auch provoziert. Vielleicht sind Ihnen beim Lesen nebenbei Situationen aus Ihrem Alltag eingefallen, in denen Sie in solche – für Sie persönlich sehr überraschenden – Situationen oder Begegnungen mit anderen Menschen gerieten. In unserer Welt haben wir es mit *den* „lieben" und *den* „aggressiven" Mitmenschen zu tun. Sei es im Kollegenkreis, in der Familie, in der Nachbarschaft oder im Straßenverkehr.

Warum soll das nun mit Menschen, die an einer Demenz erkrankt sind, anders sein? Der oft gehörte Satz: „*Die* sind *immer* so aggressiv" – also *die* Demenzerkrankten – ist fachlich nicht haltbar. Und im Allgemeinen weder korrekt noch zutreffend. Mit Demenzerisch® lernen möchte ich Sie dafür begeistern, die Schubladen der „Aggression" aufzuziehen und auszukippen. Und deren deplatzierten Inhalte zu ersetzen. Mit der Erkenntnis zu den Ursachen für das selbstschützende Verhalten. Dementsprechend werde ich im Folgenden die eingangs erwähnten Beispiele nach dem Prinzip des Demenzerisch® „übersetzen". Vorwegnehmend möchte ich Sie erneut darauf hinweisen, dass all unsere Erklärungsversuche immer ein „Restrisiko" einkalkulieren müssen: wir werden uns nie hundertprozentig sicher sein können, ob wir das jeweils zutreffende Motiv erfasst haben. In all diesen Fällen gilt dann immer unsere Grundsäule 15 zum Thema „Versuch und Irrtum".

Weiterführend:

Auch bei allen eingangs genannten Beispielen, in denen in der U-Bahn oder im Supermarkt die Kontrolleure angefeindet werden, sollten wir immer an den Vorrang unseres Säugetier-Gehirns in lebensbedrohlichen Situationen denken. Nehmen wir zuerst den älteren Herrn, der sich in der U-Bahn lautstark der Fahrkartenkontrolle widersetzt. Die simpelste Erklärung wäre, dass im erkrankten Gehirn des Fahrgastes der Begriff „Fahrkarte" oder vielmehr „Fahrkartenkontrolle" nicht mehr vorhanden ist. Er versteht einfach nicht, was diese Leute von ihm wollen. Und vielleicht erscheint auf seinem Gesicht jenes (vorn erwähnte) „ratlose Lächeln". Im besseren Fall nehmen die kontrollierenden Mitarbeiter diese Mimik nicht wahr, im schlechteren Fall erleben sie es als provozierendes Schmunzeln. Relativ sicher dürfte sein, dass sie energischer nachfragen. Fühlt sich unser geistig beeinträchtigter Herr nun davon bedroht, in die Enge getrieben – insbesondere wenn die fünf Tischbeine seiner Identität sowieso schon angekratzt sind –, dann wird entsprechend der Prägung seiner neuronalen Netzwerke schnell das System der Selbsterhaltung anspringen. Der alte Herr „bekämpft" die Kontrolleure, indem er sie mit Worten attackiert. Nach seiner Wahrnehmung befindet er sich im Recht. Und kann nicht verstehen, warum ihn zwei wildfremde Männer als harmlosen Fahrgast verbal so bedrängen. Die Möglichkeit zum Selbstbewusstsein des eigenen Fehlverhaltens (Schuld-Bewusstsein) bzw. dessen Reflexion stellt ihm sein Gehirn nicht mehr zur Verfügung. Es muss offenbleiben, ob der ältere Herr einen gültigen Fahrschein hat – oder nicht. Im Falle, dass dieser Begriff seinem Gehirn nicht mehr zur Verfügung steht, würde auch das korrekte Vorhandensein des Tickets nichts helfen. Weil der Betroffene den komplexen Vorgang – „Ich habe eine Fahrkarte und werde gebeten, diese vorzuzeigen" – nicht mehr umsetzen kann. Vielleicht konnte ihm sein Kurzzeitgedächtnis auch die erfolgte Prozedur des Stempelns des Fahrscheins oder des Vorhandenseins der Monatskarte nicht mehr zur Verfügung stellen.

Ähnlich verhält es sich mit falschen Verdächtigungen. Vor vielen Jahren verließ ich mit meiner ziemlich neuen Lederjacke über dem Arm ein Kaufhaus in der Nürnberger Innenstadt. (Die Jacke kaufte ich wenige Tage oder Wochen zuvor in einer anderen Stadt.) Nach drei Schritten hinaus in die Fußgängerzone packte mich auf einmal ein fremder Mann ziemlich rüde von hinten am Arm und schnappte sich meine Jacke. Gleichzeitig mich lautstark beschuldigend, dass ich das Kleidungsstück gestohlen hätte. Mein Erschrecken wandelte sich ziemlich schnell in Empörung. Gleichzeitig fühlte ich mich bloßgestellt. Denn natürlich drehten sich die Leute neugierig um oder blieben stehen, um zu sehen, was die Ursache des Spektakels sei. Aller Augen waren – nach meinem Empfinden – auf mich als die vermeintliche Diebin gerichtet. Natürlich verteidigte ich mich und meine Jacke. Erst nach einem längeren Disput entließ mich der enttäuschte Kaufhausdetektiv. Er musste sich sowohl eingestehen, dass er sich geirrt hatte als auch den Verlust der schon einkalkulierten Diebstahl-Entdeckungsprämie verkraften. Dank meines gesunden Gehirns konnte ich argumentieren und mein Gegenüber von meiner Unschuld überzeugen. Somit auch meine Gefühle der Bedrohung, der Beschämung und aller daraus folgenden möglichen Handlungen der wütenden Reaktionen, der körperlichen Selbstverteidigung gegen diesen Angriff und diese Bedrängung regulieren. Menschen, die an einer Demenz erkrankt sind, können das nicht mehr. Doch vielfach fühlen sie sich in vergleichbaren Situationen im Kaufhaus oder Supermarkt, in denen sie des Diebstahls beschuldigt werden, ähnlich wie ich damals in Nürnberg. Erschrocken, beschämt – sind empört und dann wütend. Weil sie nach ihrer inneren Überzeugung ja völlig unschuldig sind. Wahrscheinlich kennen Sie auch so einen Moment, in dem man einfach nur mal durch ein Geschäft oder Kaufhaus schlendert und dann ohne Einkauf den Laden wieder verlässt. Wie würde es Ihnen gehen, wenn Sie dann grob zurückgehalten und des Klauens bezichtigt würden? Obgleich Sie lediglich eine völlig harmlose Bummeltour genießen. Vermutlich vermögen Sie nun bereits, sich das Verhalten der Demenzerkrankten zu erklären. Diese vergaßen sehr schnell, dass sie eine Tüte Zucker in ihren Einkaufsbeutel gesteckt haben. Oder vielleicht suchen sie auch die Kasse zum Bezahlen und erkennen die modernen Terminals nicht mehr. Suchen die alte Registrierkasse und geraten dabei schlicht zum Ausgang des Geschäftes. Werden sie jedoch vom Personal des Ladens „gestellt", ermöglicht ihr dezimiertes Gehirn ihnen keine logische Argumentation mehr. Je extremer die Reaktion der Erkrankten auf den Vorwurf des Diebstahls ausfällt, desto bedrohter fühlen sie sich. Das System der Selbsterhaltung übernimmt in diesen Fällen wiederum die Regie – mit körperlicher Verteidigung, Weglauf-Versuchen oder eben auch starrem Schweigen (dem „Totstell-Reflex").

Zum Verstehen eskalierender Situationen – von uns als „aggressiv“ erlebtem Verhalten der Erkrankten – wissen wir nun, dass Menschen mit bestimmten Hirnstrukturen schneller reagieren als andere – was wir wiederum häufig als eine uns persönlich meinende Provokation erleben. Doch diese Annahme gilt es beim Demenzerisch® lernen zu verändern. Sie handeln nicht gegen uns. Sondern für sich. Entsprechend des Trios der Selbsterhaltung.

4.2 Demenz und Trauma

Die alte Frau, die sich im Pflegeheim vehement gegen die Körperpflege zur Wehr setzt. Die alle anderen mit ihrem Krückstock bedrohende Bewohnerin einer gerontopsychiatrischen Wohngruppe. Die demenzerkrankte Mutter, die ihre Tochter im Bad anfängt zu schlagen. Und ich stellte Ihnen Herrn Winter vor, der gar mit Möbelstücken wirft. Extreme Beispiele gewalt-beladener Situationen im Kontakt mit demenzerkrankten Frauen und Männern.

Aber was haben nun diese beängstigenden Situationen mit traumatischen Lebensereignissen zu tun? Und wie soll man das herausfinden? Letzteres geht. Zumindest in einem gewissen Ausmaß. Wenn auch nicht durchweg. Am Beispiel Herrn Winters werde ich Ihnen ein entsprechendes Vorgehen vorstellen. Ein grundlegendes Verständnis der Auswirkungen unverarbeiteter Lebenskatastrophen stellt die Voraussetzung dar.

Ausdrücklich sei gesagt, dass nicht für jede massiv schwierige Situation – im Kontakt mit demenzerkrankten Menschen – in der Aktivierung des Trauma-Gedächtnisses die Ursache liegen dürfte. Nach vielen praktischen Erfahrungen sollten wir jedoch öfter einen Zusammenhang zwischen Trauma bzw. unverarbeiteter Traumatisierung und eskalierenden Situationen herstellen.

Weiterführend:
Bitte beachten Sie, dass ich hier die äußerst komplexe Materie des Themenkreises „Trauma“ relativ knapp und vereinfachend beschreibe. Auf die für unseren Zusammenhang notwendigen Aspekte begrenzt.

Was bedeutet „Trauma“? Das Wort selbst stammt aus dem Griechischen und heißt erst einmal nichts anderes als „Wunde“. In unserem Zusammenhang konzentrieren wir uns auf die seelische Verletzung. Als eines der zentralen Kennzeichnen einer traumatisierenden Situation gelten der Zustand der absoluten Hilflosigkeit und des völligen Ausgeliefertseins. Den Unterschied zu „Stress“ oder einer „Krise“ charakterisiert, dass es völlig unmöglich ist, dieser bedrohenden und zerstörerischen Situation zu entkommen. Alle dem Individuum zur Verfügung stehenden Strategien und Handlungsmöglichkeiten versagen. Erweisen sich als völlig ungeeignet. (vgl. Tschainer 2013, S. 472) Wenn dann unübersehbar ist, dass eine unausweichliche Katastrophe passiert, übernimmt – die Lähmung des Unerklärlichen beendend – das System der Selbsterhaltung die Regie. Jene Aktivitäten der neuronalen Netzwerke verlaufen blitzschnell. Was folgt, ist Kampf. Oder Flucht. Oder Erstarren, Totstellen. Oder alles davon. Das Trio der Selbsterhaltung läuft auf Hochtouren.

Ein solches Lebensereignis übersteigt – in seiner Wucht – alle persönlichen Belastungsgrenzen. Überlebende traumatisierender Situationen bleiben zurück mit einer immensen Verletzung ihrer Psyche. Dem Trauma. Der dauerhaften Erschütterung von Selbst- und Weltverständnis. In all meinen Lebensbereichen werde ich mich künftig eher von einem grundsätzlichen Misstrauen leiten lassen. (vgl. Tschainer 2013, S. 472) Und mein Bild von mir Selbst zeigt sich künftig vielfach geprägt von einer Art Wertlosigkeit. Etwa nach dem Motto: „Mit mir kann man's ja machen. Ich bin ja eh' nichts wert!" Ein neues mentales Modell.

Weiterführend:
Seit etwa zwei Jahrzehnten ist der Begriff „Trauma" auch in Deutschland offensichtlich im Bewusstsein der Öffentlichkeit angekommen. Experten kritisieren dabei aber auch die inflationäre Verwendung des Wortes. (vgl. Reddemann/Dehner-Rau 2004, S. 26, S. 52). Die Radikalität möglicher Trauma-Folgen und deren Häufigkeit beschreibt eine der führenden Trauma-Expertinnen Deutschlands wie folgt: „Von allen Menschen müssen zwischen 30 und ca. 60 Prozent in ihrem Leben eine unerträgliche, weil körperlich oder seelisch todesnahe Situation überstehen. Zwei Drittel von ihnen schafft es glücklicherweise, das Ereignis ohne langfristige Schäden zu überleben. Doch einem Drittel immerhin geht es danach schlecht. Allerdings wird sich für viele das Trauma bis zur Unkenntlichkeit verändern, bis sie gar nicht mehr wissen, warum es ihnen so schlecht geht. Denn immer noch ist in der Allgemeinbevölkerung weitgehend unbekannt, dass extreme Ereignisse dauerhafte Schäden machen können, die nicht einmal der betroffene Mensch selbst mit diesem Ereignis in Verbindung bringt. Und umgekehrt: Wer weiß schon, dass eine Depression oder eine Bindungsstörung, dass motorische und Lernbeeinträchtigungen, Essstörungen und der Drang, sich anderweitig selbst zu schädigen, dass Persönlichkeitsstörungen und Identitätsunsicherheiten und -spaltungen das Ergebnis von Traumatisierungen sein können und es sehr häufig tatsächlich sind?" (Huber 2012, S. 22 f.).

Doch spielen mehr oder minder weit zurückliegende traumatische Lebensereignis im Alter überhaupt noch eine Rolle? Einerseits haben wir in den letzten Jahren durch öffentliche, medienwirksame Darstellung und Aufarbeitung eine Ent-Tabuisierung der Erlebnisse der deutschen Bevölkerung in Kriegs- und Nachkriegszeiten und damit auch die Möglichkeit zum „darüber-reden-Können" erlebt. Damit einher geht natürlich auch die Belebung verschütteter Erinnerungen. Andererseits fördert aber eben auch das „Altwerden an sich" ein Aufbrechen und verstärkten wirksam-Werden der „alten Erlebnisse". In der

Fachterminologie sprechen wir von Trauma-Reaktivierungen, die auch nach Jahrzehnten erstmalig auftreten können. Ursachen dafür liegen in befürchteten oder tatsächlichen Veränderungen und Verlusten, die Alt-Werden mit sich bringt. (vgl. Tschainer 2013, S. 471 f.)

Weiterführend:
Faktoren dafür sind häufig der Eintritt ins Rentenalter mit allen Folgen des Verlustes der beruflichen Identität. Wie auch der Wegfall der Rolle als Mutter und Versorgerin einer großen Familie samt Haushalt. Damit verschwinden identitätsstiftende Alltagsstrukturen, ein Gefühl der „Leere“ kann entstehen, aber auch Sinnfragen und Bilanzgedanken können aufkommen. Die knapper werdende noch zur Verfügung stehende Zeit – das immer stärkere Bewusstwerden des näher rückenden Lebensendes – mahnen gleichsam: „Da ist doch noch etwas…!“ Vielfach steht dabei das bewusste oder unbewusste Bedürfnis nach „Würdigung des erfahrenen Leides“ im Raum (vgl. Tschainer 2013, S. 472).

Menschen die eine massive seelische Verletzung nicht verarbeiten konnten, kennzeichnet das mentale Modell: nie wieder Kontrollverlust erleben zu müssen. Nie wieder ausgeliefert, abhängig, hilflos zu sein. Diese Maxime sollten wir als eine typische Lebensregel unbedingt im Kopf haben. Auch und gerade hinsichtlich älterer bzw. alter Frauen und Männer. Denn genau die Zunahme körperlicher (und kognitiver) Einschränkungen rücken das Thema „Hilfslosigkeit und Ausgeliefertsein – wieder – in den Vordergrund“ (Tschainer 2013, S. 472). Der drohende Verlust der so eisern aufgebauten und durchgehaltenen Eigenständigkeit und Selbstbestimmung begünstigt die Trauma-Reaktivierung.

Die Brisanz dieser Aspekte für unser Demenzerisch® verstehen liegt in zwei Faktoren. Einerseits im „Kontrollverlust“. Welcher eine Demenzerkrankung charakterisiert. Und der die Trauma-Reaktivierung befördern kann. Andererseits in der großen Anzahl der über 65-Jährigen, die mit hoher Wahrscheinlichkeit an Symptomen einer posttraumatischen Belastungsstörung leiden. Hierbei spielen immer noch die historischen Ereignisse des 20. Jahrhunderts eine Rolle. Die nationalsozialistische Diktatur, Kriegs- und Nachkriegszeit. Schätzungen gehen davon aus, dass unter uns fünf bis sechs Millionen Menschen jenseits der Fünfundsechzig leben, die unverarbeitete Traumata aus der NS-, Kriegs- und Nachkriegszeit mit sich herumtragen. Vergessen Sie jedoch bitte nicht, dass neben diesen generationstypischen Faktoren andere traumatisierende Katastrophen bei einem Teil unserer alten Mitmenschen bleibende seelische Folgestörungen hinterlassen haben können. (vgl. Tschainer 2014b, S. 3) Erlebnisse oder Situationen, die wohl leider seit Bestehen der Menschheit zu unserem Lebensrisiko dazugehören (vgl. Abb. 18).

Abbildung 18: Mögliche Ursachen einer seelischen Traumatisierung

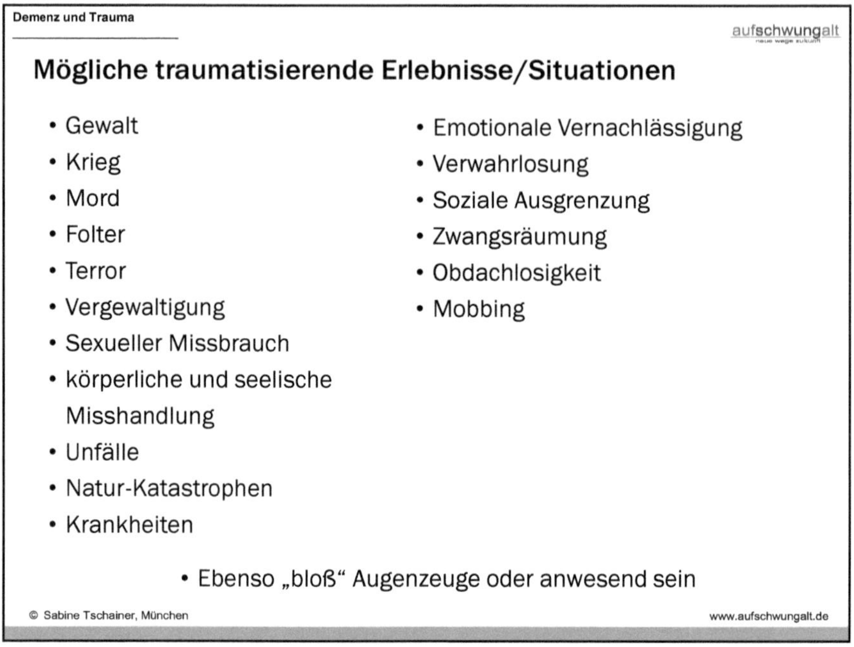

Demenz und Trauma

aufschwungalt

Mögliche traumatisierende Erlebnisse/Situationen

- Gewalt
- Krieg
- Mord
- Folter
- Terror
- Vergewaltigung
- Sexueller Missbrauch
- körperliche und seelische Misshandlung
- Unfälle
- Natur-Katastrophen
- Krankheiten
- Emotionale Vernachlässigung
- Verwahrlosung
- Soziale Ausgrenzung
- Zwangsräumung
- Obdachlosigkeit
- Mobbing

- Ebenso „bloß“ Augenzeuge oder anwesend sein

© Sabine Tschainer, München www.aufschwungalt.de

Weiterführend:
„Eine hohe Wahrscheinlichkeit [für eine Nicht-Verarbeitung der seelischen Katastrophe [Anm. d. Verf.] besteht bei folgenden Situationen in der Kriegs- und Nachkriegszeit: mehrfach schwerwiegenden und lang anhaltenden Erfahrungen, unvollständiger Familiensituation sowie bei schwierigen Lebensbedingungen nach dem Krieg.“ (Tschainer 2013, S. 472) Die Trauma-Forschung vermag noch nicht endgültig zu benennen, welche Faktoren dazu führen, dass ein Mensch ein seelisches Trauma gut verarbeiten kann. Oder eben nachhaltig davon beeinträchtigt bleibt. Die Faktoren „Vulnerabilität, Resilienz, Coping“ spielen eine Rolle. Die Experten verfolgen unterschiedliche Konzepte und Hypothesen. Auch die Trauma-Forschung hat auf viele Fragen noch keine (endgültigen) Antworten.

Nicht verarbeitet traumatisierende Erfahrungen haben Folgen. Erstens: das „Trauma-Gedächtnis“ führt eine Art Eigenleben (Dissoziation). Zweitens: Reize von außen können dessen Inhalte unvermittelt aktivieren (Trigger). Geschieht dies, bestimmen die abgespeicherten Inhalte dann immens – und für die Umwelt häufig völlig überraschend – das Erleben und daraus folgende Handeln der Betroffenen (subjektiv empfundene akute Bedrohung löst das Trio der Selbsterhaltung aus). Setzen wir uns mit diesen Zusammenhängen auseinander, dann finden wir eine – für uns nachvollziehbare, logische – Erklärung dafür, dass

Herr Winter gerade beim Singen mit Möbelstücken um sich wirft. Dazu kommen wir gleich.

„Dissoziation“ lässt sich erneut auf das Lateinische zurückführen (disassociare: trennen). Kurz gesagt: Das Ereignis bzw. seine Abläufe und die dazugehörigen Gefühle gehen im Gehirn getrennte Wege. Das kann zum Beispiel dazu führen, dass die Betroffenen vielleicht von der traumatischen Situation wissen, damit aber keinerlei Gefühle verbinden. Oder andersherum in bestimmten Situationen von Angst oder Panikgefühlen überschwemmt werden und diese sich nicht erklären können. Weil ihnen kein Zusammenhang mit dem traumatischen Erlebnis in ihrer Biographie herstellbar ist. Denn dieses ruht – nicht bewusst abrufbar – im impliziten (dem Trauma-)Gedächtnis. (vgl. Reddemann/Dehner-Rau 2004, S. 29 ff.; Markowitsch 2006, S. 315)

Weiterführend:
Das Abspalten von Erlebnissen im menschlichen Gedächtnisapparat. Manche sprechen diesbezüglich von einem „Kurzschluss im Gehirn“. Der normale Ablauf der Überleitung vom Kurzzeitgedächtnis in unser autobiographisches Gedächtnis wird unterbrochen. Die Erinnerung landet direkt im impliziten Bereich unseres Gehirns. (Dessen Inhalte keiner bewussten Steuerung bedürfen.) Die explizite Abspeicherung funktioniert aus folgendem Grunde nicht: unser Gehirn muss sich auf die Ereignisse konzentrieren können. Was ihm nicht möglich ist, wenn es – der gesamte Organismus – sich gerade im Überlebensmodus befindet. Massivste Angst und Furcht verändern seine Funktionsweise. Die neuere Traumaforschung konnte – neben den länger bekannten nachhaltigen psychischen – auch hirnorganische Veränderungen bei Trauma-Patienten nachweisen (vgl. Tschainer 2013, S. 472).

Dieses „Trauma-Gedächtnis“ führt – sehr vereinfacht ausgedrückt – ein gewisses Eigenleben. Menschen, in deren Gehirn eine solche Dissoziation vorliegt – die ein traumatisches Erlebnis nicht verarbeiten konnten –, leiden in der Folge unter massiven Auswirkungen. Die Abspaltung verändert ihre Persönlichkeit. Die Fachleute sprechen dann von einer posttraumatischen Belastungs-Störung (PTBS). Bei schwerer Traumatisierung auch von einer „komplexen PTBS“. Bezüglich unseres Themas der Demenz sehen wir uns hier nach meinen Erfahrungen einem hohen Risiko ausgesetzt. Wir verwechseln die Gründe der auftretenden Verhaltensweisen. Denn nicht die Substanzverluste unseres Gehirns führen zur Eskalation. Also nicht das zerstörte Gedächtnis. Sondern die vorhandenen Erinnerungen. In den kompletten Hirnarealen unzugänglich abgespeichert. Das „Eigenleben“ des Trauma-Gedächtnisses. Somit besteht die Gefahr, dass die Kennzeichen der PTBS als „demenzbedingtes“ Verhalten eingeordnet werden. Als wichtigste Symptome der PTBS möchte ich Ihnen die drei Faktoren „Wiedererleben“, „Vermeidung“ und „anhaltende Übererregung“ nahe bringen (vgl. zu folgenden Ausführungen: Reddemann/Dehner-Rau 2004, S. 47–67;

Huber 2012, S. 111 f.; Deutschsprachige Gesellschaft für Psychotraumatologie o. J., o. S.). Betroffene leiden darunter, dass ihnen „Teile der traumatischen Erfahrung“ ungewollt immer wieder in den Kopf kommen *(Wiedererleben).* Manche fühlen sich regelrecht überrollt von den hochschießenden Bildern, was heftige körperliche Reaktionen auslösen kann, so als ob man sich wieder in der belastenden Situation befände. Auch als Gegenmittel zu diesen stressbeladenen Momenten versuchen die Betroffenen, alles zu vermeiden, was „sie an das traumatische Ereignis erinnern“ könnte *(Vermeidung).* Aufgrund der chronischen Stressreaktion (das sympathische Nervensystem bleibt aktiviert und versetzt den Organismus in ständige Alarmbereitschaft) kommt es zu einer anhaltenden *Übererregung.* Diese kann sich vielfältig äußern, wie z. B. in Unruhe, Nervosität und Reizbarkeit oder Konzentrationsstörungen, Schreckhaftigkeit, Überwachsamkeit wie auch Schlafstörungen sowie in Erschöpfung und mangelnder Belastbarkeit.

In der Begleitung der Betroffenen entstehen Konfusionen zum Beispiel, weil das ungewollte Wiedererleben der traumatisierenden Situation (*Flashback* – als passierte es „jetzt“) als Wahnvorstellungen und Halluzinationen eingeordnet werden. Letzteres trifft auch auf das *Hören von inneren Stimmen* oder andere *Störungen der Sinnesempfindungen ohne körperliche Ursache zu.* Oder *depressive Symptome* werden als Folge der demenzbedingten Verluste eingeordnet. *Ängste – „die Welt ist bedrohlich“* – werden als psychotisch bezeichnet. PTBS-begründete *vegetative Übererregbarkeit* erscheint als demenzbedingte körperliche Unruhe. Die *Vermeidung* bestimmter Orte oder Situationen als „Weglauf-Gefährdung“ oder „aggressives Verhalten“. Zu letzterem zählen auch *mangelnde Impulskontrolle und Gefühlsregulierung.* Die Liste ließe sich erweitern. Hinweisen möchte ich Sie noch auf zwei Aspekte: Somatisierung und Trancezustände. Letztere entstehen bei schwer traumatisierten Menschen durch die „falsche“ Einlagerung der Erinnerung im Gehirn. Sie können dadurch in Zustände der Abwesenheit geraten. Umgangssprachlich kennen Sie das eventuell als „Persönlichkeitsspaltung“. Sie sind körperlich anwesend, aber mit ihrem Bewusstsein aktuell „nicht vorhanden“. Dies sollte nicht mit demenzbedingter „Verwirrtheit“ oder „Vergesslichkeit“ verwechselt werden. Der Begriff „Somatisierung“ verweist auf eine Situation, die gerade die PTBS im Alter kennzeichnet. Die Betroffenen haben starke Schmerzen. Für die sich jedoch keinerlei organische Ursache finden lässt. Auch hier sollte hinsichtlich demenzerkrankter Frauen und Männer nicht an „Halluzinationen“, „Verwirrtheit“ oder „Sich-wichtig-Machen“, „Aufmerksamkeit-haben-Wollen“ gedacht werden. Bei schwer traumatisierten Menschen bestehen ebenfalls Gedächtnisprobleme. „Schwere Amnesien für autobiographisches Material“ oder auch aktuelles Nicht-erinnern-Können an jüngste Ereignisse. Diese Symptome führen dazu, dass Dritte die Betroffenen so manches Mal als unberechenbar erleben oder „wie ausgewechselt“. Und das eben von einem Moment auf den anderen. Der eben noch im Alltagsleben angepasste, vielfach als freundlich, tüchtig, umsichtig erlebte Mitmensch wird plötzlich wütend, jähzornig oder auch kaltherzig und wie „nicht mehr erreichbar“ erlebt.

Weiterführend:
Hinsichtlich des Mangels an Integration von wichtigem Material im Gehirn, der Fähigkeit zur Dissoziation sollten Sie noch zu „ANP“ und „EP“ informiert sein. Unter „ANP“ verstehen die Fachleute das „anscheinend normale Alltags-Ich“. Die emotionalen Persönlichkeitsanteile der chronisch unter einer PTBS leidenden Menschen sind die EPs (vgl. van der Hart/NijenhusSteele 2008, S. 20). Erkenntnisse der Trauma-Forschung weisen darauf hin, dass die Persönlichkeit der Betroffenen sich in diese beiden Anteile aufspaltet, um sein Leben trotz nicht-integrierten Trauma bewältigen zu können. Das Alltags-Ich funktioniert hauptsächlich, hält aber wenig Stress aus. Gegenüber dem eigenen Leiden ist es hilflos, verzweifelt und/oder gleichgültig. Insgesamt zeigt sich das „Alltags-Ich“ emotional weniger schwingungsfähig. Was nach außen wie ein gewisses Abgestumpft-Sein oder „eine kühle Persönlichkeit“ erscheinen mag und sowohl Freude als auch Trauer betrifft. Das ANP will nichts „mit seiner erlebten Verletzung zu tun haben“. Die EPs dagegen können Sie sich als „Hüter“ der vergangenen Trauma-Erlebnisse vorstellen. Angerührt durch Stress oder Trigger treten sie in den Vordergrund und erleben die Traumatisierung immer wieder in Teilen (Übererregung, Starre, Untererregung/Erschöpfung) wieder. (vgl. Huber/Frei 2009, S. 32 f.; Tschainer 2013, S. 476) Bitte bedenken Sie, dass bei all diesen Vorgängen das Gehirn der Betroffenen vollständig vorhanden ist. Keine demenzbedingten Zellverluste liegen vor. Alle Netzwerke sind erhalten. Erlebnisse „nur“ gleichsam falsch eingespeichert. Dies allein kann zu – uns – erschreckendem Verhalten der Betroffenen führen. Kommt nun die Demenz dazu – mit ihrer Zerstörung von Gehirnarealen – entstehen komplexe Dynamiken. Die neurobiologisch kaum durchschaubar sind. Ein „einziges Durcheinander“ im Gehirn. Das demenz-bedingte selbstschützende Verhalten setzt sich auf die PTBS-Symptome obendrauf. Oder daneben. Zu diesen Vorgängen fehlt uns entscheidendes Wissen.

Wir sehen Verhalten. Und nicht dessen Ursachen. Zwei verschiedene Erkrankungen mit ähnlichen Auswirkungen. Welche sich vermutlich gegenseitig verstärken oder auch überlappen können. Die Demenzerkrankten mit ihrem verschwindenden Gedächtnis, verstärkt durch Probleme der PTBS mit deren Gedächtnis-Abspaltungen. Hier die Dissoziation als Symptom der PTBS mit möglicherweise daraus entstehenden „aufgebrachten Situationen“, da die eskalierenden Momente aufgrund der bei Demenzerkrankten sehr schnell anspringenden selbstschützenden Mechanismen. Einerseits ist die Einspeicherung der jüngsten Vergangenheit durch demenzbedingte Zerstörungen im Gehirn unmöglich, andererseits kann eine PTBS zu Gedächtnislücken führen. Warum ist dieses Wissen für Sie von Bedeutung? Weil der Umgang mit vergleichbaren Verhalten je nach Ursache eine andere Reaktion von uns verlangt. „Demenzbedingtes“ Verhalten erfordert andere Maßnahmen als PTBS-bedingtes. Teilweise sind diese sogar völlig entgegengesetzt. Deshalb bedarf es einer Sensibilität für die unterschiedlichen Gründe des belastenden oder uns herausfordernden Verhaltens. Einen beispielhaften Überblick zu möglichen Fehlinterpretationen gibt Ihnen Tabelle 1.

Weiterführend:
Zum Verständnis kann ein Beispiel aus der Somatik weiterhelfen: Ein Mensch hat enorme Schmerzen beim Laufen (entspricht „schwierigen Situationen"). Diese Beschwerden werden dem durch Arthrose schwerbeschädigten Hüftgelenk zugeordnet und ein neues Hüftgelenk eingesetzt (entspricht „Umgang mit Demenz"). Die eigentliche Ursache des akuten Schmerzes beim Gehen entsprang aber einem Haarriss im unteren Oberschenkelknochen. An der Stelle, wo dieser ins Kniegelenk übergeht. Denn dort war durch einen Sturz der Knochen angebrochen (entspricht PTBS-bedingten Ursachen). Summa summarum: nicht das Hüftgelenk war vorrangiger Auslöser der *starken* Schmerzen, sondern der gebrochene Knochen am Knie.

Tabelle 1: Symptome einer PTBS (relevante Auswahl) – mögliche Erklärungen im „Demenz-Alltag"

Symptome einer (komplexen) posttraumatischen Belastungsstörung	„Alltags-Erklärungen" für Verhalten bei primär Demenz-Erkrankten
Wiedererleben/Flashback (als passierte es „jetzt")	Wahnvorstellungen und Halluzinationen
Vermeidung (bestimmter Orte oder Situationen)	„Weglauf-Gefährdung" oder „aggressives Verhalten"
vegetative Übererregbarkeit (z. B. Unruhe, Reizbarkeit, Konzentrationsstörungen, Schreckhaftigkeit, Schlafstörungen, mangelnde Belastbarkeit)	Verwirrtheit, Aggressivität, Störung des Tag-Nacht-Rhythmus, motorische Unruhe
Vergessen von Teilen der Biographie (Amnesie)	Allgemeiner Gedächtnis-Verlust
Hören von inneren Stimmen; andere Störungen der Sinnesempfindungen (ohne körperliche Ursache)	Wahnvorstellungen und Halluzinationen
depressive Symptome als Folge der unverarbeiteten Traumatisierung	depressive Symptome als Folge der beginnenden Demenz
Ängste, Misstrauen („die Welt ist bedrohlich")	„psychotisch"
mangelnde Impulskontrolle und Gefühlsregulierung	„Weglauf-Gefährdung", „herausforderndes Verhalten"
Trancezustände	verwirrt, vergesslich, schizoid
Somatisierung (starke Schmerzen ohne organische Ursache)	verwirrt, „Sich-wichtig-Machen", „Aufmerksamkeit-haben-wollen"

Bei traumatisierten Frauen und Männern stellen Auslöser der abrupten Wechsel in ihrem Verhalten häufig die „Trigger" dar (englisch: „Auslöser").

Als Trigger sind Schlüsselreize einzuordnen, die mittels „jetziger" Sinneseindrücke die Erinnerung an ein zurückliegendes Trauma erneut wachrufen. Ein Trigger kann alles sein, was irgendeine Verbindung zum impliziten Trauma-Gedächtnis oder den von der Amygdala abgespalten aufbewahrten Gefühlen herstellt. Zum Beispiel „ähnliche Geräusche, Gerüche, ein bestimmter Geschmack, Gefühle (Hilflosigkeit, Ohnmacht) oder auch ein bestimmter körperlicher Zustand (erhöhter Puls, Schwitzen beim Sport)" (Reddemann/Dehner-Rau 2004, S. 57).

Weiterführend:
Die Amygdala (Mandelkerne) ist ein wichtiger Bestandteil des limbischen Systems. Gelegen im zentralen Inneren unseres Großhirns. Neben ihr sind insbesondere das Kleinhirn und Hirnkerne (Zellkörper) in Nachbarschaft des limbischen Systems (Striatum) Speicherorte der impliziten Erinnerungen (vgl. Kandel 2007, S. 148). Der Amygdala wird von Hirnforschern auch eine entscheidende Rolle bei unseren Gefühlen zugeschrieben. So spielen sie eine gewichtige Rolle bei „der emotionsabhängigen Modulierung unseres Gedächtnisses", also der emotionalen Wertung von Erinnerungen. Also deren Abspeicherung mit entsprechend positiver oder negativer emotionaler Tönung. Die Amygdala liegt somit unserem emotionalen Gedächtnis zugrunde. Und ist ausschlaggebend für Gefühle wie Furcht und Angst, sprich auf deren Wahrnehmung spezialisiert. (vgl. Kandel 207 f., S. 460; Markowitsch 2006, S. 311) Im Jahr 2007 beschrieben Wissenschaftler, dass bereits bei „Manifestation der dementiellen Symptomatik" eine Schrumpfung (Atrophie) von Amygdala und Hippocampus um 20 % erkennbar sei (vgl. Schröder et al. 2007, S. 172). Eine Dissertation aus dem Jahr 2010 fasst die damals aktuellen Forschungsergebnisse zusammen: „bereits in den frühen Demenzstadien [sei – Anm. d. Verf.] eine Atrophie im Bereich des Hippocampus und in den umgebenden Arealen des temporalen Lappens inklusive Amygdala und Entorhinalkortex" (Omerov 2010, S. 26 f.) zu finden.

Im „getriggerten" Zustand sind die Betroffenen nicht in der Lage, zwischen „damals" und „heute" zu unterscheiden (dritte der oben genannten Folgen). Sie erleben die in der traumatisierenden Situation empfundenen massiven Gefühle der Angst, des Ausgeliefertseins, der Hilflosigkeit, der Panik usw. in ihrer aktuellen Gegenwart „Eins-zu-Eins" wieder. Eine Korrektur dieses aktuellen, beängstigenden Erlebens ist auch nicht-demenzerkrankten Personen unmöglich. Der Verstand ist gleichsam ausgeschaltet. Kann aus eigener Kraft nicht (zügig) zur Re-Orientierung verhelfen.

Weiterführend:
Auch bei nicht-demenzerkrankten Menschen mit unverarbeiteten traumatischen Erfahrungen (einer posttraumatischen Belastungsstörung) zeigen alle gut gemeinten Argumente und Appelle in solchen Momenten des „Getriggert-Seins" keinen Effekt. Denn eine spezielle Biochemie im Gehirn wie auch Aktivitäten des vegetativen Nervensystems

bewirken, dass sie bei – für sie – stressbeladenen Situationen rasch und radikal agieren. Für kognitiv nicht beeinträchtigte Betroffene bietet eine Traumatherapie (durch entsprechend qualifizierte Experten) jedoch eine gute Perspektive, um die dramatischen Erlebnisse im Gehirn integrieren zu können und damit auch ANP und EP in einer ausgeglichenen Persönlichkeit zu verbinden. Desgleichen lassen sich verschiedene Techniken erlernen, um mit dem bleibenden Faktor der Trigger souverän umgehen zu können. Für Männer und Frauen, die an einer Demenzerkrankung leiden, stehen diese Möglichkeiten ihrem Gehirn jedoch trauriger Weise nicht mehr zur Verfügung. Es sei jedoch erneut auf die Dringlichkeit der Differentialdiagnostik verwiesen. Es kann nur als fatal bezeichnet werden, wenn schwer traumatisierte alte Menschen vorschnell in die Kategorie „demenzkrank" und dementsprechend „aggressiv" eingeordnet werden. Bitte beachten Sie, dass die Erkrankung „Demenz" an sich einen Trigger darstellt. Der Stress des Kontrollverlustes vermag die entsprechenden Mechanismen und Dynamiken in Gang zu setzen.

Die Begleitung (traumatisierter) demenzerkrankter Frauen und Männer bedarf der Sensibilisierung. Einer stärkeren Beachtung des Themas „Trauma im Alter". Damit kommen wir zu einer weiteren Grundsäule des Demenzerisch® lernen: Eskalation und entsprechende Verhaltensweisen der Betroffenen, die vielfach als „demenz-typisch" gedeutet werden, bedürfen häufig einer alternativen und/oder zumindest weit differenzierteren Einordnung. Unter Beachtung traumatischer Belastungen oder Folgestörungen. (▸ Grundsäule 25)

Herrn Winters extremes Verhalten in der ambulant betreuten Wohngemeinschaft. Vergegenwärtigen wir uns dafür erst noch einmal, dass „das Trauma-Gedächtnis eine Art Eigenleben führt" und seine „Inhalte unvermittelt durch Trigger aktiviert werden können". Und dass diese beiden Faktoren „ein für die Umwelt völlig überraschend Handeln der Betroffenen" bewirken können.

Von Herrn Winter erzählten die Mitarbeiter der ambulant betreuten Wohngemeinschaft, dass er „früher" als politischer Häftling in der DDR im Gefängnis inhaftiert gewesen sei. Nach seinem Freikauf durch die westdeutschen Behörden habe er sich dann in Bayern eine Existenz als Rechtsanwalt aufgebaut und ein gutbürgerliches Leben mit Familie und Kindern führen können. In der Fallbesprechung wurde deutlich, dass der gepflegte Herr bei weitem nicht durchgehend „aggressiv" sei. Eigentlich erlebte man Herrn Winter im Allgemeinen als freundlich, höflich und eher etwas zurückhaltend. Doch immer, wenn „es in der Gruppe heiter und ausgelassen" sei, beim nachmittäglichen Singen, dann werde der ehemalige Rechtsanwalt so wütend und „einmal habe er sogar mit Möbelstücken geworfen". Legen wir nun unsere Aufmerksamkeit auf drei Dinge: a) der demenzerkrankte Herr ist nicht *immer* „aggressiv"; b) das Ereignis „Singen in der Gruppe" bedarf unserer besonderen Aufmerksamkeit und c) in Herrn Winters Biographie finden wir ein Erlebnis mit traumatischen Potential. Führen wir diese drei Aspekte zusammen, liegt letztlich eine Erklärung für die

Eskalation vor uns. Eine (vermeintlich) froh gestimmte Gruppe und deren gemeinsamer Gesang dürfte für Herrn Winter ein Trigger sein. („Vermeintlich" meint nicht die aktuelle Gemeinschaft der Demenzerkrankten, sondern die Situation im Gefängnis: Justizbeamte zwangen zum „fröhlichen" Singen). Diese zusammentreffenden Faktoren versetzen ihn eins zu eins zurück in seine Situation als politischer Gefangener. Sein Gehirn schaltete automatisch auf Alarm um, Angst und Panik stiegen auf. Das Trio der Selbsterhaltung übernahm. Hier mit der Kategorie Kampf. Der ansonsten freundliche Herr geriet in den Verteidigungsmodus. Auch das erschreckende „Werfen mit Möbeln" muss als selbstschützendes Verhalten verstanden werden. Ersteres bestand darin, dass Herr Winter schon längere Zeit bei der nachmittäglichen Musikrunde von seinem Stuhl aufstand und die Wohnküche der WG verlassen wollte. Die Mitarbeiterinnen versuchten, ihn zu beruhigen und zum Dableiben zu bewegen. In solch einer Situation packte der ehemalige Rechtsanwalt einen Stuhl und „schmiss diesen an der Tür stehend in unsere Richtung". Musik wird im Allgemeinen in der Begleitung Demenzerkrankter als „Königsweg" bezeichnet. Zu Recht. Doch auch diese positive Aktivität ist für manche der Betroffenen mit höchst belasteten Lebensmomenten verbunden.

Sicherlich fragen Sie sich jetzt, wie „man das alles wissen soll". Denken Sie bitte immer daran, dass wir außerstande sind, alle Trigger herausfinden zu können. Bei der Betrachtung eskalierender Situation steht das Prinzip einer differenzierten Betrachtungsweise im Vordergrund. Auch hier kommen wir nicht umhin, unser Gehirn um-zu-trainieren. Der Gedanke „*Die* sind *immer* so aggressiv" oder die pauschale Aussage vom „aggressiven Herrn Winter" muss durch eine genaue Beschreibung abgelöst werden. Das ist für den professionellen Kontext keine bahnbrechend neue Erkenntnis, gerät aber nach meinen Erfahrungen im beruflichen Alltag immer wieder stiefmütterlich in Vergessenheit. Für eskalierende Situationen bedarf es einer präzisen Beobachtung (▸ Grundsäule 26). „Was genau ist passiert?" Als plötzlich eine anscheinend unerklärliche Verhaltensänderung auftrat. Oder auch: „Gibt es bestimmte Konstellationen, in denen es kontinuierlich zu selbstschützendem Verhalten kommt?" So können Trigger leichter erkannt werden. Bei der diesbezüglichen Detektivarbeit hilft historisches Wissen.

Nach meinen Erfahrungen bleiben alle Erkundungen jedoch auch Grenzen gesetzt. Häufig kennen nicht einmal die Partnerinnen, Partner oder Kinder belastende Details der Biographien unserer älteren und alten Mitmenschen. Schreckliche Erfahrungen, die bekannt sind, werden – verständlicherweise – von den Anverwandten schamvoll verschwiegen. Wir benötigen unseren – bereits erwähnten – „gesunden Menschenverstand". Lassen Sie ihn bitte nicht vor der beruflichen Tür außen vor. Auch wenn wir wenig aus dem Leben der alten Frau im Pflegeheim wissen, so kann in der vehementen Abwehr gegen die Körperpflege (insbesondere im Intimbereich) durch Kratzen, Beißen und Spucken doch Angst und Panik erkannt werden. Ob dies in erlebter sexueller Gewalt begründet ist, wird sich vielleicht niemals mit Sicherheit beantworten lassen. Als Faustregel möchte ich Ihnen jedoch ans Herz legen, dass je vehementer eine Reaktion ausfällt, desto naheliegender das Getriggert-Sein ist. Damit befindet sich der demenzerkrankte Mensch automatisch in der „Katastrohe von damals". Das Trio der Selbsterhaltung einschließlich des autonomen Nervensystems übernimmt die Regie.

Das zeigen auch die Erklärungen zu zwei weiteren Beispielen vom Anfang dieses Kapitels. Was hat das mit diesem Herumschlagen mit dem Krückstock auf sich? Erinnern Sie sich an die alte Frau, die in einer gerontopsychiatrischen Wohngruppe lebte? Und: warum schlägt auf einmal die demenzerkrankte Mutter im Bad ihre Tochter? Beschäftigen wir uns zuerst mit dem zweiten Beispiel. Dafür benötigen wir wiederum das Bücherregal aus Kapitel 10. Ich stellte es Ihnen damals im Zusammenhang mit dem Verlust des episodischen (biografischen) Gedächtnisses vor. Im Falle der eben genannten Situation erzählte mir die Tochter, dass sie immer ein sehr herzliches und gutes Verhältnis zu ihrer Mutter gehabt habe. Daran änderte sich auch nichts, als diese ihre Alzheimer-Erkrankung nicht mehr vertuschen konnte. Die Tochter kam mit dem Rollenwechsel – nun für ihre geistig immer mehr abbauende Mutter fürsorglich und helfend den Alltag gestalten zu müssen – gut zurecht. Mit aller damit verbundenen Trauer. Doch als die Mutter dann auch im Bad nicht mehr zurechtkam und ihre Tochter ihr bei der Körperpflege (sich waschen, duschen) helfen musste, veränderte sich das Verhalten der Demenzerkrankten abrupt. Sie wehrte jegliche Hilfe ab. Alles „gute Zureden" half nichts, im Gegenteil. Als die Tochter die Mutter – mit leisem Nachdruck – ausziehen wollte, habe diese sich „mit Händen und Füßen zur Wehr gesetzt" und zu guter Letzt richtig nach der Tochter geschlagen. Im Beratungsgespräch erfuhr ich dann zwei entscheidende Faktoren. Erstens wies die Tochter äußerlich eine große Ähnlichkeit zu ihrem Vater auf. Und zweitens: die Mutter hatte sich relativ früh von ihrem Mann (dem Vater) getrennt, weil dieser „gewalttätig" gegenüber seiner Frau gewesen sei. Schauen wir uns nun das Bücherregal dieser Demenzerkrankten Frau an, ergibt sich folgendes Bild (vgl. Abb. 19).

Im Gedächtnis der einundachtzigjährigen Demenzerkrankten findet sich kein semantischer oder episodischer Ordner mehr zu ihrer 54-jährigen Tochter. Dieser ist (rechts im Bild) abgestürzt bzw. die entsprechenden Hirnzellen ausgelöscht. Gleiches gilt höchstwahrscheinlich auch für ihre Erinnerung an die Scheidung. Vorhanden ist jedoch noch der Ordner ihres Ehemannes aus ihren jüngeren Lebensjahren. Ebenso mit starken Gefühlen verbundene Erinnerungen, vermutlich sogar ein Trauma-Gedächtnis bezüglich der erlebten ehelichen Gewalt. Der Zustand des Bücherregals wird in dem Augenblick brisant, als sich ein Handeln der Tochter – verstärkt durch den Fakt der Familienähnlichkeit – als Trigger erweist. In der Enge des Bades rückt der alten Frau jemand Fremdes

„auf den Leib“. So erlebt *sie* diese Situation. In ihrer Welt braucht sie keine Unterstützung bei der Körperpflege. „Wo gibt es denn sowas? Einer erwachsenen Frau im Bad beim Waschen zu helfen!“ In etwa auf diese Art können wir uns ihr Empfinden übersetzen. Ihr erkranktes Gehirn versucht sich also die Situation zu erklären und kann dabei nur auf die noch vorhandenen Ordner zurückgreifen. Assoziiert das Gesicht der Tochter mit den Zügen ihres Ehemannes. Und erlebt „Handgreiflichkeit“ – da will sie jemand ausziehen. Und derjenige lässt nicht locker, wird immer aufdringlicher. Legt zuletzt gar Hand an und beginnt, ihr die Bluse aufzuknöpfen. Dieser Reiz entpuppt sich dann vermutlich als endgültiger Auslöser für die Verteidigung. Wir wissen nicht, ob die Enge des Badezimmers oder das Bad an sich verstärkend wirkten. Das ist auch zweitrangig. Denn der – Ihnen nun schon vertraute – Prozess des selbstschützenden Verhaltens läuft ab. Die Tochter verstellt unbeabsichtigt den Fluchtweg aus der Tür zum Bad heraus, die Mutter setzt sich zur Wehr, schlägt auf den vermeintlichen Angreifer – in ihrer Welt auf ihren Ehemann – ein.

Abbildung 19: Verlust des biographischen Gedächtnisses und traumatische Erinnerungen

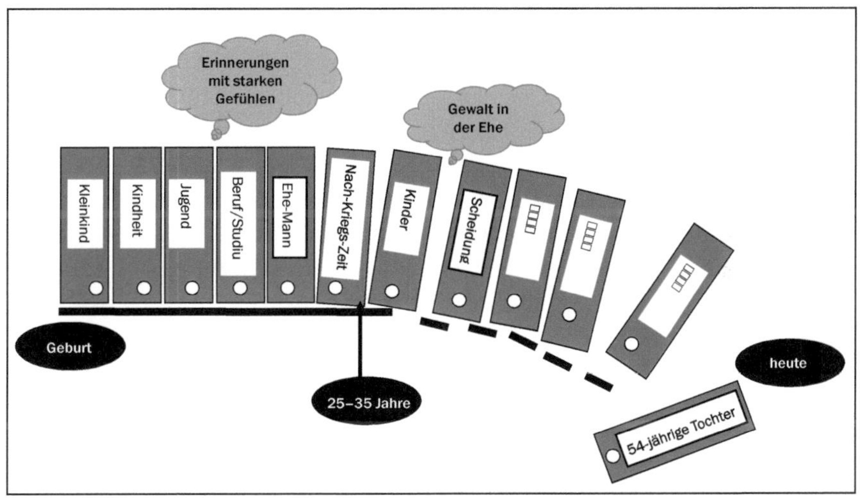

Lassen sich Situationen, in denen demenzerkrankte Frauen und Männer von ihrer Umwelt als „aggressiv“ erlebt werden, in solch einer Art entflechten, dann fällt Ihnen das Demenzerisch® verstehen mit etwas Übung und Routine immer leichter. Wir kennen das aus unserem eigenen Leben: fühlen wir uns bedroht, setzen wir uns zur Wehr. Doch wie verhält es sich, wenn die Erkrankten – wie unsere Bewohnerin der gerontopsychiatrischen Wohngruppe – andere bedrohen? Ohne dass sich – zumindest auf den ersten und zweiten Blick – ein Anlass zur Selbstverteidigung finden lässt. Sondern ganz im Gegenteil: die Mitbewohner – und die Mitarbeiter – Angst vor der alten Frau und ihrem Krückstock haben.

4.3 Widerstand gegen den Identitätsverlust

„Ich war doch auch mal wer!“ Diese Aussage begegnete Ihnen schon einmal. Gehört habe ich sie von einer gepflegten, zarten alten Dame, die auf einmal völlig verloren in den Fluren eines Pflegeheims herumstand, nachdem sie zuvor noch den Eindruck erweckte, ganz zielgerichtet unterwegs zu sein. Vermutlich war ihr Gehirn gerade in die Situation geraten, dass es ihr nicht mehr mitteilen konnte, wohin sie gerade wollte oder was sie denn überhaupt tut. An diesem ihr völlig unbekannten Ort. „Ich war doch auch mal wer!“ – ein Satz, der alles ausdrückt: tiefe Traurigkeit. Verlorenheit. Absolute Verzweiflung: Welche Möglichkeiten habe ich denn, wenn ich mich verliere. Alle Tischbeine meiner Identität unter mir wegrutschen. Wie kann ich noch etwas von mir retten?

Die alte Frau mit ihrem Krückstock. Um es vorwegzunehmen: ich bin der Überzeugung, dass ihr Auftritt mehrere Ursachen haben kann. Auch hier müssen wir wieder einmal damit leben, dass uns manches Verhalten demenzerkrankter Menschen nicht mit hundertprozentiger Sicherheit erklärbar bleiben wird. Nach allem, was ich in diesem Zusammenhang erfahren habe, gehe ich davon aus, dass der Stock für sie eine Art Identitätsanker darstellte. Sie benutzte keine moderne Gehhilfe, sondern tatsächlich noch ihren alten, leicht knorrigen Holzstock von zu Hause. Zumindest die Älteren unter Ihnen werden sich noch an diese Spazierstöcke unserer Großeltern erinnern – in der einfachen Variante mit dem gebogenen Griff am oberen Ende. Die Gegenseite zierte häufig ein Gummipfropfen, um Halt auf glattem Boden zu finden. Ein bisschen so knorrig wie ihr Stock erschien auch die Bewohnerin, nennen wir sie Frau Weber. In der Gemeinschaft ihrer Wohngruppe war sie nicht sonderlich beliebt. Die meisten verstanden sich als „Städter“, Frau Weber jedoch war eine alte Bauersfrau, die so lange es ging, ihren eigenen Bauernhof bewirtschaftet hatte. Dort hatte sie „das Sagen“ inne gehabt und neben ihrem Mann und einigen Kindern auch Angestellte (in ihrem Sprachgebrauch wohl „Mägde und Knechte“) herumkommandiert. Sich selbst betrachtete sie wahrscheinlich als eine fleißige, anständige und rechtschaffene Frau. Die in lebenslanger harter Arbeit jedoch auch gelernt hatte – beziehungsweise lernen musste – sich durchzusetzen. Ihr als bayerischer Bauersfrau nahm niemand die Butter vom Brot. Doch genau dieses Selbstbild, ihren Anspruch an sich selber, ihre Identität, zerstörte die Demenz. Nun lief sie ruhelos durch die Wohngruppe, ihrer Lebensaufgabe beraubt. Nicht sonderlich gemocht von den anderen alten Menschen und auch die Mitarbeiter taten sich schwer. Doch Frau Weber hatte immer noch ihren Stolz.

Denken Sie an die Säulen der Identität. „Stolz“ gehört zum Tischbein „Werte“. Vielleicht können wir uns ihr Bücherregal etwa so vorstellen, wie die Abbildung 20 es sinnbildlich zeigt.

Abbildung 20: Verlust der Identität und selbstschützendes Verhalten

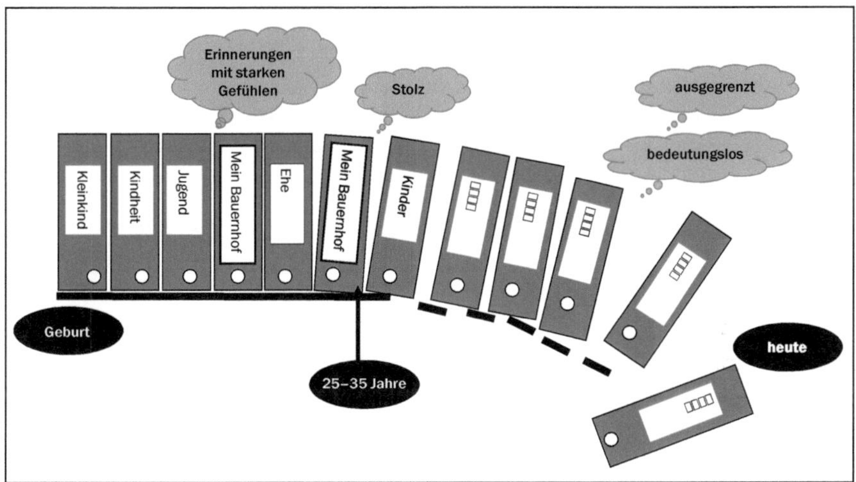

Frau Weber setzte sich also zur Wehr. Verteidigte ihre Würde, indem sie herrisch durch die Wohngruppe marschierte. Drohend mit dem Stock herumfuchtelte. Nach Berichten der Mitarbeiter tuschelten die anderen Bewohner über genau dieses Verhalten: „Ah, da ist *die* schon wieder!“ Und vielleicht schlug die alte Bauersfrau genau in so einem Moment dann mit ihrem Krückstock auf den Tisch, um den die über sie zischelnde Clique saß. Die ihr verbliebenen Reste der Identitätssäulen beschützend. Ich berichtete Ihnen bereits, dass „Demenzerkrankte über eine hohe Sensibilität verfügen“. Ihr „Gespür und Instinkt für emotionale Zustände des Gegenübers in den Vordergrund treten“. Mit ihren verfeinerten Antennen erfasste Frau Weber die Stimmung in der Wohngruppe. Setzte sich mit den ihr zur Verfügung stehenden Mitteln zur Wehr. Selbstschützendes Verhalten. Aus Verzweiflung heraus. Um „zu retten, was noch zu retten ist“.

Immer wieder einmal höre ich, dass der oder die Demenzerkrankte „bösartig“ sei. „Die war schon immer eine böse Frau.“ Schon immer? Woher wissen wir das eigentlich? Haben wir achtzig Jahre ihr Leben geteilt? Kürzlich sagte in einer Fallbesprechung eine Mitarbeiterin über eine einundsiebzigjährige Alzheimer-kranke Bewohnerin: „Die hat gar keinen Alzheimer. Die ist einfach nur böse.“ Wir überlegten dann gemeinsam, wie viele „von Herzen böse Menschen“ sie kenne. In ihrem alltäglichen Leben, im privaten Umfeld. „Ein Prozent“ lautete die Antwort. Diesen Wert geben die allermeisten an. Manche Klienten in meiner beruflichen Praxis sagen auch „niemanden". Einige schwanken zwischen ein bis drei Prozent. Die Zahl der Menschen, die schlicht „bösartig" sind – die Diskussion, ob das überhaupt eine zulässige Behauptung sein kann, hat hier keinen Platz – dürfte jedoch ziemlich gering sein. Wenn wir jedoch von diesem Denk-Ansatz ausgehen, vermag ich nicht zu widerlegen, dass Frau Weber genau zu diesem einen Prozent gehören könnte. Nach meiner Überzeugung und meinem Menschenbild stellt jedoch das Verstehen ihres Verhaltens aus ihrem Bücherregal heraus den würdigeren Weg dar. Und den für alle Beteiligten nutzbringenderen. Ordnen wir die bedrohliche Krücke als Verteidigung der zerfallenden Identität ein, können wir Lösungen finden. Damit es Frau Weber bessergeht. Wie auch ihren Mitbewohnern und natürlich auch den Mitarbeitern.

Auch Herrn Hermanns Ehefrau erlebte sein Verhalten als aggressiv. „Vom eigenen Ehemann aus der Wohnung geworfen werden. Wo gibt es denn so etwas!" äußerte sie ihre Empörung bei meinem – auf dieses verstörende Ereignis hin – folgenden Hausbesuch. Auch Herr Hermann leidet unter dem Verlust seiner Identität und versucht intuitiv mit allen Mitteln, sich auf seiner ins Kippen geratenen Tischplatte noch irgendwie aufrecht zu halten. Das zeigt zum Beispiel seine erhalten gebliebene Fähigkeit, sich jeden Morgen korrekt als Geschäftsmann anzukleiden. Bei allen Einschränkungen, die der Nervenzellenabbau bereits in seinem Gehirn angerichtet hatte, rührte an jenem fatalen Nachmittag irgendein Reiz an die Tiefen seiner Seele. Und ließ einen Teil seiner Identität namens „Ich bin ein treuer Ehemann" in den Vordergrund seiner inneren Erlebniswelt rücken. Bestimmte urplötzlich sein Handeln. Damit kommen wir zu ▸ Grundsäule 27 unseres Demenzerisch® lernen: Die intuitive Handlungslogik Demenzerkrankter beruht auf den „Gesetzen des Tuns und Lassens" unserer Welt. Auf der Handlungslogik von uns allen.

Sehr viel weiter fortgeschritten als bei Herrn Hermann war die Demenzerkrankung bei einer ehemaligen Krankenschwester. Aufgrund ihres massiven geistigen Abbaus lebte sie inzwischen in einem Pflegeheim. Und: sorgte jede Nacht für „Tumulte". Zumindest erlebten es die Mitarbeiter des Nachtdienstes in dem Haus so. Denn im Laufe der Nacht stürmte die alte Bewohnerin in jedes Bewohnerzimmer. Zog beherzt die Türen auf und trat an das Bett ihrer Mitbewohner. Die ebenfalls mehr oder minder demenzkrank waren. Was bei einigen von denen entsprechende Reaktionen hervorrief. Teilweise lautstarke Äußerungen von Angst oder Ärger bis hin zu Handgreiflichkeiten der unwirsch aus dem Schlaf Gerissenen. Doch unsere Krankenschwester tat nur ihren Dienst. Ihr Pflichtbewusstsein – vermutlich in Kombination mit einem biologischen Wecker – stellte den Motor ihres Handelns dar. Zu den Obliegenheiten eines Nachtdienstes im Krankenhaus gehört die mehrmalige (Sicht-)Kontrolle der schlafenden Patienten. Die demenzerkrankte alte Frau handelte entsprechend der Fragmente ihrer Tischbeine, passend zu ihrem noch verbliebenen Selbstbild.

Betrachten wir das Wertesystem der Generationen, aus denen heute ein Großteil unserer demenzerkrankten Mitmenschen stammt – die über 70-Jährigen, noch mehr die über achtzig- und neunzigjährigen –, dann finden wir vielfach Normen einer autoritären Erziehung. Tugenden der wilhelminischen Zeit – bzw. in der Folge der nationalsozialistischen Erziehungsideale – mit denen viele Kinder aufwuchsen, sind fest verankert in den neuronalen Netzwerken vieler der heutigen alten Menschen. Eine Liste diesbezüglicher Stichworte kann zum Beispiel so aussehen: Disziplin, Pflichtbewusstsein, Fleiß, Respekt, Bescheidenheit, Zuverlässigkeit, Verantwortung, Sauberkeit und Sorgfalt. „Man ist ein anständiger, ordentlicher und arbeitsamer Mensch." Das eingebläute Prägungsideal Hitlers für die deutsche Jugend lautete: „Hart wie Kruppstahl, schnell wie Windhunde und zäh wie Leder." Auch bei voranschreitender Zerstörung der für das Selbstbild (und Fremdbild) zuständigen Hirnareale bleiben tief eingegrabene Bausteine der einzelnen Identitätssäulen im Demenzprozess länger erhalten. Dazu gehört vielfach das Wertesystem, mit dem wir in unserer Kindheit erzogen wurden. Das Wissen um die oben gennannte Auswahl zentraler Werte und Normen der heute alten Generationen stellt eine weitere Grundsäule unseres Demenzerisch® lernen dar (► Grundsäule 28).

Dass Frau Schubert mit ihrer barschen Antwort, der Drohung „ich rufe die Polizei", ihre Identität im Treppenhaus verteidigt, sollte Ihnen bereits bewusst sein. Den in den Tiefen ihres Gehirnes – blitzschnell und unbewusst – ablaufenden Prozess können wir uns in etwa so vorstellen: „Was unterstellen Sie mir da. Ich bin ein ordentlicher Mensch! Und bestimmt nicht verrückt." Bloß nicht am eigenen Verstand zweifeln müssen. Für die Generation unserer älteren und alten Mitmenschen stellt dies einen Wert mit spezifischer Brisanz dar. Der von uns Jüngeren in seiner existentiellen Tragweite nicht vergessen werden sollte: die Prägung der alten deutschen Bevölkerung durch die rassistische Gesellschaftspolitik des Nationalsozialismus. Am ehesten ist uns diesbezüglich der Begriff der „Euthanasie" geläufig. Die immer wieder zu beobachtende tiefsitzende Angst – auch gerade Demenzerkrankter – vor „verrückt"- oder „asozial"-Sein mag auch in diesen verinnerlichten Normen der Kindheit und Jugend zu suchen sein. (Die übrigens auch nach 1945 in beiden deutschen Staaten noch viele Jahre weiterwirkten.)

Weiterführend:
„Verrückte", „Asoziale" – mit willkürlichen Vorschriften als „lebensunwert" stigmatisierte Menschen waren in der NS-Diktatur von (zeitlich unbegrenzter) Einweisung in psychiatrische Anstalten, in Konzentrationslager wie auch von Zwangssterilisationen und den sogenannten „Krankenmorden" bedroht. Das betraf auch Kinder und Jugendliche. Und blieb unberechenbar. Denn die staatlichen Vorgaben hantierten mit dehnbaren Begriffen wie „sittlicher Verwahrlosung", „Arbeitsbummelei", wie auch „Renitenz" oder „moralischen bzw. sozialem Schwachsinn". Einen schnellen Eindruck zur diesbezügli-

chen nationalsozialistischen Ideologie und deren verbrecherischer Umsetzung vermitteln zwei Artikel von Gernot Jochheim. Dort lassen sich auch statistische Angaben finden. Opfer der Zwangssterilisation wurden etwa 400 000 Kinder, Jugendliche und Erwachsene. Über 100 000 Patienten (jeden Alters) der Anstalten für psychisch, geistig und körperlich Behinderte wurden ermordet. (vgl. Jochheim 2016a, o. S.; ders. 2016b, o. S.)

Werte wie „Normal-Sein" oder Anständigkeit lassen sich somit auch als Faktoren einschätzen, die es überlebensnotwendig zu wahren gilt. Möglicherweise finden wir darin ein Motiv für Frau Mosers Strategie. Den – für sie fremden – Frauen (oder Männern) des Pflegedienstes nicht in Nachthemd und Morgenrock die Tür zu öffnen. Ungewaschen. Das wäre ja nach den Regeln der ersten dreißig Jahre ihres Bücherregals „asozial". Sträflich. Und damit strafbar. Fremde geht es nichts an, wie es in meiner Innenwelt aussieht. „Da kommt niemand rein." Das kann das Äußere betreffen. Aussehen und Wohnung bei Frau Moser. Oder den Zustand des Verstandes. Wie bei Frau Hofer. „Das geht Sie gar nichts an!" Erinnern Sie sich an ihre Antwort auf die zweite Frage nach dem Mittagessen?

Als „herausfordernd" oder „eskalierend" beschreiben Angehörige wie Professionelle auch immer wieder das „Weglaufen-Wollen" der Erkrankten. Für das – die Umgebung aufreibende – „Weg-Wollen" so mancher Demenzerkrankter finden sich mannigfaltige Erklärungen. Das selbstschützende Verhalten hinsichtlich der persönlichen Identität stellt dabei einen namhaften Faktor dar. Stichwort „Faulheit". Wir vergegenwärtigten uns soeben, dass zur Identität vieler alter Menschen Werte wie „Fleiß und Arbeit" zählen. Wenn ich nun aber – zu Hause, im Krankenhaus oder in einer Einrichtung der Altenpflege – nur noch „faul herumsitze oder liege", dann muss ich etwas unternehmen. Eben losziehen („hin-laufen"), um mir „Arbeit" zu suchen. Entsprechend meiner Identitätssäulen, die eben auch die Tugend des „Ich bin nicht arbeitsscheu." enthalten. Auch hier können wir uns inneren Abläufe wie „Wer liegt denn am heller lichten Tag im Bett" oder „Mitten am Tag herumsitzen und Kaffeetrinken. Das geht doch gar nicht" vorstellen. Sicher, solches Empfinden entspricht vielleicht nicht Ihrer Realität. Doch auch für unsere Welt sind die darin wirkenden Werte nicht untypisch. Bitte denken Sie an die ver-rückte Welt der demenzerkrankten Männer und Frauen. Aus dieser entspringt ihre Handlungslogik. Dieser mit unseren logischen Argumenten zu begegnen, ist widersinnig. Sinnvoll ein Handeln mit dem Bewusstsein um *unsere* gemeinsame Welt.

Bezüglich der sogenannten „Weglauf-Gefährdung" verwendet die aktuelle Altenpflege-Fachsprache zunehmend die Begrifflichkeit des „Hin-Lauf-Gefährdet-Seins". Ich sehe beide – synthetischen – Formeln kritisch. Oder bemüht. Wohl auch von Hilflosigkeit getragen. Und dem Wunsch nach politischer Korrektheit entspringend. Distanzierende Beschreibungen aus unserer Sicht. Ich stelle Ihnen jetzt einfach einmal eine Frage aus meiner Sicht: Sind *Sie* „weglaufgefährdet", wenn Sie ein höchst langweiliges Seminar verlassen? Sich mit einer

„faulen Ausrede" entschuldigend. Gerade habe der Kindergarten angerufen. Und Sie müssten dringend ihr Kind abholen. Oder vielleicht sagen Sie einfach nur, dass Sie „jetzt leider gehen" müssen. Im Übrigen denke ich dann nicht, dass Sie weglaufgefährdet seien. Sie werden Ihre Gründe haben. Eher frage ich mich, ob und was ich falsch gemacht habe. Schmunzele vielleicht innerlich über Ihre Cleverness. Denn meines Erachtens verfügen Sie über die Kompetenz, für sich selber zu sorgen. Für Langeweile ist Ihnen Ihre Zeit zu schade. Genau, Sie haben eine Ressource.

Damit möchte ich Ihrer Relais-Station und Ihrem Handwerkskoffer einen weiteren Baustein hinzufügen. Bewerten Sie identitätssichernde Maßnahmen als Ressourcen. Das betrifft sowohl die Strategien aus dem Pool der „gesellschaftlich akzeptierten menschlichen Verhaltensweisen" („Schmieröl fürs menschliche Dasein") als auch das selbstschützende Verhalten, „die von uns als „eskalierend" erlebten Momente. (Ausnahmen bei letzterem bilden die in einer PTBS zu suchenden Ursachen.) Frau Dietrich begegnete Ihnen schon einmal. Die demenzerkrankte Dame mit großbürgerlicher Vergangenheit. Für die eine gesetzliche Betreuung eingerichtet werden sollte. Der jedoch eine so angeregte Unterhaltung und Plauderei gelang, dass die Idee der früher sogenannten „Entmündigung" fallen gelassen wurde. Perfekte Fassade. Als ich Ihnen Frau Dietrich vorstellte, stellte ich die Frage, ob dies nicht „bewundernswert" sei. Trotz des vorangeschrittenen Verlustes an Gehirnzellen noch so meisterhaft agieren zu können. Die Identität der gebildeten eloquenten Person so wirksam zu beschützen.

Unser Blick auf eine Demenzerkrankung ist sehr einseitig. Nachvollziehbar bei einer so verstörenden Krankheit. „Einseitig" in dem Sinn, dass wir sehr oft ausschließlich die Defizite wahrnehmen. Die Ausfälle. Den Abbau. Das, „was nicht mehr geht". Wie auch „das", was uns Mühe macht, beängstigt. Oder auch aus unserer erlebten Hilflosigkeit heraus „die Fassung verlieren" lässt. Es gilt unseren Defizitblick zu verändern. Einfacher gesagt als getan. Das stimmt. Die Veränderung unseres Blickwinkels, der Ausbau unserer Relais-Station, bedarf der Übung. Um diese anstrengende Tatsache wissen Sie bereits. Ebenso, dass uns unser „persönlicher Schatten" dabei manchmal im Wege stehen wird. Für den Abbau des „Defizit-Blickwinkels" bedarf es noch eines weiteren Bausteins. *Ihres* Gefühls des Wirksam-Seins. Damit befassen wir uns im Kapitel „Der bedrohte Lotse".

Mit diesem Gedanken der „mannigfaltigen Erklärungsmöglichkeiten" für das Verhalten demenzerkrankter Menschen möchte ich Sie erneut an den Gedanken „Woher wissen wir denn, wie sich eine Fledermaus fühlt?" erinnern. Jeder von uns ist ein Individuum ganz für sich allein. Erst recht müssen wir diese Bedingung unseres menschlichen Lebens für unsere Begegnungen und die Begleitung demenzerkrankter Frauen und Männer akzeptieren. Nicht jede unserer Bemühungen, die Ursachen für (uns) belastendes Verhalten der Betroffenen herauszufinden, wird Erfolg beschieden sein. Wir werden uns irren, in dem, was wir meinen, als Erklärung annehmen zu können. Oder: es wird uns partout keine Sinndeutung gelingen. Dieses immer wieder vorkommende Scheitern gehört im Allgemeinen zum Erlernen und Gebrauch einer Fremdsprache. Auch Geübten fehlen manche Feinheiten, eine seltene Vokabel oder eine bestimmte Redewendung im Wortschatz einer ihnen langjährig vertrauten fremden Sprache. Wenn Sie jedoch bereit sind, entsprechend des Gedankens „unser Gehirn als Relais-Station", das für Sie problematische Verhalten der Demenzerkrankten unter dem Vorzeichen des „Selbstschutzes" zu betrachten (die Motive zu suchen), dann wird der Kontakt und Umgang mit den Betroffenen im Alltag um einiges leichter werden.

Widerstand gegen den Identitätsverlust. Identitätssicherung als Ressource. Wie können wir die demenzerkrankten Frauen und Männer dabei unterstützen?

Kapitel 5
Demenzerisch® sprechen und handeln II – Schwierige Situationen

Verbinden wir die zwei zentralen Motive menschlichen „Tun und Lassens“: das „Sich-wirksam-Fühlen“ sowie das „Dazu-gehören-Wollen“ mit unserem Verständnis des selbstschützenden Verhaltens, finden wir den Leitfaden für unsere Handlungsmöglichkeiten in den schwierigen Momenten der Begleitung demenzerkrankter Menschen.

Das neu entstandene Netzwerk in Ihrem Gehirn ermöglicht Ihnen somit ein entsprechendes Vorgehen. Nehmen wir beispielhaft Frau Reisigs Mutter. Ein Auszug aus dem Tagebuch ihrer Tochter, die ihre 82-jährige Alzheimer-kranke Mutter zu Hause begleitet und versorgt, soll Ihnen einen ersten Eindruck vermitteln. Die Tochter, Frau Reisig ist 63 Jahre alt und wohnt mit ihrem Ehemann Gunther seit langer Zeit in ihrem kleinen Einfamilienhaus. In dessen Gästezimmer in der ersten Etage zog vor zwei Jahren die kranke Mutter ein. Letztere (Rechtshänderin) hatte sich den rechten Unterarm gebrochen, dieser ist noch eingegipst – soll jedoch in den nächsten Tagen im Krankenhaus entfernt werden. Das Tagebuch: *„Mittwoch. Bis 17 Uhr war die Welt noch in Ordnung. Plötzlich laute Stimmen im Zimmer meiner Mutter. Ich gehe nach oben, sie kommt mir schimpfend und weinend entgegen, erklärt, sie verschwindet, weil Gunther ihr so etwas angetan hätte. Er erzählte dann, dass er ein Hämmern in ihrem Zimmer gehört hatte und nachsehen wollte. Mutti hatte mit dem Zahnbecher in der Toilettenschüssel Wasser geholt und mit der Zahnbürste ihre schwarzen Schuhe, die sie nur ganz kurz getragen hatte, abgebürstet. Da das Waschbecken dann schlimm aussah, nahm sie die schwarze Schuhbürste und versuchte, das Becken wieder zu säubern. Es wurde natürlich immer schlimmer. Nur noch schwarze Streifen. Wie oft hatten wir ihr schon erklärt, dass die Schuhe nur abgebürstet werden müssten. Haben das Wasser abgestellt, um ihre ewigen Wasserspiele zu unterbrechen, doch vergeblich. Der Teppichboden sieht aus, neu war er ein schöner Berber. Man wollte ja im Gästezimmer nicht sparen. Kurz und gut, der Abend war gelaufen. Sie kam nicht zum Abendessen, brauchte nichts von uns. Ich habe es nochmals versucht, keine Antwort. Doch die Türe wurde zugeschlagen.“* (Tschainer 2000b, S. 3)

Die Motive der alten Frau liegen höchstwahrscheinlich zuerst in ihrem Bedürfnis, „etwas zu tun“ zu haben. Also sucht sie – in dem kleinen, ihr zur Verfügung stehenden Gästezimmer – nach einer Betätigung. Da fallen ihr ihre Schuhe ins Auge. Entsprechend ihrer Identität – eine anständige, fleißige, ordentliche Frau – wird damit der Impuls aktiviert, dass „die Schuhe ja auch wieder mal geputzt gehören". Also sucht sie die dafür notwendigen Utensilien. Zuerst braucht man das kleine Gerät mit Stiel und Bürstenkopf, um die Schuhcreme aufzutragen. Beim Umschauen im Zimmer nach diesem Etwas fällt ihr Blick auf die Zahnbürste: „Ach, da ist es ja", mag der Gedankenblitz in ihrem zerfallenden Bücherregal gewesen sein. Auch wenn wir den detaillierten Ablauf nicht kennen, lässt sich erahnen, dass Frau Reisigs Mutter wohl keine Schuhcreme fand und so ein anderes altbewährtes Handlungsmuster zum Tragen kam. Nämlich, dass man schmutzige Schuhe ja auch unter laufendem Wasser mit der Bürste vom gröbsten Dreck befreien kann. Und selbstverständlich danach auch wieder das Waschbecken gereinigt gehört. Die alte Frau fühlte sich vermutlich gerade sehr wirksam. Bei der Arbeit. Vielleicht begleitet von einer leicht aufsteigenden Verzweiflung, weil das weiße Porzellan einfach nicht sauber werden wollte. Unter ihrer Bearbeitung mit der schwarzen Schuhputzbürste. Letztere zum Verwechseln ähnlich mit den Wurzelbürsten, die früher häufig zum Saubermachen stark verdreckter Oberflächen verwendet wurden. Im Zuge ihrer fleißigen Verrichtung – hartnäckig dem verinnerlichten Ordnungsprinzip folgend – passiert dann das Unverständliche. Plötzlich stürmt jemand in ihr Zimmer, um sie zu beschimpfen: „Was sie denn da wieder anstelle." Sieht derjenige denn nicht, dass sie hart am Arbeiten ist? Wenn überhaupt, dann sollte man sie doch wohl loben. Ihre Bemühungen anerkennen. Vielleicht veranlasst der Schreck ein Übriges – auf jeden Fall kann Frau Reisigs Mutter gar nicht anders, als sich zur Wehr zu setzen. Ihre Sicht von sich – ihr Selbstbild der Ordnung und Sauberkeit liebenden Hausfrau – verteidigend und schützend.

Gunther erlebt das Verhalten seiner Schwiegermutter als aggressiv. Missachtung seiner Bedürfnisse. Auch seine Reaktion ist nachvollziehbar. Die Nerven liegen blank: „Das geht doch nicht erst seit gestern so." Inwieweit sein persönlicher Schatten – auch er ein, sehr pauschal ausgedrückt, Akkuratesse liebender Hausbesitzer – die Vehemenz seiner verbalen Attacke gegen die Schwiegermutter verstärkt haben mag, bleibt eine Vermutung. Genauso, welche Rolle eine aufgestaute Wut aus anderen – vielleicht schon lange zurückliegenden – Gründen spielen könnte.

Welche Möglichkeiten lassen sich finden, um Frau Reisigs Mutter Identität zu stärken, ihrem Bedürfnis nach Wirksamkeit und Dazu-Gehören nachzukommen? Ohne dass ihre Umgebung darunter so massiv leiden muss.

5.1 Wirksam-Sein zulassen

Eine gelingende Umsetzung meines Vorhabens. Erleben zu können, dass meine Bedürfnisse befriedigt werden. Für unser Demenzerisch® sprechen und handeln stellt die bereits angesprochene „Veränderung unseres Blickwinkels" eine zentrale Maxime dar. Vorerst betrifft dies unsere Sichtweisen und Bewertungen bezüglich der Aktivitäten der Erkrankten. Das Stichwort lautet: Ergebnisorientierung. Ein tief verankerter Grundsatz aller Verrichtungen unserer Zeit lautet: „Am Ende muss etwas herauskommen." Sei es die Selbstoptimierung oder die Optimierung unserer (Um-)Welt. In der Demenz-Welt dagegen sollten wir vielfach keine Leistung in unserem Sinn erwarten. Kein messbares, vorzeigbares Ergebnis. Ermöglichen Sie bitte *ergebnisfreie Betätigungen* (► Grundsäule 29). Umgangssprachlich: „Das ist doch sinnlos, was *die* tun." In unseren Augen: Ja. Aus Sicht der Erkrankten: Nein. Sie handeln nach Werten unserer Welt.

Weiterführend:
Dieser Matrix-Wechsel wurde mir selbst in einer Jahrzehnte zurückliegenden Beratungssituation das erste Mal bewusst. Meine Klientin begleitete in ihrer häuslichen Umgebung ihren demenzerkrankten Vater. Sie kam in die Beratung, weil sie „es nicht mehr aushielt". Ihr „alter Herr" wiche ihr zu Hause nicht von der Seite und frage fortlaufend, was er denn tun könne. Dabei werde er immer ungeduldiger und fordernder. Nun wollte die Tochter von mir wissen, was sie denn „tun könne". Am Ende der Beratungsstunde stand die Idee der Heimarbeit im Raum. Nach späteren Berichten funktionierte dieser Plan ziemlich gut. Er sah so aus, dass die Tochter ihrem Vater erzählte, dass sie eine Heimarbeit habe und seine Hilfe bräuchte. Die Tätigkeit bestand darin, große Muttern und Schrauben zu sortieren und zusammen zu drehen. Ein Auftrag, den der demenzkrankte alte Mann gewissenhaft ausführte. Sehr zur Erleichterung der Tochter. Denn diese war nun täglich zwei bis drei Stunden durch die – an sich ergebnisfreie – Betätigung des Vaters entlastet. Und letzterer fühlte sich – als gelernter Schlosser – nützlich. Eben: wirksam. Die Heimarbeit gestaltete sich nämlich auch zu einer Art Perpetuum mobile, da am folgenden Tag die zusammengesetzten Teile wieder auseinandergenommen werden mussten.

Ich möchte an dieser Stelle noch einmal ausdrücklich darauf hinweisen, dass die spezifische Situation der Angehörigen demenzerkrankter Menschen andere Maßstäbe ihrer Handlungsmöglichkeiten mit sich bringt. Diesen Aspekten widmet sich – wie bereits erwähnt – ein eigenes Kapitel in diesem Buch. Nicht alle Anregungen werden also von Angehörigen aufgrund deren emotionaler Belastungen jederzeit realisierbar sein. Die Betätigungen stellen jedoch Beispiele dar, die für die Erkrankten umsetzbar und erfüllend sind.

Erinnern Sie sich an die Fabel vom Fuchs, der auf die Trauben verzichtete, weil diese ihm vorgeblich zu sauer waren? Vergegenwärtigen Sie sich bitte noch einmal, dass wir Ähnlichkeiten mit diesem Fuchs haben. Wir erleben ungern persönliches Scheitern oder entsprechende Misserfolgserlebnisse. Darin findet der Grundsatz der ergebnisfreien Betätigungen seine Erklärung.

Weiterführend:

Die Angst vor Misserfolg geht bei Demenzerkrankten – mit entsprechender Persönlichkeitsprägung – auch in vorangeschrittenen Krankheitsstadien nicht verloren. Als wir uns zu den „Alltagsfolgen des Hirnabbaus" Gedanken machten, erwähnte ich bereits, dass Demenzerkrankte sich häufiger weigern, bestimmte – gutgemeinte – „Beschäftigungsangebote" auszuführen. Und führte dazu unter dem Stichwort „Vermeidungsverhalten" aus, dass Tätigkeiten vermieden werden, „die bei den Betroffenen (intuitiv) die Befürchtung aufkommen lassen, dass sie das erwartete Ergebnis nicht mehr liefern können". Auch, weil eine Demenzerkrankung zielorientiertes Handeln unmöglich werden lässt. Betrachten wir diese Erkenntnis im Zusammenhang mit unserem Wissen um das Bedürfnis nach „Wirksamkeit" oder „Erfolg haben". Dann müssen wir ernst nehmen, dass viele Erkrankte auch in vorangeschrittenen Krankheitsstadien gern „etwas tun" möchten. Jedoch ohne die Erbringung eines Resultates in unserem Sinn. Sondern entsprechend des Zustandes ihres neuronalen Bücherregals und vielfach angelehnt an ihre vergangene Alltagsnormalität. Konkret hieße dies zum Beispiel nicht zum (ergebnisorientierten) Zusammenlegen des Inhaltes eines Korbes voll Wäsche aufzufordern. Sei es zu Hause oder der Wohnbereichs-Handtücher im Pflegeheim. Sondern einen Wäschekorb mit (für den Institutionsalltag oder Haushalt irrelevanter) Wäsche bzw. Stoffstücken bereitzustellen. Dessen Aufforderungscharakter ermöglicht – in unseren Augen sinnloses Wühlen – im Verständnis der Erkrankten sinnvolles Arbeiten mit der Wäsche. Eine Änderung unseres Blickwinkels ist unabdingbar (vgl. Tschainer 2002a, S. 33).

Und was könnte Frau Reisig die Situation hinsichtlich ihrer Mutter erleichtern? In ihrem Tagebuch beschreibt die Tochter gewissermaßen schon selbst die Lösung: *„Mutti fragt wieder alle paar Minuten, ob sie nicht helfen kann."* (Tschainer 2002c, S. 39) Deutlich äußert die 82-Jährige ihr Bedürfnis. „Etwas zu tun" zu haben. Nicht faul zu sein. (Oder vielleicht auch: „gebraucht zu werden".) Suchen wir also nach „Möglichkeiten des Helfens". Unter der Prämisse einer ergebnisfreien Betätigung. Dabei zeigt uns die alte Frau mit ihren Aktivitäten, welche neuronalen Handlungsnetzwerke in ihrem Bücherregal noch vorhanden sind. Sie weiß noch um die Tätigkeit des Schuhe Putzens. Ich würde auf jeden Fall ausprobieren, ob der tatsächlich notwendige Akt des Säuberns real verschmutzter Schuhe für Frau Reisigs Mutter noch möglich ist. Falls sie dieses ablehnt, vielleicht auch mit einer „faulen Ausrede", muss zwingend ein Themawechsel erfolgen. (Denken Sie bitte unsere Grundsäule 15 zum Thema „Versuch und Irrtum".) Doch zu einem späteren Zeitpunkt lässt sich das „Schuhe putzen" erneut aufgreifen, indem Sie einfach irgendein paar Schuhe hinstellen, eine Schuhputzbürste dazu platzieren und eher beiläufig äußern: „Die Schuhe müssten auch mal wieder geputzt werden…". Vielleicht kommt ja auch der sogenannte Aufforderungseffekt zum Tragen und Frau Reisigs Mutter Blick fällt von selbst auf diese Betätigungsmöglichkeit. Wichtig ist, dass die Demenzerkrankte „sich an die Arbeit machen kann" und somit eine *für sie* sinnvolle Betätigung findet. Höchstwahrscheinlich dürften diesem Zweck jegliche Varianten des Reinemachens folgen. Frau Reisig erzählte mir einmal voller Empörung und Entsetzen, dass die Mutter in aller „Herrgotts-Frühe" mit dem Besen die von Raureif bedeckte Wiese gekehrt habe. „Stellen Sie sich das mal vor, die gefrorene Wiese! Da brechen doch alle Grashalme ab!" berichtete die Tochter und schloss damit, dass sie das schnell unterbunden habe. Die Aufregung der um ihren gepflegten Garten besorgten Angehörigen ist nachvollziehbar. In unserem Demenzerisch® lernen ebenso, dass die Mutter Arbeit sucht. Für deren Bedürfnis ließe sich immer ein Rechen gut sichtbar platzieren, damit sie auf der Wiese herumwerkeln kann. Auch wenn sich dort kein Blatt oder loser Grashalm befindet. Um dem Bedürfnis der Tochter nach dem Schutz des Rasens am frühen Herbstmorgen Rechnung zu tragen, ist es sinnvoll, der Mutter zu dieser Uhrzeit das Kehren der Küche oder beispielsweise des Hausflurs anzubieten. Auch dafür sollte ein Besen mit langem Stiel gut sichtbar positioniert werden. Vergleichbares dürfte mit der Tätigkeit des Fußboden Wischens möglich sein. Notwendig dafür ist, dass die hauswirtschaftlichen Gerätschaften den im neuronalen Bücherregal von Frau Reisigs Mutter vorhandenen Abbildern entsprechen. Die modernen Bodenwischer und Wischmopps erweisen sich dafür als nicht geeignet. Als Putzinstrument muss ein alter Schrubber – mit breiter harter Bürste und langen Holzstiel – zur Verfügung stehen. Sicher fände die Mutter auch Befriedigung beim saubermachen – längst reiner – Waschbecken. Stünden dafür ein alter Lappen und idealerweise eine Schachtel des Scheuermittels „ATA" zur Verfügung, dürften die entsprechenden Erinnerungen (neuronalen Netzwerke) leicht geweckt werden. Womit wir den Anreiz zu einer selbständigen Tätigkeit setzen. Durch eine *„subjektiv gefühlte Gestaltungsmöglichkeit"* ihres Alltages.

Weiterführend:
Bitte bedenken Sie immer, dass unsere Angebote zum „Sich-wirksam-Fühlen" mit den noch vorhandenen Erinnerungs- und Fähigkeitsordnern im dezimierten neuronalen Bücherregal korrespondieren müssen. Zu der Zeit, als Frau Reisigs Mutter etwa 30 Jahre alt war, verwendeten viele Hausfrauen noch ausrangierte (und entsprechend auf Putzlappengröße zurechtgeschnitten) Wisch- oder Handtücher. Auch alte Unterhosen, nicht mehr stopfbare Socken und andere – vom Material her für die entsprechenden Putzzwecke geeigneten – Stoffe kamen zum Saubermachen und ähnlichem zum Einsatz. Die modernen – bunten – Schwammtücher oder Mikrofaser-Reinigungstücher dürften vielfach von den Erkrankten gar nicht mehr als Utensilien zum Saubermachen erkannt oder eingeordnet werden können. Die bereits oben erwähnte „ideale" alte ATA-Schachtel steht als Beispiel für Verpackungen aus jenen Jahrzehnten. Falls sich keine uralte Packung dieses Scheuersandes mehr im Haushalt findet, lässt sich eine solche auch improvisierend herstellen. Im Internet finden sich Abbildungen zu verschiedensten Dingen vergangener Jahrzehnte. Geben Sie für unser Beispiel dazu in der Suchfunktion ihres Browsers

den Begriff „ATA Putzmittel“ ein und klicken Sie dann die Rubrik „Bilder“ an. Auch mit der Suche unter Stichworten wie zum Beispiel „alte Werbung 50er“ lassen sich gute Ergebnisse erzielen. Die ausgedruckten Motive werden dann auf eine in der Form vergleichbare Pappschachtel – oder ein dem jeweiligen Zweck entsprechenden Behältnis – geklebt. So ein Aufwand ist nicht zu jeder Zeit oder für jede und jeden von Ihnen verwirklichbar. Aber vielleicht hinterlassen diese Anregungen Spuren in Ihrem Priming-Gedächtnis, sodass Sie an anderer Stelle mit Ihrer Kreativität eine Lösung für eine spezielle Situation in der Begleitung demenzerkrankter Menschen finden werden.

Für Frau Reisigs Mutter stellt sicher auch Bügeln eine Tätigkeit dar, bei der sie sich wirksam und wichtig fühlen kann. Auch hier geht es um die Aktivität der Demenzerkrankten und nicht um das Ergebnis einwandfrei gebügelter Sachen. Statt Hemden und Blusen zu glätten, stellen einfache Stoffstücke das passende Betätigungsfeld dar. Einfach von oben nach unten abzubügeln. Unter Umständen lässt sich mit solchen Stoffbahnen – auch alte Leinenbetttücher oder Tischdecken wie auch Stoffservietten und Wischtücher – ein ganzer Kreislauf der Pflichten rund um die Wäsche initiieren. Frau Reisigs Mutter hatte nach den Erzählungen ihrer Tochter sogar noch die sauberen Bettlaken aus dem Schrank gezogen, auf der Wiese im Garten ausgebreitet und mit der Gießkanne begossen. Was so bizarr anmutet, findet in der Haushaltsführung früherer Zeiten seinen realen Widerklang: das Wäsche bleichen. Akkurat ausgeführt von der demenzerkrankten Frau.

Weiterführend:
Aufgreifen möchte ich noch im Zusammenhang mit der Betätigung des Bügelns die Angst vor Verbrennungen. Immer wieder begegnen mir diese und ähnliche – natürlich auch berechtigte – Sorgen. Viele Erfahrungen belegen, dass demenzerkrankte Menschen häufig Tätigkeiten meiden, die sie nicht mehr beherrschen oder die ihnen vielleicht auch intuitiv Angst machen. Das kann das Bügeleisen sein oder Handwerkszeug wie eine Säge oder eben auch der Umgang mit einem Messer. So wurde eine fast durchgehend teilnahmslos wirkende Besucherin unserer Betreuungsgruppe beim Zubereiten des Obstsalates zur agilen Hausfrau. Konnte selbstverständlich – handlungssicher – mit dem Messer hantieren, um Äpfel zu schälen und in Obstsalat-gerechte Stückchen zu zerkleinern. Bedenken Sie bitte das bereits erwähnte „Recht auf Lebensrisiko“.

Der in Ihrem Handwerkskoffer bereits vorhandene Baustein der Instant-Lösungen hilft uns auch bei unserem Ziel, demenzerkrankten Frauen und Männern „Wirksam-Sein“ zu ermöglichen. Der *Aspekt der Wiederholung*. Frau Reisigs Mutter kann das Putzen in den verschiedensten Varianten im Laufe eines Tages immer wieder angeboten werden. Spätestens dann, wenn sie wieder einmal fragt, ob sie etwas helfen könne. Denn nach aller Wahrscheinlichkeit wird ihr Gehirn nicht mehr speichern, dass sie vor einer halben Stunde gerade den Flur gekehrt hatte. Bitte denken Sie an die verlorengehende Fähigkeit der Konzentration und der Kurzzeitspeicherung. (Ich erwähnte, dass bei schweren Demenzerkrankungen „drei Minuten" das Maß der Dinge bilden.) Demenzerkrankte leben mit voranschreitender Erkrankung ausschließlich im „Hier und Jetzt". Und so bietet auch zehnmaliges Fegen desselben Flurs – an einem Tag – das Gefühl des Wirksam-Seins.

Die Frage, ob ein solches Vorgehen ethisch vertretbar sei, mag in diesem Zusammenhang zu Recht gestellt werden. Angesichts der positiven Auswirkungen für die Erkrankten – und ihre Umgebung – vertrete ich diesbezüglich einen pragmatischen Ansatz. Als entscheidend bewerte ich die Haltung, mit der Angehörige oder professionell Tätige den Demenzerkrankten begegnen. Ist diese von Respekt wie auch Akzeptanz der Persönlichkeit der Erkrankten getragen, steht nach meinen Erfahrungen dem – sich wiederholenden – Angebot ergebnisfreier Betätigungsmöglichkeiten nichts im Wege.

Immer wieder erleben wir auch Situationen, in denen sich die Erkrankten selbst aktiv ihre Betätigungsmöglichkeit suchen. Und wir nicht in der Lage sind, deren Sinn zu entschlüsseln. Ein ehemaliger Ingenieur, im fortgeschrittenen Stadium der Zerstörung seines Gehirns lebend, wohnte noch zu Hause – von seiner Ehefrau liebevoll begleitet. Mehrere Tage in der Woche besuchte er eine Tagespflege. Sobald er nach Hause kam, beschäftigte er sich intensiv mit Toilettenpapier. Rollte es ab und bildete kleine – perfekt zusammengelegte – Stapel. Die er überall in der Wohnung verteilte und deponierte. Seine Frau stand vor einem Rätsel und auch gemeinsame Überlegungen in der Beratung und bei Hausbesuchen ließen uns keine Erklärung zur Bedeutung dieser Tätigkeit für ihren Ehemann finden. Aber mit etwas Überwindung und Training konnte sie diese Form des Sich-wirksam-Fühlens ihres erkrankten Mannes akzeptieren lernen.

Weiterführend:
Dieses Gefühl „Ich darf was machen" bezieht sich auch auf das Stichwort „Wiederbelebung von Handlungsmustern" aus unserem Kapitel zu den „Grundlagen der Interaktion mit den Erkrankten". Das „Mehr-Punkte-Programm". Was beinhaltet: „Ich darf selber trinken." Und nicht: „Mir wird zu trinken gegeben."

Ans Herz legen möchte ich Ihnen den Erfahrungswert, dass nicht jede und jeder Freude an langjährig vertrauter Arbeit findet. Dies betrifft insbesondere das Thema der „hauswirtschaftlichen Betätigung". Der Ablehnung, altvertraute Hausarbeit auszuführen, wohnt somit nicht immer eine Angst vor dem Scheitern inne. Eine kognitiv beträchtlich eingeschränkte 82-jährige Besucherin einer Tagespflege äußerte auf das wohlgemeinte Angebot, doch beim Geschirr abtrocknen zu helfen, auf einmal sehr klar – und zurückweisend –, dass sie in ihrem Leben „genug gearbeitet" habe.

Stellen Sie sich bitte darauf ein, dass alles möglich ist. Auch, dass demenzerkrankte alte Menschen sich in einer – auch in unserer Welt – unproduktiven Muße wirksam fühlen können. Eine neueingezogene Mieterin einer ambulant betreuten Wohngemeinschaft brachte die Mitarbeiter an die Grenzen ihrer Belastbarkeit. Die alte Frau lehnte sämtliche Tätigkeiten in der Gemeinschaft ab, brachte aber durch ihre körperliche Unruhe und ihre deutlich zu bemerkende Unzufriedenheit – ihr „Umher-Getrieben-Sein" – ziemliche Turbulenzen in den Alltag der WG. Das Betreuungsteam fand dann heraus, dass ihre hochbetagte Mieterin als „Magd" in der Landwirtschaft gearbeitet und anscheinend ein sehr hartes und entbehrungsreiches Leben hinter sich hatte. Ihre Biographie verzeichnete einen Lichtblick: anscheinend durfte sich die Bauernhofangestellte immer Sonntags nach dem Mittag für eine Stunde in ihre Kammer zurückziehen und habe dann Musik gehört. Sie liebte Schlager. Mit dieser Erkenntnis gestaltete sich jeder Tag in der WG zu einem „Sonntag". Glücklicherweise akzeptierte die alte demenzerkrankte Frau moderne Hilfsmittel. Und so lag sie regelmäßig auf ihrem Bett und hörte mit Kopfhörern alte Schlager. Ganz nach dem bekannten Musiktitel: „Immer wieder sonntags…". Aufgrund ihres zerstörten Kurzzeitgedächtnisses und der ihrem Gehirn ebenso nicht mehr leistbaren Einschätzung von „Zeit" genoss sie es sichtlich, „ihre freie Stunde" zu haben. Nach unserem Erleben mehrmals am Tag. In ihrer Welt einmalig in dem aktuellen Moment. Wirksam-Sein im Nichts-Tun-Dürfen.

Demenzerisch® handeln weiß um die Notwendigkeit von Müßiggang wie auch um die Vermeidung von Langeweile. Von uns als „herausfordernd" erlebte Situationen entstehen vielfach aus Gründen des Zuviels oder des Zuwenig. (► Grundsäule 30) Oft höre ich Aussagen in der Art, dass die oder der Erkrankte „gar nichts mehr könne" (vornehmlich von Angehörigen) und demgegenüber stehen eine Vielzahl von (teilweise unangebrachten) sogenannten „Beschäftigungsangeboten" in professionellen Einrichtungen der Altenpflege. Wer von uns – in unserer Nicht-Demenz-Welt – will fortwährend „beschäftigt" werden?

Weiterführend:

Bieten Sie – in Einrichtungen der Altenpflege, in denen die Betroffenen tageweise oder dauerhaft begleitet werden – unruhigen Erkrankten Rückzugsmöglichkeiten an. Falsch verstandene Vorgaben, demenzerkrankten Gästen, Mietern und Bewohnern pausenlos soziale Kontakte zu ermöglichen, wirken sich erfahrungsgemäß kontraproduktiv aus. Wenn es Ihnen und mir in einer gemeinsamen Wohnküche oder einem großen Wohnzimmer zu laut ist, uns zu viel Trubel herrscht, werden wir uns auch zurückziehen wollen. Bitte ermöglichen Sie den Rückzug ins (Einzel-)Zimmer oder ein anderes ruhiges Plätzchen. Oder schaffen Sie – wenn es irgendwie möglich ist – abgeschirmte Nischen, in die sich die überforderten Erkrankten zurückziehen können. Denn: Ich fühle mich auch wirksam, wenn ich aus einer mich strapazierenden Situation wegkomme.

Sowohl Überforderung als auch Eintönigkeit stellen einen häufig nicht beachteten Grund der sogenannten Weglauf-Gefährdung dar. Wem alles zu viel ist oder wer sich langweilt, will aus dieser Situation entkommen. Ergebnisfreie Betätigungsmöglichkeiten stellen somit eine Einladung dar, nicht wegzulaufen. Denn, einmal mehr: Demenzerkrankte sind „ganz normale" Menschen. Und halten sich gern an einem Ort auf, an dem sie sich wohlfühlen.

Nach allen Erfahrungen bewirkt das „Raus-Gehen" aus einer als unangenehm empfundenen Situation eine bemerkenswerte Entspannung der Lage. Wenn ich gehen darf, fühle ich mich selbstbestimmt, als Herrin der Lage. Ein einfaches Beispiel zu „Ich darf mich bewegen, also bin ich wirksam" bietet uns Herr Seifert. An der Rolltreppe erlebte er seine Frau als ihn bedrängend. Ihn in eine Richtung bewegen wollend, die Herrn Seifert allem Anschein nach sehr beängstigte. In einem solchen Moment hilft nur *das Ermöglichen von Bewegungs-Freiheit.* Hier: Herrn Seifert von dem weggehen zu lassen, was ihm bedrohlich erscheint. Das Treppenhaus zu suchen. Im Falle, dass Herr Seifert bereits beträchtlich in Aufregung geraten ist, dürfte die beste Handlungsvariante sein, erst einmal das Kaufhaus zu verlassen. An die frische Luft zu gehen. Hauptsache: Weg. Gehen.

Weiterführend:
Es ist mir wichtig, noch einmal zu erwähnen, dass die in der professionellen Welt benutzten Begriffe der „Weg-Lauf-Gefährdung" oder – moderner – der „Hin-Lauf-Gefährdung" meines Erachtens künstliche Konstrukte darstellen. Sie spiegeln unsere Welt wider. Übersetzen wir „Weg- oder hin-Lauf-gefährdet" beispielsweise mit „langweilig oder überfordert-Sein", mit „Sehnsucht nach Sicherheit oder Geborgenheit" oder mit „dringender Wunsch nach Stressabbau", so erfassen wir die Bedürfnisse, Antriebe und Motive der Erkrankten. Die Demenz-Welt. Womit wir gleichsam automatisch in die Lage versetzt werden, angemessen auf ihr „Weg-Wollen" reagieren zu können. Eskalierende Situationen vermeidend.

Hinsichtlich dieses „Weg-Wollens" – vom aktuellen Aufenthaltsort – möchte ich Ihnen noch einen weiteren Faktor ans Herz legen: Überprüfen Sie bitte auch immer, ob es einfach zu laut ist. Der Faktor „ein Reiz" spielt häufig eine elementare Rolle. Wir müssen die Reizüberflutung reduzieren. Klassische Beispiele stellen das „nebenbei" laufende Radio oder der Fernseher dar. Musik wird zu recht vielfach als der „Königsweg" in der Begleitung Demenzerkrankter angesehen. Doch die Hintergrundmusik eines dauerhaft laufenden Radios erzeugt für viele der Betroffenen einfach nur Stress. Das Element „Musik" ist in der Alltagsbegleitung der Erkrankten ausschließlich gezielt einzusetzen.

Weiterführend:
Zweifelsohne lassen sich im praktischen Alltag nicht alle Lärmquellen ausschließen. Dies betrifft insbesondere Institutionen wie Krankenhäuser und Pflegeheime. Gerade be-

schützende Bereiche, geschlossene Abteilungen oder Intensivstationen weisen häufig einen hohen Geräuschpegel auf. Lässt sich dieser nicht aktiv reduzieren, so verfügen Sie mit dem Faktor „ein Reiz" zumindest über *eine* mögliche Erklärung der Fluchtversuche der Erkrankten. Gute Erfahrungen werden in Kliniken und Heimen immer wieder mit den schon einmal erwähnten Kopfhörern gemacht. Falls Sie eine Lieblingsmusik der Erkrankten herausfinden können, kann diese beruhigend wirken. Ebenfalls zur Entspannung können Klänge aus der Natur wie Vogelgezwitscher oder eines plätschernden Baches beitragen. Bedenken Sie wiederum unseren Grundsatz des „Versuch und Irrtums". Falls es auf der Intensivstation – oder im nachoperativen Aufwachbereich – für Mitpatienten keine Belastung darstellt, ließe sich auch versuchen, per CD-Player die leisen Töne der Natur abzuspielen. Bei all diesen Versuchen bleibt ein „Aber". Insbesondere die Rahmenbedingungen eines Krankenhauses stellen per se einen massiven Widerspruch zu den Dispositionen einer Demenzerkrankung dar. Darauf werde ich im Kapitel „Der bedrohte Lotse" noch einmal eingehen.

Der kleine Junge und der demenzerkrankte Mann. Beide haben keine Zeit. Ihr Gehirn stellt Ihnen die Fähigkeit zum Erfassen des Verlaufes von „Zeit" (noch) nicht (mehr) zur Verfügung. Kalkulieren wir das verlorengehende Zeitgefühl nicht ein, bereitet dieses im Alltag so manches Mal erhebliche Probleme. Sowohl Angehörige als auch professionell Tätige berichten zum Beispiel von einer „an ihren Nerven zerrenden Nachfragerei". Das hängt mit dem Thema „Ankündigung" zusammen. Jede Information wird von unserem Gehirn verarbeitet. Also zum Beispiel die Aussage „Heute Nachmittag kommen die Kinder zu Besuch". Oder: „In einer Stunde kommt die Ärztin." Dahinter steckt zumeist die gutgemeinte Absicht, die Erkrankten miteinzubeziehen. Ihr Gehirn kann noch registrieren, dass „etwas passieren" wird. Die Verarbeitung des zeitlichen Ablaufes gelingt jedoch nicht mehr. Vielleicht beunruhigt die Betroffenen das, was da angekündigt ist. Vielleicht freuen sie sich auf die Abwechslung. Unabhängig davon, ob sie neugierig sind oder alarmiert, die Zeit vermögen sie nicht mehr einzuschätzen. Fehlt das Gefühl, ob zehn Minuten vergangen sind oder zwanzig, eine Stunde oder zwei, dann suche ich Orientierung. Einen Anhaltspunkt. Kommt da jetzt gleich jemand zur Tür herein? Oder kann ich noch ein Nickerchen machen? Worauf muss ich mich einstellen. (Wobei: dieser Gedankengang entspricht bereits wieder der Logik unseres gesunden Gehirns.) Also fragt unser Ehemann immer wieder. Denn zum Zeitverlust kommt sein verblassendes Kurzzeitgedächtnis dazu. Die Erinnerung, dass er ja erst vor fünf Minuten diese Frage gestellt hat, kann sein Gehirn ebenso nicht abspeichern. Und dass fünf Minuten seit der letzten Auskunftssuche vergangen sind, dafür fehlt das Gefühl. Ein Teufelskreis. Darum gilt die Grundregel des „zeitnah". Geben Sie Informationen zu bevorstehenden Ereignissen kurz vorher. Je weiter eine Demenzerkrankung voranschreitet, desto unmittelbarer davor. Das Beste ist dann, überhaupt keine Ankündigung mehr zu machen. Sondern erst in dem

Augenblick, in dem „die Aktion" beginnt, die Erkrankten einzubeziehen. Zum Beispiel in dem Moment, in dem Sohn oder Tochter das Wohnzimmer betreten, zu sagen: „Ah, da sind ja die Kinder!"

Das Wissen um dieses Faktum ist gerade für die Prozesse in Krankenhäusern und Kliniken von besonderem Interesse. Oft höre ich, dass Patienten zu Untersuchungen im Funktionsbereich gebracht wurden. Und dann dort wieder weggelaufen seien. Es empfiehlt sich, die demenzerkrankten Patienten einfach abzuholen, wenn dafür der Zeitpunkt gekommen ist: „Frau Meier, lassen Sie uns mal ein Stückchen laufen."

Weiterführend:
Stellen Sie sich vor, Sie warten als Patient im Krankenhaus vor dem Röntgen oder einem MRT. Sie wissen, dass diese Untersuchung sein muss und dass so ein großer Klinikbetrieb einem manchmal eine längere Wartezeit zumutet. Dann kommt eine Krankenschwester mit einem kleinen Jungen an der Hand in den Wartebereich. Sie weist diesem einen Sitzplatz zu und verabschiedet sich mit den Worten: „So, da musst Du jetzt sitzenbleiben. Es kommt dann eine Schwester, die holt Dich in den Untersuchungsraum. Und dann macht man eine Aufnahme von Deinem Kopf. Das tut nicht weh." Und dann eilt die nette Mitarbeiterin weiter, viele Aufgaben und Patienten warten noch auf sie. Der kleine Junge hat etwa das Alter unseres Philipps. Wahrscheinlich würden Sie als Beobachterin oder Beobachter dieser Szene etwas nachdenklich dreinschauen und sich denken, dass man so etwas doch nicht machen kann. Das kleine Kind da mutterseelenallein hinzusetzen. Wenn es Ihr eigener Gesundheitszustand und Ihre seelische Verfassung gerade erlauben, werden Sie sich vermutlich ein bisschen um den Jungen kümmern. Weil Ihnen klar ist, dass das Kind verunsichert ist, Angst hat und wohl schnellstens zu seiner Mama will. Mit so einer Situation ist der Kleine doch überfordert. Szenenwechsel: Die nette Krankenschwester geleitet einen älteren Herrn in den Wartebereich und verabschiedet sich mit gleichen Worten. Dabei werden wir uns nichts denken. Die mentalen Modelle unseres Gehirns melden uns keine Absonderlichkeit. Aber wenn dies nun unser Herr Hermann wäre? Mit einer verbliebenen Gehirnstruktur, die ihm Leistungen auf demselben Niveau des kleinen Philipp erlaubt. Abhängig von Charakter und Lebenskonzept (mentalen Modellen) wird unser alleingelassener Demenzerkrankter kürzer oder länger ausharren. Doch für die durchorganisierten Krankenhausstrukturen ist das Risiko groß, dass der Patient vor Aufruf zur Untersuchung verschwindet. Herr Hermann kann sich nicht mehr selbst in der Zeit verorten. Ganz zu schweigen, von den vielen Informationen, die ihm die Schwester (oder der Patientenbegleitdienst) beim Abschied noch gegeben hat. Die ihn zusätzlich überforderten. Herr Hermann weiß nicht, wo er ist. Was er hier soll. Er kann sich nicht erinnern, dass er vor einem Tag ins Krankenhaus eingeliefert wurde. Auch die Fähigkeit zur Selbstberuhigung hängt vom „Gefühl für Zeit" ab. Um warten zu können – sich selbst zu trösten, dass es jetzt „halt etwas dauert" – muss unser Gehirn zeitlich denken können. Herr Hermann lebt ausschließlich im „Hier und Jetzt".

Hinsichtlich unserer Probleme mit der „Weglauf-Gefährdung“ möchte ich Sie noch auf eine Banalität unserer Welt hinweisen. Kennen Sie das Bedürfnis, „nur mal die Nase zur Tür rauszustrecken“? Frische Luft schnappen. Geben wir Demenzerkrankten dazu noch eine Chance? Ich möchte Sie ermutigen. Indem ich Sie an den Dreijährigen mit seiner Lust auf den abendlichen Hundespaziergang erinnere. Der kleine Junge mit der fremden Tante. Der schnell wieder umdrehte. Zurück zu den vertrauten Eltern. Wir haben den demenzerkrankten Herrn, der zur Tür des Pflegeheims hinauswill. Oder aus dem Krankenhaus, der Wohnung weg. Beide verbindet, dass sie „raus“ wollten. Gemeinsam ist beiden aber auch, dass sie schnell wieder umdrehen. Vielleicht haben Sie dies auch schon einmal erlebt. Den demenzerkrankten Bewohner eines Pflegeheimes, der zwar „die Nase zur Tür rausstreckte“ und dann das Haus doch nicht verließ. Weil ihm das „Draußen“ unheimlich ist. Ratlos macht. Überfordert. Da bleibt er lieber im etwas vertrauteren „Drinnen“. Nach meinen Erfahrungen verhindern wir mit unseren – nicht durchweg unberechtigten – Sorgen und Ängsten immer wieder die Erfahrung des „Wirksam-Seins“ für die Erkrankten. Das erwähnte subjektive Gefühl, den Alltag selber gestalten zu können. Dazu zählt auch, dass wir Möglichkeiten zum Stress-Abbau bieten. Sie erinnern sich. Demenz an sich löst enormen Stress bei den Betroffenen aus. Und (chronischer) Stress lässt sich am besten durch körperliche Bewegung abbauen. Abhängig von der jeweiligen körperlichen Konstitution sollten alle Varianten des „Sich-Bewegens“ genutzt werden.

Weiterführend:
Inzwischen existieren bundesweit verschiedenste Angebote, die von der Begleitperson für den Spaziergang, über spezielle Wandergruppen bis hin zu demenzspezifischen Sportangeboten Unterstützung bieten. Geben Sie einfach die Stichwörter „Demenz – Sport – Bewegung“ in die Suchmaschine Ihres Internetbrowsers ein. Dann finden Sie zahlreiche Informationen zu (regionalen) Angeboten für zu Hause oder auch für Einrichtungen der stationären Pflege.

Die Betätigung der Bewegung führt uns zum Thema „Sinnlichkeit“. Hier bieten sich einige Gelegenheiten, das „Sich-Wirksam-Fühlen“ zu verwirklichen. Auch für Demenzerkrankte in fortgeschrittenen Krankheitsstadien. Diesbezüglich verfügen wir im professionellen Bereich bereits über eine Menge an Wissen zu entsprechenden Handlungsmöglichkeiten im Alltag. Um Ihre Gedanken auf eine Spur zu setzen, nenne ich die Stichworte Tanzen (siehe Bewegung), Singen, Begegnungen mit Kindern und Tieren. Und auch alle Varianten kreativer Gestaltung. Wozu auch das Malen gehört. Weniger das Ausmalen oder Ausschneiden von Vorlagen (siehe befürchteter Misserfolg). Vielmehr die freie Aktivität mit Farbe und Pinseln – oder Fingern – auf einem Stück Papier. Nutzen können wir ebenso die – wohl bis zuletzt erhaltene – Empfänglichkeit für Signale, die von außen kommen. Es lassen sich verschiedenste Düfte einsetzen, zum Beispiel das altvertraute, geliebte Parfüm. Ein Fußbad anbieten oder eine Handmassage durchführen. Ein Mitarbeiter erzählte mir von seinen faszinierenden Erfolgen mit Elementen der Kneippschen Lehre. Sicherlich verfügen Sie für Ihren beruflichen Alltag diesbezüglich über viele Ideen und setzen solche Aktivitäten um. Demenzerisch® lernen fasst diesen Bereich unter dem Stichwort der „3-Minuten-Wellness" zusammen (► Grundsäule 31). Auch das Nutzen der Geschmackssinne kann Momente des Wohlbefindens bringen. Mitarbeiter eines ambulanten Pflegedienstes berichteten begeistert vom „Eierlikör". Mit ihnen gemeinsam ging die Tochter einer 106-jährigen Demenzerkrankten folgenden Weg: die alte Dame zum Lebensende hin nur noch per selbergemachtem Eierlikör zu „ernähren", da ansonsten jegliche andere Nahrung oder Flüssigkeit verweigert wurde. Aber „das Gläschen" genossen. Einmal mehr gilt: unsere Maßstäbe sind nicht entscheidend. Die erwähnte „Änderung des Blickwinkels" meint auch den Honig auf der Bockwurst. Unzumutbar in unserer Welt. Doch wenn es mir schmeckt, fühle ich mich wohl. Wenn ich auch noch auf die Kulturwerkzeuge des Bestecks verzichten und mit den Fingern Klöße und Gulasch verspeisen darf, bleibe ich auch als Demenzerkrankte für einige Augenblicke Gestalterin meines Alltags. Ganz im Sinne der siebzehnten Grundsäule: unser gesundes Gehirn als Relais-Station. Unser Geschmack, unsere Einschätzung von sinnhaft oder sinnlos, von Anstand und Disziplin, Etikette oder „guter Kinderstube" treten in den Hintergrund. Es gelten nicht mehr unsere Gesichtspunkte, sondern die der Demenzerkrankten.

Weiterführend:

Falls Sie über Kenntnisse zu alten Lieblingsspeisen und Getränken verfügen, probieren Sie aus, ob diese Vorlieben auch in der fortgeschrittenen Erkrankung noch vorhanden sind. Wenn diese Versuche keinen positiven Effekt zeigen, lassen Sie bitte Ihren Ideenreichtum spielen. Eine warme Tasse Kakao, ein Glas heißer Milch, ein wärmender Kräutertee oder ein kühlendes Eis wirken manchmal einfach Wunder. Bitte beachten Sie, dass das Essen und die Getränke auch erkannt werden können. Entsprechend der noch vorhandenen Erinnerungen im zerfallenden neuronalen Bücherregal. Das Wissen um Schweinsbraten mit Knödel dürfte zumeist länger erhalten bleiben als jenes um „moderne" Gerichte wie beispielsweise Lasagne oder Pizza. (Außer Sie begleiten Erkrankte, deren Essgewohnheiten in jüngeren Lebensjahren von genau diesen Gerichten geprägt sind.)

Die Bedeutung der Farbe „rot" für die Begleitung demenzerkrankter Menschen ist inzwischen weitreichend bekannt. Grundsätzlich verändert sich im Alter das Farbsehen. Rot-orange-Töne bleiben gut unterscheidbar. Inzwischen werden vielfach rote Tassen oder Tisch-Sets eingesetzt, der weiße Grießbrei in der (weißen) Schüssel erhält einen roten Klecks Marmelade oder der weiße Toilettensitz im hell gekachelten Bad eine rot lackierte Umrandung. Anknüpfend an den Faktor des „Erkennen-Könnens" möchte ich

Sie noch darauf hinweisen, dass für ein eigenständiges Agieren der Erkrankten auch hilfreich sein kann, das Lieblings-Trink-Gefäß aus früheren Tagen zu verwenden. So kann auch Wasser oder Tee aus einem vertrauten irdenen Bierkrug getrunken werden.

Zuletzt zu körperlichen Bedürfnissen. Zum Beispiel Hunger oder Schmerzen. Auf welche Art auch immer sie mitgeteilt werden. Ihre Nicht-Erfüllung führt ebenfalls zum Gefühl des Nicht-wirksam-Seins. (In Ihrem semantischen Gedächtnis wird vielleicht gerade das Stichwort „sichere Bindung" aktiviert – der Zusammenhang zwischen dem Schreien von Babys und der adäquaten Reaktion der feinfühligen Bezugsperson.) Sie kennen wahrscheinlich solche Momente; zehn Minuten nachdem Demenzerkrankte gut gefrühstückt haben, fragen sie ungeduldig, wann es denn endlich etwas zu Essen gäbe. Sie hätten solchen Hunger. Nach unserer Logik der Nicht-Demenz-Welt ist das schwer nachvollziehbar. Nehmen wir jedoch an, dass für unser Sättigungsgefühl notwendige Verschaltungen und Prozesse im Gehirn bzw. zwischen diesem und dem Magen bei einer Demenzerkrankung nicht mehr (ausreichend) funktionieren, fehlt das subjektive Gefühl des „Ich bin satt". Aufgrund der verlorengegangenen Funktion des Kurzzeitgedächtnisses existiert die unmittelbar zurückliegende Mahlzeit im Gehirn nicht. Die Demenzerkrankten verspüren einfach Hunger. Wenn Sie sich nun vorstellen, wie nervös *wir* werden, wenn wir hungrig sind und partout nichts zu essen finden. Sollte dann noch unsere Umgebung behaupten, dass wir doch gerade reichlich gefrühstückt hätten – was uns völlig unbekannt ist – und uns aufgrund dieses Hinweises jegliches Essen verweigern, werden wir wahrscheinlich zumindest ärgerlich, wenn nicht gar wütend. Um dann den Ort einer solchen geringschätzigen Behandlung schnellstmöglich zu verlassen und uns etwas zu Essen zu suchen. Selbstschützendes Verhalten. Ich vermute, dass Ihnen während des Lesens dieser Zeilen sehr schnell der Gedanke in den Kopf gekommen ist, dass Erkrankte, die ein Hungerbedürfnis äußern, einfach die Möglichkeit geboten bekommen sollten, ihren Hunger zu stillen. Eine Möhre, ein Apfel, ein Schälchen Apfelmus oder Joghurt, ein Keks oder ein paar Salzstangen stellen Beispiele für kleine Zwischenmahlzeiten dar. Entscheidend ist, dass dem Bedürfnis keine Argumente gegenübergestellt werden, sondern den Demenzerkrankten die Möglichkeit gegeben wird, sich wirksam zu fühlen: Ich habe Hunger und erlebe, dass mein Bedürfnis verstanden und gestillt wird.

Weiterführend:
Bei dieser Thematik begegnet mir immer wieder die Argumentation bezüglich des vorhandenen oder drohenden Übergewichtes der Erkrankten. Dies stellt eine berechtigte Sorge dar. Und ich kann Ihnen kein Patentrezept anbieten. Nach meiner Erfahrung bedarf es der individuellen Abwägung zwischen demenzspezifischer Bedürfnisbefriedigung und somatischem Wohlergehen. Lösungen müssen für jeden Demenzerkrankten persönlich gefunden werden und können manches Mal auch von Tag zu Tag variieren.

Manchmal liegt hinter dem Agieren, das wir als herausfordernd erleben, schlicht noch eine andere Ursache. Körperlicher Schmerz. Gerade bei plötzlichen Veränderungen, die für uns – die Umwelt – scheinbar grundlos sind, sollten wir unbedingt an das Thema „somatische Schmerzen" denken. Stellen wir uns unverblümt die Frage, wie Demenzerkrankte körperliche Schmerzen artikulieren sollen. Dann wird schnell deutlich, dass mit fortschreitender Zerstörung des Gehirns ihnen dafür nur noch nonverbale Wege zur Verfügung stehen. Wie zum Beispiel ostentative Unruhe, lautes Schreien oder Rufen, Abwehr jeglicher körperlichen Berührung. Die nächste Grundsäule unseres Demenzerisch® Lernens lautet somit: Grundsätzlich muss bei plötzlich auftretenden Verhaltensänderungen, die scheinbar völlig unmotiviert sind, immer an das Vorhandensein einer somatischen Erkrankung gedacht werden. Die Ursache „Schmerz" – vor anderen Lösungsversuchen – ausgeschlossen werden. (► Grundsäule 32)

Weiterführend:
Eine Bewohnerin einer gerontopsychiatrischen Wohngruppe lebte – mit ihrer fortschreitenden Demenzerkrankung – in der Einrichtung gut integriert. Insgesamt verliefen der Alltag, der Kontakt mit den anderen Erkrankten und zu den Mitarbeitern, so problemlos, wie es unter diesen Umständen möglich ist. Doch von einem Tag auf den anderen veränderte sich das Ganze. Die alte Frau lief plötzlich unruhig auf und ab. Kaum hatte sie sich hingesetzt, stand sie wieder auf. Nur, um sich wieder hinzusetzen und diese Position doch nicht auszuhalten. Sie schleppte ihre Bettdecke mit sich herum und war durch nichts zu beruhigen. Alle Beteiligten zeigten sich ratlos. Leider war damals das Thema „Schmerz und Demenz" noch nicht so stark im fachlichen Bewusstsein. Erst nach einer Weile stellte sich heraus, dass die alte Frau an einer Harnwegsinfektion litt.

Eine Sensibilisierung für das Thema „Schmerz und Demenz" erfolgt in der Fachwelt bereits seit einigen Jahren. Die Deutsche Gesellschaft zum Studium des Schmerzes (DGSS) entwickelte dafür einen Beobachtungsbogen „BESD – Beurteilung von Schmerzen bei Demenz". Ein weiteres Instrument zur Erfassung von Schmerzen auch bei Demenzerkrankten stellt die „Schmerzskala ECPA" dar. Beide finden Sie unter Eingabe des jeweiligen Stichwortes im Internet. Grundsätzlich stellt die Geriatrie bei anscheinend unmotivierten Verhaltensänderungen demenzerkrankter Patienten eine palliative Behandlung als Mittel der Wahl an erste Stelle. Somit wird – auch ohne konkrete Diagnose einer körperlichen Erkrankung – eine Schmerztherapie von entsprechend qualifizierten Ärzten angesetzt. Erst wenn diese keinerlei Änderungen im Verhalten der Patienten bewirkt, kann überprüft werden, ob eine Verbesserung der Situation durch Neuroleptika indiziert ist. (vgl. Aussagen des Palliativmediziners Prof. Dr. Gian Domenico Borasio im Rahmen der Fachtagung des Bayerischen Staatsministeriums für Arbeit und Sozialordnung, Familie und Frauen „In Würde sterben im Pflegeheim", München, 24.06.2010)

Demenzerkrankte Patienten im Krankenhaus oder schwer Betroffene im Pflegeheim sind dem Risiko der Deprivation ausgesetzt. Wörtlich lässt sich dieser

Begriff mit „Beraubung" übersetzen. In unserem Zusammenhang spielt die sogenannte „sensorische Deprivation" eine Rolle, womit ein andauernder Schwund von Sinneseindrücken erfasst wird. Der Verlust von äußeren Reizen, Anregungen und Eindrücken kann beim Menschen sehr schnell – innerhalb einiger Tage – zu beachtlichen Komplikationen führen (siehe Grundsäule 30). Dazu zählen beispielsweise das Bedürfnis nach Bewegung und Sinneseindrücken, Verwirrtheit, Minderung der Konzentrationsfähigkeit, depressive Verstimmung oder auch Halluzinationen. Andauerndes „Hallo-Rufen" oder ständiges Klopfen auf den Tisch kann also auch in einem anhaltenden Reizentzug begründet liegen. Für überwiegend immobile oder vollständig bettlägerige Erkrankte oder Patienten der Intensivstation im Krankenhaus bedarf es einfacher Anregungen. Zum Beispiel der „Handtasche am Bett". Oder dem Baldachin über dem Kopf. Oder der Anwendung der „Basalen Stimulation".

Weiterführend:
Das Konzept der „Handtasche am Bett". Entwickelt von Teilnehmerinnen unseres Kurses „Demenzberater im Krankenhaus". Es zielt ab auf ein – für viele der älteren und alten Frauen und Damen – existentielles Alltags-Utensil. Die Teilnehmerinnen unseres Kurses sammelten in ihrem Umfeld Handtaschen im Design der fünfziger, sechziger Jahre des letzten Jahrhunderts. Bestückten diese mit damals geläufigen Utensilien, wie einem Spitzen-Stoff-Taschentuch, Brille, Schlüsselbund, Erfrischungstüchern (der Marke „4711") oder auch einem Gebetbüchlein. Je nach Region kann auch ein Rosenkranz dazugehören. Viele der Patientinnen hatten somit etwas „zum Festhalten" als auch zum „Beschäftigen".

In einer sogenannten „Pflegeoase" für schwererkrankte Demenzpatienten gestalteten die Mitarbeiter über den Betten ihrer Bewohner beispielsweise Baldachine. Damit vermittelten sie den Bettlägerigen einerseits verstärkt ein Gefühl der Geborgenheit („Ich bin behütet"). Andererseits konnte durch einen wohldosierten Einsatz einer kleinen Lichterkette – angebracht im Inneren der dem Bett zugewandten Seite des Baldachins (Moskitonetz) – genau der Deprivation entgegengewirkt werden. Bei einer anderen Bewohnerin, die Köchin von Beruf gewesen war, hingen an der Wand, an der das Bett stand, ein Holzkochlöffel, eine alte Leinenschürze und ein altes Emaille-Sieb. Damit stand der Demenzerkrankten ein Sinneseindruck zur Verfügung – zum Betasten oder einfach zum Anschauen. Für letzteres kann auch (biographisch ausgerichtete) Fototapete an der Zimmerdecke ein – allerdings nicht immer einfach umzusetzendes – Hilfsmittel darstellen.

Demenzerisch® sprechen und handeln bewegt sich in einem komplexen Feld. Mehr als ein Reiz wie auch *kein* Reiz führen zu für uns anstrengendem oder beängstigendem wie auch anscheinend unerklärlichem Verhalten. Unser Ziel des „Sich-Wirksam-Fühlens" der demenzerkrankten Frauen und Männer in ihrer Welt bedarf der Balance. Der Ausgewogenheit zwischen „Zuviel" und „Zu wenig". (vgl. Abb. 21) So wie unseren detektivischen Bemühungen immer auch

Grenzen gesetzt bleiben, so werden nicht jedwede Versuche, den Demenzerkrankten „Wirksamkeit“ zu ermöglichen, von Erfolg gekrönt sein. Zum Faktor der dafür benötigten Zeit wie auch zu unserem uns möglicherweise behindernden „persönlichen Schatten“ kommen wir im Kapitel „Der bedrohte Lotse“.

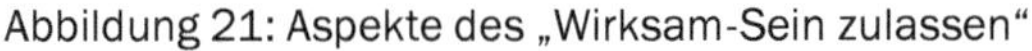
Abbildung 21: Aspekte des „Wirksam-Sein zulassen“

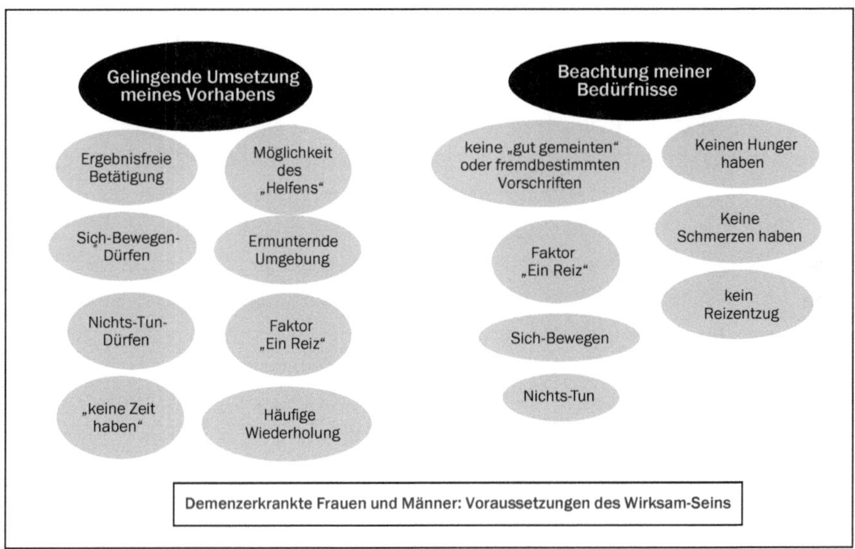

Mit all diesen Beispielen und Anregungen möchte ich Sie auch ermutigen, Ihrer eigenen Kreativität und Phantasie Raum zu geben. Auch wenn nicht immer alles gelingen kann, behalten Sie bitte den Leitfaden des Schaffens von Situationen zum „Wirksam-Sein“, so oft es Ihnen möglich ist, fest in der Hand.

5.2 Dazu-Gehören ermöglichen

Erinnern Sie sich an die „Außenseiter“ in der Schule? Wut und Ohnmacht der Ausgeschlossenen führten zum Angriff. Zu selbstschützenden Verhalten.

Immer wieder müssen demenzerkrankte Frauen und Männer Ausgrenzung erleben. Ihre Umwelt – wir – schaffen das unabsichtlich oder in vermeintlich bester Absicht. In Folge unseres Unverständnisses oder unseres Erschreckens. Weil wir es so gern wieder „normal“ hätten. Vielleicht zwischendurch selber an unserem Verstand zweifeln. Unsere Nachbarin, Frau Schubert, gerät ins Abseits, weil wir ihre mühsam gewahrte Fassade demontieren. An der Rolltreppe als „dummer Junge“ in aller Öffentlichkeit vorgeführt, fühlt sich Herr Seifert. Das hilferufende „Hallo“ der blinden Frau Krämer führt irgendwann dazu, dass man es ignoriert. Fleiß hat zur Folge, dass die Mutter von Tochter (Frau Reisig) und Schwiegersohn beschimpft wird. Frau Moser präsentiert sich dem ambulanten Pflegedienst frühmorgens perfekt angezogen. Doch Misstrauen und Vorwürfe folgen als Reaktionen. Vielleicht sind Ihnen beim Lesen auch selbst schon weitere Beispiele eingefallen. Allen gemeinsam ist eine Disqualifizierung. Unseres demenzerkrankten Gegenübers. Zumindest, dass wir so ein Gefühl erzeugen. Bei ihnen. Weil sie sich abgelehnt fühlen. In ihren Bedürfnissen, ihrer Sichtweise der Welt. Mit all unseren – in der Nicht-Demenz-Welt nur zu verständlichen – Reaktionen signalisieren wir unseren demenzerkrankten Mitmenschen, dass sie nicht „dazu gehören“. Dass sie anders sind. Befremdend, verunsichernd, hilflos machend oder gar abstoßend. Erinnern Sie sich an „Wir und Die“. Wir leben aber nun einmal in einer gemeinsamen Welt.

„Man traut einem Menschen, wenn man ihm nichts Böses zutraut (…). Eine Gesellschaft, der man vertraut, ist zunächst einmal eine, in der man nicht erwarten muss, überfallen und angegriffen zu werden.“ (Emcke 2015, S. 5). Übertragen auf unser Thema bedeutet dies: Dazu-Gehören, Nicht-fremd-Sein benötigen als Grundlage, dass demenzerkrankte Frauen und Männer sich sicher fühlen können. In unserer Welt. (Soweit ihre Erkrankung das überhaupt erlaubt.) „Nichts Böses zutrauen“ beinhaltet Respekt und Anerkennung. Diese Floskeln sind geläufig. Auch bezüglich des Umgangs mit demenzerkrankten Frauen und Männern. Aber was steckt wirklich hinter den beiden Worten? Das lateinische respectus bedeutet: das Zurückblicken; Rück-Sicht. Das entsprechende Verb lässt sich einfach mit „Rücksicht nehmen“ übersetzen. Desgleichen Anerkennung mit „zustimmen“. Durch das Erleben von Rücksichtnahme und Zustimmung – im Sinne von „Verständnis signalisieren“ – fühle ich mich also sicher. Und habe somit Vertrauen. Durch die erlebte Gefahrlosigkeit von Begegnungen. Ein Umfeld, das mich nicht befürchten lässt, attackiert zu werden. (► Grundsäule 33)

Dazu-Gehören durch Vertrauens-Aufbau. Wie sieht das konkret aus? In all den oben aufgezählten – und weiteren – kritischen Situationen. Wie sollen wir reagieren?

Zuallererst verzichten wir bei Frau Schubert (und allen anderen) auf unsere argumentierende Selbstverteidigung. Auf die im Kapitel „Grundlagen der Interaktion“ erwähnten Appelle an den Verstand. Nehmen Rück-Sicht auf ihre Not. Und Handeln entsprechend der Methode „erster Schritt vor zweitem Schritt“. Unser Tonfall sollte sowohl von Erschrecken als auch Mitgefühl angesichts des Unglaublichen geprägt sein. Zum Beispiel so: „Frau Schubert, das ist ja entsetzlich! Da gerät man ja ganz außer sich…“. Falls Frau Schubert aufgrund dieser neutralen Anteilnahme in ihren empörenden Äußerungen innehält, könnte in eindeutigem, freundlichen – jedoch sehr bestimmten – Tonfall folgen: „*Ich* habe sie nicht bestohlen!", um mit ruhiger Stimme anzuschließen: „Aber ich helfe Ihnen gern." Vielleicht lässt sich Frau Schubert auf eine Tasse Tee in meine Wohnung einladen, um erst einmal das Ganze in Ruhe zu besprechen. Vielleicht erlaubt sie es auch, dass ich in ihrer Wohnung gemeinsam mit ihr „mal nach dem Rechten schaue". Sollte nach dem ersten Satz das empörte Misstrauen im Vordergrund stehen bleiben, bleibt uns in der Regel nur der Rückzug. Von Situation zu Situation wird es unterschiedlich sein, ob die klare Aussage, dass ich nicht die Diebin sei, zweckmäßig erscheint. Falls Ihnen entsprechende Hinweise bekannt sind, ließe sich anbieten, dass Sie umgehend Anverwandte (zum Beispiel Kinder) informieren, damit sie der Mutter helfen. Oder gegebenenfalls einer anderen Nachbarin Bescheid geben, die aktuell in Frau Schuberts Wahrnehmung unverdächtig erscheint. Leider dürfte es jedoch auch Momente geben, in denen wir keinerlei Chancen haben, Frau Schuberts Empörung, Misstrauen und Angst zu überwinden. Manchmal hilft es nur, unserer Nachbarin anzubieten, tatsächlich die Polizei zu rufen. Also sich Hilfe von außen zu holen.

Weiterführend:
Die Polizei in Deutschland schult – vielfach in Zusammenarbeit mit regionalen Alzheimer Gesellschaften – ihre Mitarbeiterinnen und Mitarbeiter zum Thema Demenz. Zumindest bei einer erstmaligen Diebstahl-Beschuldigung durch Frau Schubert kann es sich als letztes Mittel erweisen, die Polizei anzurufen. Dabei sollten Sie unbedingt auf die Hintergründe hinweisen und in diesem Sinn um Unterstützung durch die Beamten bitten. Treten solch schwierige Situationen in Ihrer Nachbarschaft häufiger auf, wenden Sie sich bitte an eine der inzwischen zahlreich vorhandenen professionellen Beratungsstellen. Unter https://www.deutsche-alzheimer.de/unser-service/alzheimer-gesellschaften-und-anlaufstellen.html (Abfrage: 29.12.2017) finden Sie (bundesweit nach Postleitzahlen geordnet) entsprechende Anlaufstellen. Des Weiteren existieren zahlreiche regionale Angebote der Kommunen oder Pflegeanbieter (und anderer Träger).

Niemand von uns möchte sich in mehr oder minder großer Runde blamiert und bloßgestellt fühlen. Auch Herr Seifert nicht. Dass in der „Rolltreppen-Situation" Bewegung eine sehr gute Lösungsmöglichkeit darstellt, habe ich Ihnen bereits beschrieben. Vermochte Herrn Seiferts Ehefrau im Moment der ersten Verweigerung noch auf alles gute Zureden verzichten und einfach gelassen zu sagen „Komm, wir nehmen die Treppe" oder „Komm, wir gehen", entspräche dies einer idealen Lösung. Das Ehepaar Seifert führt uns noch zu einem weiteren Aspekt: Eine Gesellschaft, der man vertraut, ist keine, die einen *angreift*. Frau Seifert hat ihren Mann jedoch angegriffen. Indem sie versuchte, ihn am Ärmel seines Mantels auf die Rolltreppe zu ziehen. Vermeiden Sie bitte solche und vergleichbare Aktionen. Dies betrifft insbesondere den sogenannten Oberarmgriff.

Weiterführend:
Bei diesem umfassen wir – neben der Person stehend und in die gleiche Richtung schauend – mit unserer linken Hand deren rechten Oberarm von hinten. Auch wenn wir dabei dann gleichzeitig mit unserer rechten Hand die rechte Hand der anderen Person anscheinend fürsorglich führen. Diese Konstellation bewirkt, dass wir die Oberhand haben und der andere sich „im Griff" gehalten fühlt. „Hand-in-Hand-Gehen" erzeugt dagegen das Gefühl der gleichen Augenhöhe und vermittelt Zutrauen.

Gerade bei aufgeregten Demenzerkrankten stellt eine vertrauensbildende Maßnahme das uns aus Kindertagen vertraute „an-der-Hand-fassen" dar. Nicht alle Menschen mögen diese Art von Nähe und Berührung. Beziehungsweise lässt jegliche Form körperlichen Kontakts in aufgebrachten Momenten die Situation nur noch weiter aus der Fassung geraten. Auch hier gilt wieder unser Prinzip des „Versuch und Irrtums". Sobald Sie spüren, dass Ihr Gegenüber zurückweicht – auch nur in der Haltung seines oder ihres Oberkörpers – oder sich versteift, treten Sie bitte einen Schritt zurück.

Weiterführend:
Grundsätzlich benötigen wir in der Regel eine Sicherheitszone mit einem Radius von 90 cm um uns herum. Nähertreten darf uns „normalerweise" nur jemand, mit dem wir sehr vertraut sind. Im Zweifelsfall bleiben Sie in schwierigen Situationen mit demenzerkrankten Männern und Frauen bitte unbedingt auf körperlichem Abstand. Lassen sie sich nicht – aus einem wohlmeinenden Hilfeimpuls heraus – verführen, beruhigend die Hand auf die Schulter zu legen oder sanft den Unterarm zu berühren. Das können hilfreiche Gesten sein. In Momenten, in denen ich empört, gereizt, gekränkt oder erzürnt bin, erzeugt respektvoller Abstand zumeist mehr Vertrauen als freundliches Zu-nahe-Treten.

Das Ergebnis von Frau Seiferts Handeln veranschaulicht, dass wir auf jede Form der Nötigung verzichten sollten. Nötigung ist eine Form der Gewalt. Eine andere die verbalen Varianten der Korrektur.

Weiterführend:
Der Begriff „Gewalt" definiert sich folgendermaßen: „Es wird immer dann von Gewalt gesprochen, wenn eine Person zum Opfer wird, das heißt vorübergehend oder dauerhaft daran gehindert wird, ihrem Wunsch oder ihren Bedürfnissen entsprechend zu leben. Gewalt heißt also, dass ein ausgesprochenes oder unausgesprochenes Bedürfnis des Opfers missachtet wird." (Wesuls/Heinzmann/Brinker 2008, S. 14) Das Thema „Gewalt" ist so umfassend und schillernd, dass ich es hier nicht ausführlicher darstelle. Einen Eindruck der Komplexität können Ihnen ein paar Stichworte vermitteln. Diese stellen – unter anderem – Elemente der psychischen Gewalt dar: Beschämung, Beschuldigung, Bloßstellung, Ablehnung, Beleidigung, Einschüchterung, Fluchtauslösung, Aufregen.

„Gewalt“ und „Macht“ sind Geschwister. Sie werden uns im Kapitel „Der bedrohte Lotse“ noch einmal begegnen.

Eine Gesellschaft, der man vertraut, verzichtet auf jegliche Form der Gewalt. Subjektiv erlebte Gewalt löst (immer) selbstschützendes Verhalten aus. Aus der Fülle der in der Praxis leider vielfach auftauchenden Varianten wähle ich hier ein Beispiel aus. Das Thema „Essen“. Diesbezügliche Verweigerung hat viele Ursachen. Wie bereits erwähnt, lässt sich – angesichts der demenztypischen Veränderung der Geschmacksnerven – manchmal mit der Versüßung der herzhaften Mahlzeit das Problem lösen. Das Gefühl des „Dazu-Gehörens“ bewirken Aussagen wie „Brr – das schmeckt ja heute überhaupt nicht“. Dabei könnte schmunzelnd der Teller weggeschoben werden. Und der befriedigende Aspekt der „Bewegung“ käme zum Tragen, wenn sie den Erkrankten beim Aufstehen vom Tisch helfen. Kurzfristige Ortswechsel – auch im kleinsten Radius – bewirken häufig eine De-Eskalation. Vielleicht findet sich „gleich nebenan“ ein Riegel Merci-Schokolade.

Weiterführend:
Diese einzeln verpackten Süßigkeiten finden sich häufig noch lange im neuronalen Bücherregal alter demenzerkrankter Frauen und Männer. Ihre Generationen kennt – historisch bedingt – zumeist einen sehr sparsamen oder reglementierten Umgang mit Süßigkeiten aus ihrer Kindheit und Jugend. Schokolade war in der Kriegs- und Nachkriegszeit etwas Besonderes bzw. viele Jahre überhaupt unerreichbar. So kann das Übergeben eines Schokoladenriegels wie eine Auszeichnung erlebt werden. Vielleicht haben Sie bei solcher Gelegenheit schon einmal die ungläubig und erfreute Reaktion erlebt: „Was, das ist für mich…?“ Im Übrigen wirkt vielfach auch eine Tasse Kakao beruhigend und warmherzig.

Das Thema „Essen“ treibt nach meinen Erfahrungen viele um, wenn Demenzerkrankte sich grundsätzlich weigern, überhaupt noch zu Essen. Jegliche Versuche, den (häufig immobilen) Betroffenen doch noch „ein bisschen etwas“ einzugeben, rücken zumindest in die Nähe von Gewalt. Hier bedarf es der gemeinsamen Überlegungen. Im Team. Mit Hausarzt und Angehörigen. Ein Hinzuziehen der Spezialisten aus Palliativ- und Hospizversorgung. Dieser Austausch mit anderen hilft sehr zuverlässig. Um „das Richtige zu tun“. Etwas wohlmöglich Falsches zu unterlassen. Und nicht in feine Manipulation zu rutschen. Auch dies eine Form der Gewalt. Das Erleben, dass Gewalt auch von den Betroffenen selbst ausgeht, schauen wir uns gleich noch – im Zusammenhang mit Frau Weber – an.

Dazu-Gehören wird ermöglicht durch unsere Solidarität mit den Verzweifelten. Die Bausteine der Methode des „Ersten Schrittes vor dem Zweiten“, des Wirksam-Seins-Ermöglichen bilden unabdingbare Grundlagen. Einen gestressten Erkrankten „einfach mal in Ruhe“ zu lassen, stellt genauso eine Form der

Rücksichtnahme dar wie Verständnis an Frau Krämer signalisiert wird mit dem Satz „Furchtbar, wenn man sich nicht auskennt!". Das Prinzip der Einfachheit. Gilt auch für Frau Reisigs Mutter. In allen Momenten, in denen die Tüchtige von Tochter oder Schwiegersohn Anerkennung erfährt, wird sie sich auch dazu-gehörig erleben. Es genügt häufig ein kurzer Satz – vielfach mit einem alten Sprichwort verknüpft. So ließe sich im Vorbeigehen mit einem beifälligen Kopfnicken sagen: „Arbeit macht das Leben süß...". Ist Ihnen diese Form der Zustimmung – des Verständnisses – aufgrund Ihrer eigenen mentalen Verfassung gerade nicht möglich (siehe Grundsäule 18: authentisch bleiben), bitte ich Sie, zumindest auf alle Korrekturen, Belehrungsvorschläge und insbesondere kritische Äußerungen unbedingt zu verzichten.

Das Beispiel von Frau Moser führt uns zu einem der schwierigsten Themen in der Begleitung demenzerkrankter Frauen und Männer: der Verweigerung der notwendigen Körperpflege. Denn selbst wenn die Mitarbeiterinnen des ambulanten Pflegedienstes erst einmal auf jeglichen korrigierenden Hinweis, dass ihre Patientin bestimmt keine Morgentoilette gemacht habe, verzichten, bleibt das Problem des Ungewaschen-Seins bestehen. Dabei geht es dann sowohl um den Auftrag des Pflegedienstes – er ist ja für die Körperpflege engagiert und bezahlt – als auch um die Würde von Frau Moser: auf lange Sicht hin soll sie ja nicht in einem ungepflegten Zustand bleiben. Drei Aspekte möchte ich Ihnen diesbezüglich ans Herz legen: Erstens bedenken Sie bitte, dass die älteren Generationen vielfach zu Körperlichkeit, zur eigenen Nacktheit ein schambesetztes Verhältnis hat. Ersparen wir also Frau Moser in der Begrüßung an ihrer Wohnungstür erst einmal den Hinweis auf das heikle Thema Körper-Pflege. Und ersetzen diese – ausgrenzende, beschämende – Korrektur durch ein ungezwungenes „Fesch seh'n Sie aus". Unter der günstigen Voraussetzung, dass der Pflegedienst auch hauswirtschaftliche Leistungen für Frau Moser anbietet, sollte als erste Dienstleistung ein Kaffee, das Frühstück – gemeinsam – zubereitet werden. Häufig auch führt nach dem begrüßenden Kompliment die geäußerte Bitte „Hätten Sie einen Kaffee für mich?" dazu, dass Frau Moser die ihr nicht unbekannte Mitarbeiterin erst einmal unkompliziert in die Wohnung lässt. Weil sie sich wirksam fühlen kann. Gäste bewirten. Dieses Eingangsritual begründet vielfach eine vertrauensvolle Stimmung. Deren Herstellung stellt unseren zweiten Aspekt dar. (Denken Sie an Ihr Wissen zur kindlichen Gehirnentwicklung: Rituale geben Sicherheit). Auf dieser Grundlage stellt dann der Gang ins Bad oft keine unüberwindliche Hürde mehr dar. Eine schlichte Aufforderung in der Art „Wie wäre es mit Zähneputzen und Katzenwäsche?" wirkt manchmal Wunder, um den räumlichen Wechsel vom Frühstückstisch ins Bad in Gang zu setzen. Möglich ist auch die Bemerkung: „Gehen Sie schon mal ins Bad und ich räume hier auf...". Je nach individueller Situation und Konstitution wird das klappen – oder auch nicht. Von Bedeutung für das Gelingen ist, dass dieser Vorschlag wie nebenbei und in eigener Gelassenheit erfolgt.

Weiterführend:
Denken Sie bitte an unsere Erkenntnis, dass Demenzerkrankte uns unwillkürlich ein – von uns nicht erbetenes – Feedback geben.

In der Situation mit Frau Moser wird also von entscheidender Bedeutung sein, dass die Mitarbeiterin des Pflegedienstes „sich ihrer Sache sicher ist". Was beinhaltet, dass sie bezüglich der brenzligen Körperpflege-Situation über eine souveräne innere Haltung verfügt. Denn sobald Frau Moser spürt, dass ihr Gegenüber unsicher ist und ängstlich (weil sie schon vor der Haustür Zweifel hegte und dachte, dass „Frau Moser sich bestimmt wieder nicht waschen lässt"), wird genau diese mit hoher Wahrscheinlichkeit den Gang ins Bad verweigern. Geschweige denn die Anwesenheit der Fremden bei der Körperpflege akzeptieren. Diese authentische Sicher- als auch Gelassenheit stellt den dritten Aspekt unserer aktuellen Überlegungen dar. Weiterführend beinhaltet die Regel die Notwendigkeit zu einer klaren, kurzen Aussage bezüglich der anstehenden Aktion. Aber diesen Baustein Ihres Handwerkskoffers haben Sie nun bestimmt schon verinnerlicht. Trotz aller Bemühungen und Beachtung der Aspekte „Respekt, Vertrauensbildung und authentische Gelassenheit" werden uns „Frau Mosers" – also demenzerkrankte Männer und Frauen begegnen –, die strikt die Begleitung ins Bad und unsere Unterstützung bei der Körperpflege ablehnen. An dieser Stelle bleibt uns – unter Verzicht auf jegliche Gewalt – als Mittel der Wahl die „herzliche Autorität". (Zu deren ausführlicherer Beschreibung wir im übernächsten Abschnitt kommen.)

Vielleicht haben Sie sich während des Lesens dieser auf konkrete Personen bezogenen Anregungen gedacht, dass diese Vorschläge „alle gut und schön" seien. Aber nun stellt sich Ihnen die Frage, was man denn zur grundsätzlichen Lösung tun könne. Gibt es denn kein allgemeines Rezept? Die Antwort darauf lautet „Ja und Nein". Wie bereits mehrfach und zuletzt abschließend im „Wirksam-Sein" erwähnt, bedarf es in jeder Begegnung und Situation mit den Erkrankten unserer Kreativität. Kommen wir zumeist ohne das Prinzip „Versuch und Irrtum" – inclusive eines zweiten Anlaufes – nicht aus. Das vielfach gesuchte „Rezept" besteht auch hier in der Aufspürung der Möglichkeiten, dass die Erkrankten sich dazu-gehörig – eben nicht ausgegrenzt – fühlen können. Um dieses Ziel erreichen zu können, kommen wir um eine jeweils individuelle Analyse und daraus folgende Kreation von Handlungsmöglichkeiten nicht herum.

Hier möchte ich in Sachen „Rezept" Ihre Gedanken noch zum Stichwort „Begegnung" lenken. Und damit zu Frau Weber kommen. Denn auch dieses kann uns eine grundsätzliche Anleitung bieten. Grundsätzlich ist es ja so, dass Begegnung stattfindet, wo Menschen aufeinandertreffen. Aus Begegnungen entstehen Momente der Gemeinsamkeit, der gegenseitigen Bereicherung. Im Wortstamm von Begegnung steckt aber auch das kleine Wörtchen „gegen". Gegner. Gegnerschaft: Konfrontation, Feindseligkeit. Begegnung enthält beides:

die Gegnerschaft und das Zusammenkommen. (vgl. Tschainer 2009b, S. 1 f.) Wenn wir Begegnung wagen, dann gehört auch Streit zum Leben. Frau Weber, die bayerische Bauersfrau. Die in ihrer gerontopsychiatrischen Wohngruppe – bei Bewohnern und bei Mitarbeitern – nicht sonderlich beliebt war. Auch deswegen, weil sie allgemein als eine streitsüchtige alte Frau erlebt wurde, andauernd bedrohlich mit ihrem Krückstock herumfuchtelnd. Als eine Ursache ihres selbstschützenden – für ihre Umgebung beängstigenden – Verhaltens könnte der Faktor „Ausgrenzung“ eine eminente Bedeutung haben. Streit als Mittel des „Dazu-Gehörens“? Nehmen wir den Begriff der Begegnung ernst, dann erfasst diese tatsächlich nicht nur zwischenmenschlich beglückendes Zusammenkommen, sich kennenlernen und berührt werden. (vgl. Tschainer 2009b, S. 2) Sondern eben auch – siehe oben – Zwistigkeiten und Auseinandersetzungen. Das hatten wir schon einmal: Konflikte gehören zu unserer Welt dazu. Welche Möglichkeiten gäbe es, Frau Webers Gefühl des Ausgeschlossen-Seins zu reduzieren? Vermutlich sind Ihnen während des Lesens nun schon selbst Varianten des Vorgehens eingefallen. Grundlage ist wiederum die Akzeptanz ihres aktuellen Lebensgefühls. Daraus folgend bietet sich jede Form der Solidarisierung mit der – von den anderen Bewohnern ausgegrenzten – Bauersfrau an. Eine Möglichkeit besteht darin, den abfälligen, tuschelnden Bemerkungen der Mitbewohner-Gruppe Einhalt zu gebieten. In etwa mit folgender Aussage zu der um den Tisch sitzenden Clique: „Solche Bemerkungen über andere möchten wir in unserer Gruppe nicht.“ Und daran anschließend: „Ich kümmere mich um Frau Weber.“ Dabei sollten Sie freundlich und bestimmt auftreten. Diese Klarheit im Vorgehen bestimmt auch Ihr Verhalten gegenüber der aufgeregten alten Bauersfrau. Den bedrohlichen Krückstock-Bewegungen lässt sich mit der knappen Ansprache „Frau Weber, so geht das nicht!“ ein Stopp setzen. Unter Umständen benötigen Sie auch hier die bereits erwähnte „herzliche Autorität“. Nach dem Prinzip „Erster Schritt vor zweitem Schritt“ sollte dieser Klarheit dann ein mitempfindendes „Furchtbar, wenn alle gegen einen sind“ folgen. Vielleicht wird Frau Weber sich dann grummelnd abwenden und erst einmal zurückziehen. Möglich ist jedoch auch, dass sie froh über die verständnisvolle Kontaktaufnahme zu ihr ist. Und empfindet, dass ihr da ja auf einmal jemand positiv begegnet, sie sich endlich in einer Gesellschaft befindet, die sie nicht angreift. Sondern Rücksicht nimmt auf die von ihr – nach ihren Möglichkeiten – geäußerten inneren Not (Respekt). Und ihr diesbezüglich zustimmt (Anerkennung). Darüber hinaus bedarf es grundsätzlich eines Repertoires an konkreten Betätigungsmöglichkeiten, die Frau Weber das Gefühl der abgewerteten Außenseiterin nehmen können. Um ihre Identität („Ich bin doch auch noch wer!“) zu stärken. Zu entsprechenden Ideen kommen wir gleich im nächsten Kapitel.

Halten wir fest: Eines unserer grundlegendsten menschlichen Bedürfnisse – das Dazu-Gehören – bewegt (motiviert) Demenzerkrankte ebenfalls zu selbstschützendem Verhalten. Sie wollen sich nicht ausgegrenzt fühlen. Und greifen auf die ihnen noch zur Verfügung stehenden Ressourcen zurück. Eine solche finden wir eben auch im streitbaren Handeln. Denn wenn ich mit jemandem streite, gehöre ich auch dazu. Schließlich investiert der oder die Andere Energie, um sich mit mir auseinanderzusetzen. Erst wenn wir nicht mehr streiten, sind wir uns gleichgültig geworden. Ausgegrenzt.

Behalten Sie bitte das Stichwort „Sinnlichkeit" im Kopf. Musik als vertrauensbildende Maßnahme: „Wo man singt, da lass dich ruhig nieder, böse Menschen kennen keine Lieder." Und Humor. Wie im Zusammenleben kognitiv nicht eingeschränkter Menschen zeigt auch in alltäglichen Erlebnissen oder in der Begleitung Demenzerkrankter ein Talent zum Humor eine entspannende Wirkung. Den übrigens die Betroffenen selber auch immer wieder haben. „Ich weiß vieles nicht, aber davon viel!" Ein Satz. Begleitet von einem leisen Lachen. Gehört bei einem Spaziergang mit einer 78-jährigen mittelschwer Demenzerkrankten. Ihr leises Lachen in einer Mischung aus Akzeptanz, Trauer und – ja – wohl auch dem sogenannten Galgenhumor.

Weiterführend:
Ich bitte Sie, dabei sehr genau und bewusst zu unterscheiden, zwischen dem diskriminierenden (ausgrenzenden) Auslachen und einem gemeinsamen Schmunzeln angesichts eines Missgeschickes. Vielleicht erinnern Sie sich selbst gerade an Situationen, in denen Sie schon einmal gemeinsam mit der oder dem Erkrankten herzlich lachen konnten. Für allgemeine Erheiterung sorgte einmal in einer unserer Betreuungsgruppen eine Bemerkung einer alten Dame, ihres Zeichens Opernsängerin. Ihr gegenüber saß eine Besucherin, die die ausgeglichene Atmosphäre bei Kaffee und Kuchen mit einem Mittagsschläfchen genoss. Meist saß letztere still und zart über eine längere Zeit schlummernd in unserer Runde. Doch ihr urplötzliches Aufwachen wurde von unserer – im besten Sinne des Wortes – Operndiva mit der spitzen Bemerkung quittiert: „Die lebt ja immer noch."
Ein demenzerkrankter Mann, der als junger Wehrmachtsangehöriger mehrere Jahre in französischer Kriegsgefangenschaft verbringen musste, fing eines Tages an, mit seinem Spiegelbild französisch zu sprechen. Seine Frau, die ihn zu Hause begleitete, hatte akzeptieren gelernt, dass ihr Mann mit seinem zerfallenden neuronalen Bücherregal sich nicht mehr in Bad- oder Kleiderschrankspiegeln wiedererkannte. Überrascht wurde sie jedoch eines Tages, als ihr Ehemann die permanente Anwesenheit dieses „Fremden" im heimischen Schlafzimmer mit dem Satz kommentierte: „Der könnte auch mal Deutsch lernen, so lange wie der schon bei uns ist."

Die Geistesblitze demenzerkrankter Frauen und Männer werden von denjenigen, die sie erleben, als faszinierend geschildert. Und als bereichernd. Weil eben diese humorvollen Momente – auch wenn wir keine kognitive Erklärung dafür finden – im gemeinsamen Lächeln und Lachen uns Menschen verbinden. In *unserer* Welt. (vgl. Abb. 22)

Abbildung 22: Komponenten für „Dazu-Gehören" ermöglichen

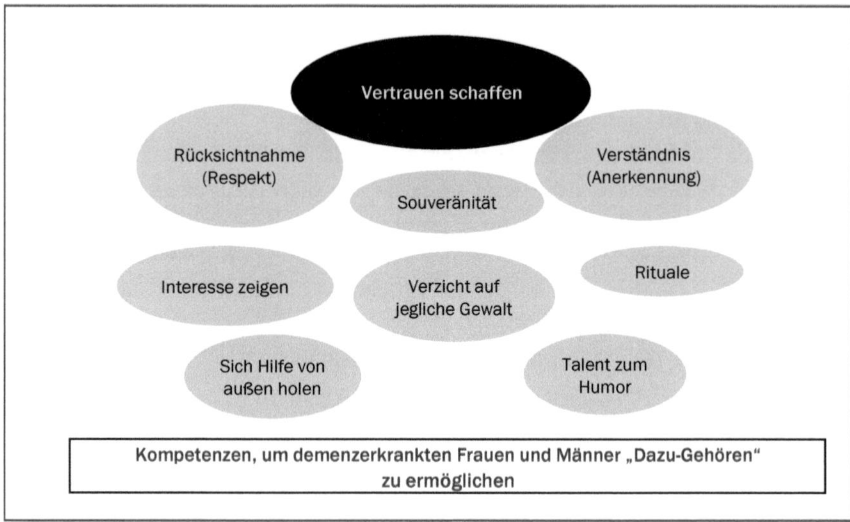

Damit demenzerkrankte Frauen und Männer sich dazugehörig fühlen können – und Nicht-Ausgegrenzt –, benötigt es unseren Mut zu zwischenmenschlichen Begegnungen. Die – wie allüberall – nur gelingen werden, wenn wir glaubwürdig daherkommen. Sowohl in konfliktträchtigen Situationen als auch in heiteren Momenten. Beide Varianten sieht Demenzerisch® sprechen und handeln als Ressourcen der Betroffenen. Vermeidet zurückweisende Erklärungen. Dabei stellt Ihre und meine Authentizität ein zentrales Moment dar. Ohne diese besteht die Gefahr der Eskalation, weil mit der „intuitiven Fotografie" die Erkrankten uns unserer tatsächlichen inneren Haltung spiegeln – und sich damit nicht auf unser vorgetäuschtes Vorgehen einlassen – oder weil sie sich schlicht und einfach veralbert fühlen.

Weiterführend:
So sind in der Fachwelt inzwischen die zweckfreien Bushaltestellen – aufgestellt in manchen stationären Pflegeeinrichtungen –, ziemlich in die Diskussion geraten. Die gut gemeinte Idee, dass Demenzerkrankte, die ihre Wohnbereiche verlassen wollen – also „weg- oder hinlauf-gefährdet" seien –, an diesen Bushaltestellen ein biographisch begründetes Ziel und damit sinnvolle Beschäftigung des Wartens fänden, wird zunehmend in Frage gestellt. Demenzerisch® lernen hält diese Art des Umgangs mit Demenzerkrankten für nicht vertretbar.

Doch nicht immer wird Ihnen oder mir authentisches Auftreten, respektierendes in Kontakt-Gehen gelingen. Auch beim Themenkreis des „Dazu-Gehörens" geraten unsere Bemühungen im Demenzerisch® sprechen und handeln an Grenzen. Sei es, weil unser Harmoniebedürfnis Zwistigkeiten und Spannung nur schlecht erträgt. Sei es, weil das Befremdende oder Hilflos-Machende uns im aktuellen Moment keine andere als eine ausgrenzende, abweisende Reaktion ermöglicht. Ich möchte Sie darin bestärken, Begegnung zu wagen. Ganz im Sinne unseres „Versuch und Irrtums". Sei es im authentischen Zusammenfinden. Sei es in der anstrengenderen Auseinandersetzung. Denn erst, wenn wir uns aus-einander-setzen, können wir uns wieder zusammen-setzen. Dazu-Gehören ermöglichen.

5.3 Gleichgewicht stärken

„Doch Frau Weber hatte immer noch ihren Stolz." Lebenslang sehr hart gearbeitet. Ihre Existenz mit dem Bauernhof gemeistert. Und jetzt wollen „diese Städterinnen" sie ausgrenzen? „Ich war doch auch mal wer." Und nun stehe ich in dieser mir absolut unbekannten Umgebung. Muss meine vollständige Verlorenheit erleben? Frau Schubert kämpft um ihr Selbstbild der korrekten, zuverlässigen, tadellosen Marianne. Und wir erschweren ihr das. Indem wir an den Tischbeinen genau dieser ihrer Identität sägen.

Gedanken aus unseren vorhergehenden Überlegungen. Sie liefern uns das Material, auf dem wir aufbauen können.

Elemente der fünf Identitätssäulen aufnehmend. Sicher, die entsprechend zuständigen Regionen unseres Gehirns fallen zunehmend der Zerstörung anheim. Doch auch im weit voranschreitenden Prozess können einzelne Inhalte für einen längeren Zeitraum überleben (siehe Grundsäule 10). Dazu gehören eben auch Splitter des persönlichen Wertesystems. Nach allen Erfahrungen mit den Betroffenen spielen dabei insbesondere Überzeugungen und Einstellungen aus frühen Prägungsphasen unseres Lebens eine Rolle. Oder Werte, die im Laufe des Lebens für die Person eine entscheidende Bedeutung gewannen und vielfach genutzt wurden (vgl. Abb. 23).

Weiterführend:
Zu diesen Prinzipien möchte ich Ihnen Ihr bereits erworbenes Wissen in Erinnerung rufen. Die eben genannten „Überzeugungen und Einstellungen aus frühen Prägungsphasen" bezieht sich auf Folgendes: In unseren ersten Lebensjahren entstehen im impliziten Gehirn die mentalen Modelle. (Erlebnisse wie „Familienhund zwickt Kleinkind" werden gespeichert und prägen fortan unbewusst unser Verhalten.) Desgleichen das aufgrund der Bindungserfahrungen entstandene „Bild von mir selbst". Mit seinen zwei Haupt-Varianten: „Irgendetwas geht immer." Oder: „Ich habe doch sowieso keine Chance." Unabhängig prägt den Krankheits-Verlauf (auch) die Art und Weise, „wie ich zuvor mein Gehirn benutzt habe". Häufig geforderte Strukturen und Netzwerke, sind stärker

ausgeprägt. Entsprechende beständig wiederholte semantische Erinnerungen bleiben länger erhalten.

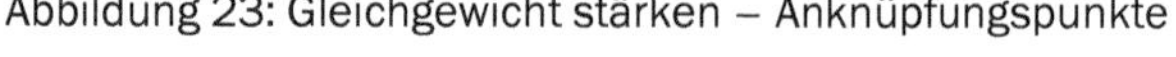
Abbildung 23: Gleichgewicht stärken – Anknüpfungspunkte

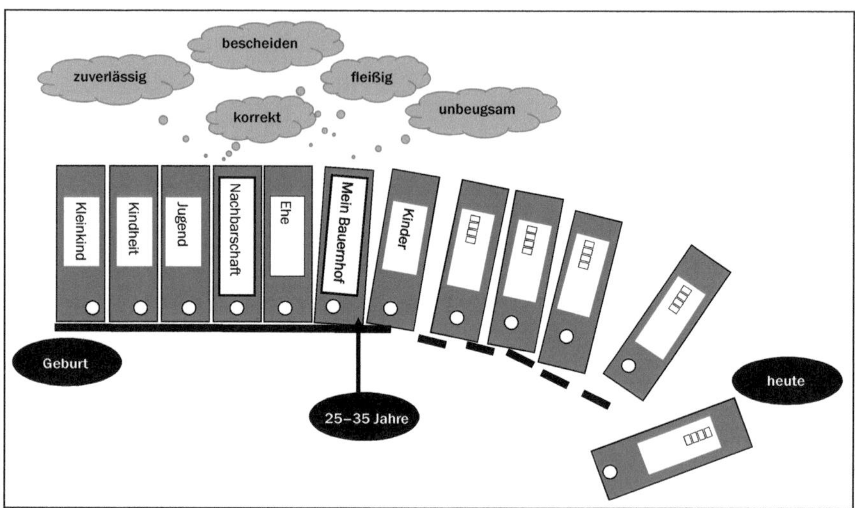

Diese erhaltenen Bruchstücke liefern uns vortreffliche Anknüpfungspunkte für unser Demenzerisch® Sprechen und Handeln. Denn sie können wir nutzen zur Stabilisierung des schwankenden Identitäts-Tisches. Und damit zur Reduzierung oder – im besseren Fall – zur Vermeidung selbstschützenden Verhaltens der Erkrankten. Dies wird uns umso mehr gelingen, desto besser uns die vorhandenen Fragmente der fünf Säulen bekannt sind. Und dies betrifft vorrangig das Wertesystem.

Vielfach begegnen mir Zweifel, wie das denn gehen solle. Da „man zu wenig oder nichts" von den Erkrankten wisse. Dem widerspreche ich hartnäckig. Denn: Sie wissen viel. Es ist Ihnen nur nicht bewusst. Dieser Gedanke ist Ihnen bereits bekannt. Hier bezieht er sich auf die Tatsache, dass Sie sich ein Bild von anderen machen. Das gehört zu unserer Welt: in den ersten Sekunden eines Kontaktes mit einem fremden Menschen hat unser Gehirn diesen in eine „Schublade" gesteckt. In unseren Zusammenhängen zum Beispiel so: „Die ist nett." Oder: „Oh weh, die hat ja Haare auf den Zähnen." Wie auch: „So ein mürrischer Alter." Oder: „Der gepflegte Herr". Reflektieren Sie dies – also holen es sich in Ihr Bewusstsein –, dann haben Sie einen Anhaltspunkt zum Wertesystem. Zur Identität. Sicher, in manchen Fällen werden Sie diesen ersten Eindruck korrigieren müssen. Hilfreich zum Abgleich ist auch hier wieder der Austausch mit anderen. Zum Beispiel durch die einfache Nachfrage: „Sag mal, wie schätzt Du Frau Meier ein?“ Was Sie übrigens ja auch schon tun. Machen Sie es sich bitte in Zukunft bewusst. Es gehört als ein Handwerkszeug zum Demenzerisch® lernen dazu

Weiterführend:
Das von Ihnen reflektierte Wertesystem wird nicht immer mit der Realität übereinstimmen. Ihr Eindruck kann aber auch vom Selbstbild der oder des Anderen abweichen. Doch auch dies kann Ihnen einen wichtigen Hinweis liefern. Sie erinnern sich an den Unterschied zwischen Fremd- und Selbstbild. Je größer dieser aufscheint, desto unsicherer ist grundsätzlich die Identität meines Gegenübers. Auch ohne Demenz. Ein Beispiel: Sie haben einen Menschen mit dem Selbstbild „Ich habe immer alles unter Kontrolle“ vor sich. Erleben diesen aber als unsichere Person, die keine eigene Meinung vertritt und sich an der Gruppe orientiert. Die Diskrepanz zwischen seiner Überzeugung von sich selber und dem Erleben der Umwelt ist erstaunlich. Und genau diese Diskrepanz führt in unserer Welt dazu, dass solche Menschen vielfach sehr vehement ihre (vermeintliche) Identität verteidigen. Das Trio der Selbsterhaltung rasch an Fahrt aufnimmt. In einem gesunden Gehirn. Und in einem an Demenz erkrankten Gehirn.

Wir können also zur Stärkung des inneren Gleichgewichtes beitragen, indem wir um prägnante – und damit erhaltene – Werte der Erkrankten wissen.

Worauf sind Sie stolz? Sie persönlich. In Ihrem Leben.

Worauf sind Menschen stolz? Im Gespräch mit Familie und Freunden zu dieser Frage fielen Aussagen wie gute Arbeit zu machen, nie aufzugeben und auch in schwierigen Lebenslagen nicht zu resignieren. Immer wieder Neues zu wagen. Langgepflegte persönliche Ängste endlich einmal zu überwinden. Es geschafft zu haben, auf eigenen Füßen zu stehen. Einen liebevollen Freundeskreis zu haben. Zuverlässig zu sein. Diszipliniert. Gelernt zu haben, sich Muße und Genuss zu gönnen. Dass die Kinder wohlgelungen sind. Aktiv zu sein. Wohnung, Garten, Haus gepflegt zu haben. Immer hilfsbereit zu sein. Auf die eigene „gepflegte Erscheinung“. Sich „nie den Mund verbieten zu lassen“. Für Gerechtigkeit einzutreten. Die Liste ließ sich fortsetzen. Vielleicht starten Sie ja auch einmal eine spontane Umfrage in Ihrem Umfeld.

Worauf sind Frauen und Männer stolz, die an einer Demenz erkrankt sind? Identitätssplitter, die auch in der vorangeschrittenen Erkrankung bedeutsam und bewegend für die Betroffenen sind, begegnen mir immer wieder in meinem beruflichen Alltag. Gerechtigkeit, Ehrlichkeit, Korrektheit, Wert auf ihr Äußeres zu legen, ordentlich und fleißig zu sein. Dies sind vermutlich Begriffe, die herkömmlich eher mit der heute betagten Generation in Verbindung gebracht werden. So lehnt ein schwer demenzerkrankter 87-Jähriger jedwede Jogginghose ab und zieht ausschließlich Hosen mit Bügelfalte an. Oder denken Sie an Herrn Hermann, dem es so wichtig – und auch noch möglich – war, sich jeden Morgen mustergültig als Geschäftsmann – mit Schlips und Kragen lautet eine alte Redewendung – anzukleiden. Er liefert uns zudem „Fleiß“ und „Tüchtigkeit“ als übliche Mentalitäten. Nach dem Ankleiden packte er auch immer noch seinen alten Aktenkoffer, um „ins Geschäft zu gehen“. Das Wertesystem funktionierte, nur den Inhalt der Tasche vermochte Herr Hermann nicht mehr zu überblicken und packte seine Hauspantoffeln, Kehrrichtschaufel und zerknülltes Zeitungspapier ein. Ohne Schminke und Schmuck sowie ihre gepflegte Kleidung weigerte sich eine 83-jährige Pflegeheimbewohnerin vehement, ihr Zimmer zu verlassen. Zum gemeinsamen Frühstück in der Wohngruppe. Ohne „Chic“ geht „man“ nicht in die Öffentlichkeit. Ein ehemaliger Ingenieur aus Russland (ein „Raketenbauer“) – heute in einem jüdischen Pflegeheim lebend – bemerkte einmal zu einer jungen Mitarbeiterin in weißer Berufskleidung: „So, wie Sie heute aussehen, können Sie nicht in meine Vorlesung kommen!“

Weiterführend:
Einmal begegnete es mir auch, dass eine alte Dame nicht ohne Hut in die Gemeinschaftsräume ihres Heimes gehen wollte. (Vielleicht haben Sie noch Erinnerungen an Ihre Eltern oder Großeltern, für die es unschicklich war, ohne Hut aus dem Haus zu gehen.) Eine Tochter erzählte, dass ihre Wimpernspirale von der erkrankten Mutter als Lockenwickler verwendet wurde. Eine andere Demenzerkrankte nutzte das Pfefferspray einer Mitarbeiterin – wie auch immer erstere dazu kam – als Haarspray. Auch perfekt ondulierte Haare sind ein Sinnbild des „Anständig-Seins“.

Den „Anstand-Wahren“. „Anständig-Sein“. Dazu zählt ebenso „Ehrlichkeit“. Vom diesbezüglichen Selbstbild unserer Nachbarin Frau Schubert erzählte ich Ihnen bereits: *sie* verbreitet keine Lügen, behauptend, dass *ich* sie bestohlen hätte. Sie ist eine ehrliche Frau.

„Sparsam“ und „sauber“ begegnen uns ebenfalls häufig als erhaltene Momente der zerfallenden Identität. Umsichtiger und sorgfältiger Umgang mit Dingen des Alltages stellt für viele Menschen, die Kriegs- und Nachkriegszeiten erlebt haben, einen zentralen Wert dar. Indem eine Bewohnerin eines Pflegeheims ihre gebrauchten Inkontinenz-Einlagen im Bad ihres Einzelzimmers auswäscht und dann auf allen vorhandenen Heizkörpern zum Trocknen verbreitet, spiegelt sich ihr Selbstverständnis zur Reinlichkeit. Berührt werde ich auch immer wieder vom Aufblitzen des sogenannten „Fürsorge-Gens“. „Ich war immer für die Familie da“, höre ich als leisen Satz von alten Frauen, deren Fähigkeit zur Selbständigkeit so gut wie erloschen ist.

Doch wir unterschätzen die alte Generation, wenn wir sie auf ein strenges Wertesystem von „fleißig, ordentlich und anständig“ festlegen. Mir begegnen ebenso Identitäts-Schnipsel, die seinerzeit wohl eher mit „Lotterleben“ assoziiert wurden. Oder uns – noch nicht Hochbetagte – recht modern anmuten. Für eine knapp 80-Jährige ist von größter Bedeutung, dass sie „sehr gut“ Ski gefahren sei. Eine 82-Jährige trinkt „Kaffee rund um die Uhr“. Eine andere liebt das

Langschläfer-Dasein und isst gerne Torten. Eine Dritte hat schon immer „lange ausgiebig gebadet“ und eine weitere „sehr viel geraucht“, nämlich zwei Schachteln am Tag. Identitätsmomente sind „Schlager als Lieblingsmusik“ oder „gutes Essen“, „Bohnenkaffee“ oder „das Parfüm Cloe“. Berichtet wurden mir über demenzerkrankte Bewohnerinnen und Bewohner auch Folgendes: „Sie ging alles zu Fuß“, „Selbständigkeit war ihr sehr wichtig“, „Er zieht sich gern zurück“, „Sie liebt Leibniz-Kekse“ oder „Er mag keine ungeplanten Ereignisse“:

Vergessen Sie bitte bei all dem nicht den frühen Verlust des (episodischen) autobiographischen Gedächtnisses. Damit wird das bewusst zugängliche Wissen um individuelle Vorlieben zunichtegemacht. Selbstbestimmtes Handeln unmöglich. Und damit auch eine aktive Verwirklichung meines Selbst-Bildes (vgl. Abb. 24).

Abbildung 24: Zerstörung des Gehirns und Auswirkungen auf selbstbestimmtes Handeln

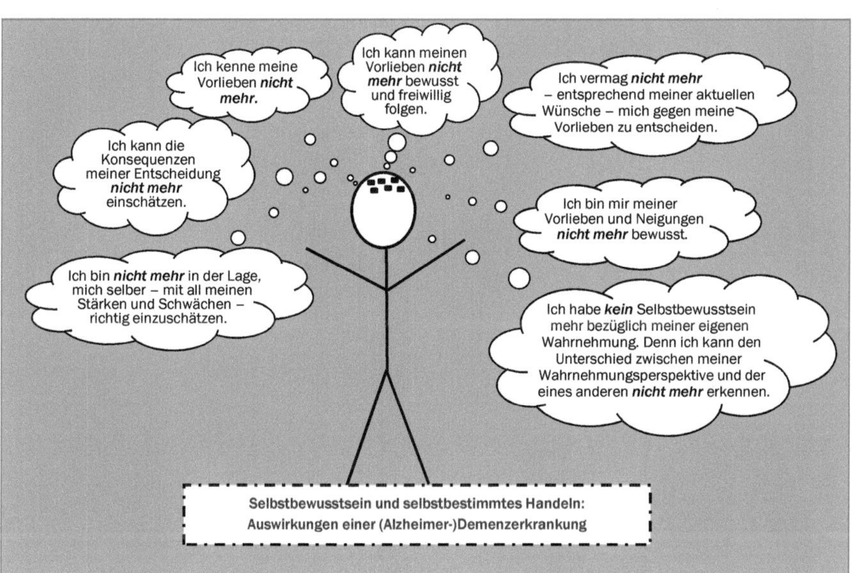

Demenzerkrankte Frauen und Männer können sich nur noch mühsam „selber stützen“. Sich vergegenwärtigen, dass sie „doch auch jemand sind“. All ihre diesbezüglichen Versuche (ihr „Verhalten“) bewerten wir leider zu häufig einseitig mit unserem Defizitblick. Doch es gilt, immer einen Blick auf den ganzen Menschen zu haben. Und damit auf seine Art und Weise, seine Fähigkeiten mit der Erkrankung aktiv umzugehen. Sie zu bewältigen. Zu versuchen, Würde und Selbstbestimmtheit so lange als möglich und irgendwie zu bewahren. (► Grundsäule 34) Dabei will Demenzerisch® lernen unterstützen. Auch, indem wir stellvertretend beispielsweise die „Wahrung der Würde“ übernehmen. Aktiv. Und nicht zufällig. Hier ist Ihr Detektiv-Sein gefragt. Und Ihre Relais-Station. Indem Sie Ihre Wahrnehmung – das Fremdbild – verknüpfen mit dem, was Sie erleben. Einem Identitäts-Wert. Und diesen können Sie dann *gezielt* nutzen. In den eskalierenden Situationen. Oder auch bereits prophylaktisch. Als eine Art „Schlüsselwort“. Entscheidend ist, dass diese Schritte Ihnen *bewusst* sind. Dass alle an der Begleitung und Pflege Beteiligten diesen „Identitätswert“ kennen. Und ebenfalls nutzen. Je schwieriger die Konstellationen sind, umso zwingender.

Wir werden zur „Aushilfe“. Indem wir dem umfallenden Tisch immer wieder ein Ersatzbein geben (siehe Grundsäule 34). Analog der Beinprothese bei einem amputierten Unterschenkel. (vgl. Abb. 25)

Abbildung 25: Ersatzbein für den schwankenden Tisch der Identität – unsere Aushilfstätigkeit

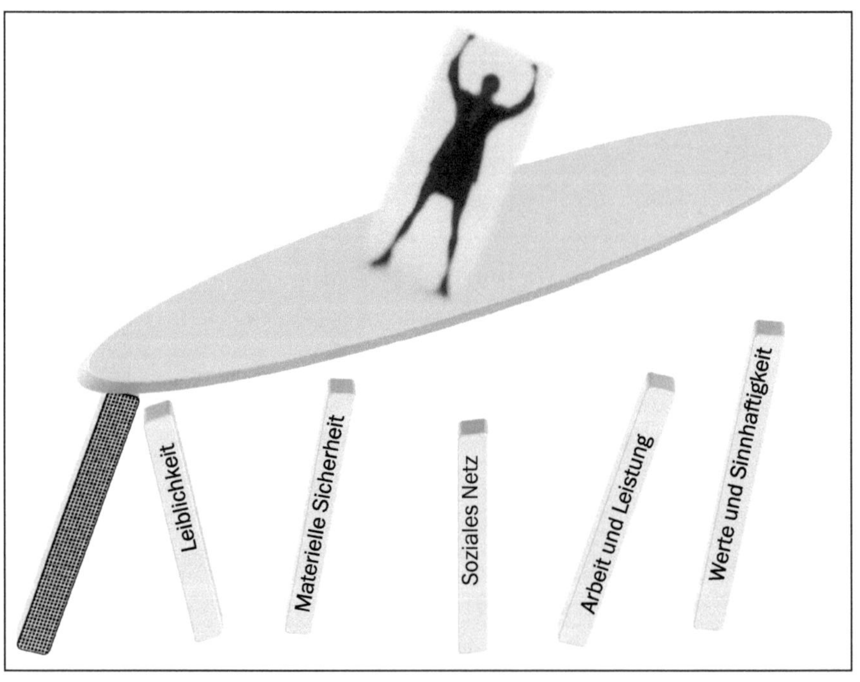

Zwei Nutzungsvarianten haben sich besonders bewährt: Der Gebrauch des „Schlüsselwortes“ bei jeder sich bietenden Kontaktgelegenheit. Zum Beispiel: Sie begegnen Frau Weber zufällig im Wohnbereich und sagen zu ihr: „Was Sie aber auch immer gearbeitet haben.“ Anerkennend. Und schon gehört Frau Weber dazu. Weil Sie ihr für einen Augenblick das Gefühl der abgewerteten Außenseiterin nehmen. Und sie somit – für diesen Moment – nicht mehr „um sich schlagen muss". Die andere Variante: Nach besonders schwierigen Situationen als positiver Abschluss. Frau Moser kann uns hier weiterhelfen. Der Tag, an dem „sie sich wieder nicht waschen lassen" wollte. Es nun aber unumgänglich war. Nachdem Sie diese Aufgabe bewältigt haben – mit Hilfe der herzlichen Autorität, zu der wir gleich kommen – benutzen Sie das „Schlüsselwort". Mit Worten in der Art: „*So* kann man sich präsentieren. Die Dame von Welt ...". Die Intention dieser Aussage hängt ab von Frau Mosers Persönlichkeit. Vielleicht begleitet „von einem Augenzwinkern". Oder eher getragen von ernsthaftem Respekt. Ziel ist, dass Frau Moser sich wieder „als jemand Anständiges" fühlt. Deren Fassade hält. Möglicherweise genügt ein schlichtes „Gut sehen Sie aus!".

Zu dem raketenbauenden Ingenieur ließe sich immer wieder sagen: „Ganz der Herr Professor. Da können wir nicht mithalten...". Manchmal reicht es aus, das „Schlüsselwort" vor den Familiennamen zu setzen. Also bei der zufälligen Begegnung zu grüßen mit „Ah, die zuverlässige Frau Schubert..." Kopfnickend weiterzugehen. Das Prinzip der Einfachheit. Die Wirkung liegt in der Kontinuität der Anwendung. Ergebnis aus Sicht der Demenzerkrankten: „Ich werde gesehen." Im Sinne von „wahrgenommen". Und nicht ignoriert. Das geht auch mit „Die genießende..." (Kaffeetrinkerin, Raucherin), „Die fleißige ..." (Frau Reisigs Mutter) oder „der fesche Herr Hermann". Unsere Schlüsselworte lassen sich bekanntermaßen auch in Redewendungen kleiden. Falls Herr Hermanns Gehirn ihm dies noch ermöglicht, ließe sich eine kurze Plauderei entwickeln: „Ach, Hermann. Schön, Sie zu sehen. Ganz der ehrbare Geschäftsmann. Immer mit Schlips und Kragen ...". Damit würden wir auch seine Werte der „Tüchtigkeit" und des „treuen Ehemannes" im Sinne der „Tisch-Stütze" verwenden.

Bitte scheuen Sie sich nicht, die Formulierungen zu den „Schlüsselworten" als Standards zu begreifen. Kontinuierlich anzuwenden von der gesamten Gruppe der „Aushilfen", also von uns.

Im Sinne unseres „Ersatz-Beines" verbietet sich bei vielen Demenzerkrankten die Nutzung jedweder „schlamperten" Kleidung (z.B. Jogginghosen). Sowohl für den stilsicheren Herrn mit der Bügelfaltenhose. Als auch für die Dame mit dem Schmuck. Wahrscheinlich haben Sie weitere Schlüsselworte für die oben erwähnten Beispiele schon gefunden. Mit der Erwähnung der „Jogginghose" möchte ich überleiten zu den nonverbalen Möglichkeiten der Ersatz-Säulen. Ein großes Problem stellt immer wieder das Horten von Lebensmitteln oder das Sammeln von Zeitungen im Zimmer dar. Legen wir hier das Schlüsselwort der „Sparsamkeit" zugrunde. Neben der verbalen Anerkennung „Sie sind eine ganz Sparsame!" sollten wir unser Verständnis für dieses Identitätsfragment auch mit Taten signalisieren, Indem wir das „Angesparte" nicht rigoros wegwerfen. Bei verdorbenen Lebensmitteln im Nachttisch empfiehlt sich immer der Austausch. Also konkret: den alten Joghurtbecher durch einen frischen zu ersetzen. Verlassen Sie sich nicht darauf, dass „die das schon vergessen haben". Denn Sie wissen um den langen Bestand zentraler Werte im zerfallenden Gehirn.

Weiterführend:
Mit diesen knappen Ausführungen kann keine erschöpfende Diskussion um das ebenfalls äußerst komplexe Thema einer tatsächlichen oder vermeintlichen „Vermüllung" geleistet werden. Das sogenannte „Messi-Syndrom" bedürfte wiederum einer umfassenden Analyse.

Deutlich dürfte Ihnen nun auch sein, dass wir den demenzerkrankten Frauen und Männern, deren Schlüsselwort „Fleiß" (oder „nicht faul liegen") lautet, irgendeine Form der – ergebnisfreien – Betätigung anbieten müssen (siehe Kapitel „Wirksam-Sein"). Das von mir sogenannte „Fürsorge-Gen" kann manchmal durch das Vorhanden-Sein einer Puppe oder eines Teddys gestützt werden. Fürsorglichkeit, die Identität der „Kümmerin", lässt sich auch stärken durch kleine Aufgaben für die Gemeinschaft. Soweit die Inhalte des semantischen Gedächtnisses dieses noch erlauben. Zum Beispiel durch Tischdecken, anderen bei den Mahlzeiten beizustehen oder ihnen anderweitig zu helfen. Und denken Sie bitte an das „Prinzip der Einfachheit": manchmal genügt es, der lebenslänglichen Kaffeetrinkerin einen starken Kaffee zu kredenzen. Und keinen Blümchenkaffee.

Es wird Sie inzwischen nicht mehr verwundern, dass ich nun wieder zur Einschränkung komme. Auch den Möglichkeiten unserer Tisch-Stützen sind Grenzen gesetzt. Ob sich das Identitätsfragment der Nachtdienst habenden Krankenschwester anerkennen lässt, hängt sehr von den Möglichkeiten vor Ort ab. Nicht überall bietet sich die Gelegenheit, dass diese Bewohnerin die Mitarbeiter im Pflegeheim bei Nacht begleiten kann. Noch schwieriger ist dies im Krankenhaus. Aber vielleicht gelingt eine Akzeptanz des umgekehrten Tag-Nacht-Rhythmus. Wie auch das Anbieten von Möglichkeiten zum Wirksam-Sein im Rahmen der jeweiligen Institution. Oder vielleicht braucht es die prophylaktische Beachtung des Klingelns („biologischer Wecker").

Übrigens: Frau Weber stellte sich als hervorragende Sängerin heraus. In den gemeinsamen Runden des Singens gewährten ihr die Mitarbeiter alsbald eine besondere Rolle. Womit auch die „Städterinnen" ihrer Wohngruppe eine Möglichkeit bekamen, eine ganz andere Seite von der sie beängstigenden Mitbewohnerin kennenzulernen. Zu unserer Welt gehört dazu, dass „die Damen" dies nur zögerlich akzeptieren konnten.

Mehrere „Tischbeine" berührt das Thema Sexualität. Immer wieder höre ich die Frage, was „man tun solle", wenn Bewohner sexuell übergriffig würden. Unabhängig davon, welche Identitätssäule jeweils den Auslöser für dieses Verhalten Demenzerkrankter darstellt, gilt hier als Mittel der Wahl ein klares „Stopp." Eindeutig ausgesprochen. In brisanteren Situationen mit einer entsprechenden Geste begleitet.

Weiterführend:
De-Eskalation beinhaltet auch das „Grenzen setzen". In unserer Welt wird ein entsprechendes Zeichen mit der Hand verstanden: Diese heben Sie etwa in Brusthöhe. Der Handrücken zeigt zu Ihrem Körper. Die Handfläche zu Ihrem Gegenüber. Mit abgewinkeltem Handgelenk eindeutig das „Haltesignal" gebend: „Stopp, so geht das nicht!"/ „Hier ist die Grenze." Im Moment der Bedrängnis führen Sie diese Bewegung energisch aus. Das gilt übrigens für alle Situationen, in denen Sie sich nonverbal wie auch verbal bedrängt fühlen. Von Demenzerkrankten (und Nicht-Demenz-Erkrankten).

Auch der Themenkreis der Sexualität kann hier nicht ausreichend betrachtet werden. Ermutigen möchte ich Sie dazu, den Tisch auch in dieser Hinsicht zu stützen. Indem Sie auch zwischen demenzerkrankten Frauen und Männern Zärtlichkeit – wenn diese von beiden Parteien erkennbar genossen wird – zulassen. Denn: schadet dies jemandem?

Nicht jede und jeder von Ihnen wird alles können. Aber der eine hat ein besonderes Talent für Humor. Damit den Identitätsrest des nun Demenzerkrankten „Komikers" bestätigend. Und die andere hält die endlosen Wiederholungen der Schlüsselworte leichter aus. Die Dritte vermag hervorragend mit Schminke und Wimperntusche umzugehen. Der Vierte genießt mit einer Bewohnerin zusammen die Zigarette. Das sind *Ihre* Ressourcen. In der anhaltenden Identitätskrise schaffen Sie damit „Wohlfühl-Inseln".

5.4 Herausforderung „Trauma" meistern

Auch Demenzerkrankte spüren lebenslang Auswirkungen einer nicht verarbeiteten seelischen Wunde. Kommen zu diesen Verletzungen die demenzbedingten Zerstörungen im Gehirn hinzu, verstärkt dies womöglich ein frühzeitiges (und vehementes) Auftreten des Trios des selbstschützenden Verhaltens. Wie bereits erwähnt, stehen mit hoher Wahrscheinlichkeit Auswirkungen unverarbeiteter Katastrophen hinter vielen – der im „Demenz-Alltag" enorm belastenden – Situationen. Als erstes gilt es, das benannte Risiko der Verwechslung zu minimieren. Unsere Irrtümer zu den Gründen der auftretenden Verhaltensweisen. Nicht das zerstörte Gedächtnis führt zur Zuspitzung. Sondern das beschriebene „Eigenleben" des Trauma-Gedächtnisses. Bedenken Sie, dass knapp ein Drittel der – heute alten – deutschen Bevölkerung eine Belastungsstörung aufgrund unverarbeiteter Lebenskatastrophen oder gar eine PTBS entwickelt. Über Jahrzehnte nicht erkannt. Somit leidet – in konsequenter Betrachtung der eben genannten Zahl – fast jede und jeder Dritte der demenzerkrankten Frauen und Männer an Symptomen einer PTBS. Wo in Ihrem Alltag – unserer Welt – sind diese Menschen?

Mitarbeiter eines Pflegeheimes erzählen mir von einer über 80-jährigen demenzerkrankten Bewohnerin. Sie verfüge über „keine Selbständigkeit" mehr.

Aber: „Sie kann schlagen.“ Auf Nachfrage erfahre ich, dass sie „eine warmherzige, liebreizende Frau“ sei. Aber sobald „man körperlich was macht“, fange sie an, „zu schlagen, zu spucken und zu schimpfen“. Das gehe schon los, „sobald man versucht, die Bettdecke anzuheben“. Die Antwort auf meine Frage lautet also: Sie, die Sie mit Demenzerkrankten zu tun haben, kennen Frauen und Männer, die an Traumafolgestörungen leiden. Das ist Ihnen nur zu selten bewusst. Ich möchte somit einmal mehr Ihre – Ihnen unbewussten – Kompetenzen in die Präsenz Ihres alltäglichen Handelns transportieren. Die Relais-Station weiter ausbauen. Und um Bausteine Ihres Handwerkskoffers ergänzen.

Fünf Faktoren stellen den Rahmen dar. Erstens: „Trigger“. Zweitens: „das Ritual der herzlichen Autorität“. Drittens: „eine Tasse heiße Schokolade“. Viertens: „das Gefühl subjektiv kontrollierbarer Situationen“. Sowie fünftens: „die Würdigung des erfahrenen Leids“.

Eine der zentralen Aufgaben stellt eine Identifizierung der Trigger dar. Im obengenannten Beispiel bestehen diese in „körperlichen Berührungen“. Auch das schon auf diese hindeutende „Anheben der Bettdecke“ gehört dazu. Die „fröhliche singende Gemeinschaft“ stößt bei Herrn Winter die spezifische Dynamik an. Trigger rühren an das abgespaltene Trauma-Gedächtnis. Und dieses übernimmt die Regie. Bitte berücksichtigen Sie, dass in solchen Momenten von den Betroffenen (auch ohne Demenzerkrankung) nicht mehr zwischen „damals“ und „heute“ unterschieden werden kann. Sie erleben die massiven Gefühle der traumatisierenden Situation in der momentanen Situation erneut. Die Angst, die Ohnmacht, das Ausgeliefertseins, die Hilflosigkeit, die Panik. Wohlmöglich Todesfurcht. „Eins-zu-Eins“.

Hinweise zu – in unserem Zusammenhang – häufigen Triggern gibt die Abbildung 26 (Tschainer 2013, S. 477).

Grundsätzlich müssen wir Trigger als „brisante Auslöser psychischer Krisen“ (Tschainer 2013, S. 477) einordnen. Seelischer Stress. Der eben auch eskalierende Situationen in der Begleitung demenzerkrankter Menschen auslöst. In meiner täglichen Arbeit höre ich immer wieder Aussagen in der Art wie „Da war doch gar nichts. Und dann ist der auf einmal ausgerastet“. Leider werden wir selten die jeweils individuellen Trigger komplett identifizieren können. Wenn Sie zur Erklärung schwieriger Situationen grundsätzlich auch an diese Faktoren denken und daraus folgend Demenzerisch® besser verstehen, dürfte schon viel gewonnen sein. Manchmal ist es auch ganz einfach. Denn auch Stress allein kann einen Trigger darstellen. Ausgelöst zum Beispiel durch Überforderung. Was Stress betrifft, sind Menschen mit unverarbeiteten traumatischen Lebensereignissen hochsensibel. Springt bei ihnen nochmal schneller oder eben sehr schnell das System der Selbsterhaltung an. Bitte denken Sie daran, dass eine Demenzerkrankung per se „Kontrollverlust“ bedeutet. „Der unerbittlich verlaufende Entzug der Macht über mein Leben.“ Stress pur.

Abbildung 26: Beispiele für typische Trigger in der Arbeit mit alten Menschen

Trauma und Alter

aufschwungalt
neue wege zukunft

Beispiele für Trigger in der Arbeit mit alten Menschen

Erleben von:
- Hilflosigkeit
- Ausgeliefertsein
- Nacktheit
- körperlichen Berührungen
- Intimpflege
- ....

aber auch:
- Stimmen
- Geräusche
- Gerüche
- Geschmack
- (Fremd-)Sprache/Dialekt
- bestimmte Lieder/Musik
- Medienberichte
- ....

sowie grundsätzlich:
- der – die Demenz begleitende – Kontrollverlust
- der Verlust der eigenen Wohnung (Umzug ins Heim)

www.aufschwungalt.de

Weiterführend:
Eine Szene bei einem Hausbesuch demonstrierte mir plastisch diese problematische Konstellation. Der Demenzerkrankte – ein kräftiger, hochgewachsener Mann – sprang nach einer halben Stunde des entspannten Zusammensitzens bei Kaffee und Kuchen urplötzlich auf. Und begann – sichtlich immer aufgeregter werdend – zwischen Sofatisch und Schrankwand hin und her zu laufen. Nach meiner Wahrnehmung fand ich keinen Erklärungsansatz für diesen schlagartigen Wechsel seiner Stimmung. Beim Kaffeetrinken mit dem Ehepaar hatten wir nur über unverfängliche Themen geplaudert. Keine der Belastungen der Ehefrau war in diesem Gespräch berührt worden. Die Unruhe entlud sich dann, indem der Ehemann auf einmal zur Wohnzimmertür schritt, deren Türstock mit beiden Händen packte und wütend daran rüttelte. Ein beängstigendes Erlebnis, dessen Zeugin ich einmal wurde. Die Frau litt jedoch tagtäglich unter solchen und ähnlichen Situationen. Die Ursache für diesen Wutausbruch erklären meines Erachtens am ehesten zwei Varianten. Erstens: Wahrscheinlich vermochte der Erkrankte nach einiger Zeit – denken Sie an die zeitlich eingeschränkte Konzentrationsfähigkeit – der Plauderei am Kaffeetisch nicht mehr zu folgen. Erlebte ganz akut seine Unfähigkeit. Und die daraus entstehenden Gefühle der Ohnmacht. Die körperliche Bewegung diente somit vorrangig dem Stressabbau. Ebenso möglich ist die zweite Variante: Die erlebte Hilflosigkeit – ausgeliefert an die Demenz – stellt den Trigger dar. Das Gehirn schaltete um auf das

Trio der Selbsterhaltung. Hier: Kampf, Verteidigung. („Ich schlage Euch Alle kurz und klein."). Beim Erleben der Szene überkam zumindest mich damals dieses Gefühl.

Unsere Möglichkeiten liegen in der Identifizierung möglicher Trigger. Wie erwähnt, wird dies kaum hundertprozentig gelingen. Elementar ist jedoch, die Auslöser für das Anspringen unseres „Säugetier-Gehirns" – für selbstschützendes Verhalten – soweit wie nur irgendwie möglich zu vermeiden. Herrn Winter das Erleben der Singstunde zu ersparen, dürfte noch relativ einfach sein. Schwieriger stellt sich das „Vermeiden jeglicher körperlicher Berührung" – insbesondere bei körperlich Pflegebedürftigen – dar. Lassen sich bekannte Trigger nicht vermeiden, kommt die mehrfach erwähnte „herzliche Autorität" ins Spiel (► Grundsäule 35). Diese enthält folgende Elemente: *Sie* sind sich Ihrer selbst sicher. Souverän. Zeigen Respekt. Eine zugewandte, freundliche Gelassenheit. Verzichten auf jegliche Art der Argumentation. Also Sie versuchen es weder mit gutem Zureden. Noch mit Überzeugungs-Versuchen und Erklärungen der Notwendigkeit ihres Tuns. Sondern Sie setzen die notwendige Handlung *sofort* um. Oftmals helfen kurze Sätze. In freundlichem und bestimmten Tonfall: „Frau Meier, ich lüfte jetzt die Bettdecke." Beschreiben Sie knapp, was Sie tun. Auch wenn die Demenzerkrankten Ihre Worte nicht nachvollziehen können, erleben sie jemanden, der sich auskennt. Und seiner (oder ihrer) Stimme nach zuvorkommend ist. Verankern Sie bitte in Ihrem Gehirn einen der folgenden Leitsprüche (oder ähnliche): „Zähne zusammen und durch." Oder: „Bringen wir es hinter uns." Für beängstigende Momente verfügt jede Generation über typische Hilfsformeln. Oben genannte gehören zum Repertoire vieler alten Frauen und Männer. Und stellen in schwierigen Momenten äußerst hilfreiche Formeln dar. Ist Ihre Arbeit erledigt, bedarf es eines positiven Schlusspunktes. Äußern Sie in erleichtertem Tonfall Sätze wie diese: „So, das wäre geschafft!". Oder: „Haben wir es hinter uns gebracht!" Wieder einmal möchte ich Ihnen intensivst ans Herz legen, dass Ihr Vorgehen zu einem Ritual werden muss. An das sich *alle* halten.

Das Attribut „herzlich" meint somit auch, dass Sie handeln, bevor Sie selber in Stress geraten. Und damit über sich selber und über die Situation die Kontrolle verlieren. Im schlimmsten Fall auch „die Nerven". Selber verbal oder/und nonverbal zu Gewalt greifen. Weil *Sie* überfordert sind. „Autorität" vereint Ihre Klarheit und Sicherheit im Handeln. Sie sind der Lotse. Lotsen müssen sich nicht rechtfertigen. Sie erledigen in aller Gelassenheit ihre Arbeit.

Der Begriff der Autorität sollte nicht mit „autoritär" verwechselt werden. Das ist das Eine. Und das Andere: sobald eines dieser Elemente der „herzlichen Autorität" Ihnen nicht zur Verfügung steht oder für Sie nicht verwirklichbar ist, *müssen* Sie die Durchführung der notwendigen Handlung jemand anderem übertragen. Zumindest, wenn Sie eine „eskalierende Situation" vermeiden möchten. Somit beinhaltet die Formel auch einen prophylaktischen Aspekt.

„Herzliche Autorität" zielt darauf ab, dass Sie sich in – bekannt potentiell – zuspitzenden Situationen von vornherein anders (als bisher) verhalten. Oder auf Ihre Anwesenheit in der – von beiden Seiten ungeliebten bzw. gefürchteten – Situation verzichten.

Weiterführend:
Es wird Konstellationen geben, in denen Sie alleine sind. Keine Vertretung finden. Nachtdienste sind ein typisches Beispiel. Stellen Sie sich dann bitte darauf ein, dass der jeweilige Moment schwierig werden wird. Nutzen Sie trotzdem – soweit als möglich – andere Bausteine Ihres Handwerkskoffers. Denken Sie an den „zweiten Anlauf". Zweifeln Sie nicht an Ihren Kompetenzen. Soll heißen: zermartern Sie sich nicht den Kopf, ob denn „nicht noch irgendetwas anderes möglich" wäre. Es gibt Situationen, da ist es das nicht. Akzeptanz statt Selbstzweifel. Hilfreich vermag manchmal zu sein, das Element „Eine Tasse heiße Schokolade" bereits im Vorfeld anzuwenden. Als Mittel der atmosphärischen Entspannung.

„Eine Tasse heiße Schokolade". Diese Formel bezieht sich auf einen Baustein aus dem „Handwerkszeug zum alltäglichen Umgang". Dabei ging es um die Vermeidung von „Notlügen". Entsprechend unseres Zieles, in der emotionalen Erinnerungsfähigkeit der Erkrankten meine Person mit einer „positiven Rolle" zu besetzen. Auch im jetzigen Zusammenhang sollten Sie genau zu diesem Zweck einen „positiven Abschluss" setzen. Lassen sie Ihren Ideen freien Lauf. Ob es der bereits erwähnte Riegel „Merci" ist oder – wenn machbar – tatsächlich eine Tasse heiße Schokolade. Es kann der Lieblingsschlager sein. Bei mobilen Erkrankten können sie dazu für zwanzig Sekunden auch gemeinsam „das Tanzbein" schwingen. Häufig genügt auch „das Schlüsselwort". Zum Beispiel: „Frau Weber. Was täten wir ohne Sie." Im Alltag sprechen wir von „guter Laune". Vergessen Sie nicht: das Kurzzeitgedächtnis wird – oder ist bereits – durch eine Demenz komplett zerstört. Damit werden *Sie* auch vergessen. Ihre mich verstörende Aktivität. Doch „gute Laune" klingt nach.

Weiterführend:
Hinweisen möchte ich Sie an dieser Stelle darauf, dass „Krankenhaus" grundsätzlich einen Trigger darstellen kann. Ein Krankenhaus-Aufenthalt somit grundsätzlich die Gefahr der Re-Traumatisierung beinhaltet. Also einer erneuten seelischen Katastrophe. Anknüpfend an die bereits vorhandene, unverheilte Wunde. Dass „die Rahmenbedingungen eines Krankenhauses per se einen massiven Widerspruch zu den Dispositionen einer Demenzerkrankung darstellen", beschrieb ich bereits. Gerade Vorfeld und Nachklang einer Operation bieten eine immense Anzahl von Triggern. Allein durch das unvermeidbare, vollständige Ausgeliefert-Sein. Das sind Umstände, die sich – nicht immer – vermeiden lassen. Ich bitte Sie, sich die Zusammenhänge zwischen Traumafolgestörungen und eskalierenden Situationen in diesem Wirkungskreis besonders zu vergegenwärtigen.

Die Bausteine Ihres Handwerkskoffers soweit es geht, zu nutzen. Entsprechend der Ihnen zur Verfügung stehenden Möglichkeiten.

In Momenten des (unvermeidbaren) Getriggert-Seins bieten sich folgende Handlungsmöglichkeiten (vgl. Abb. 27).

Abbildung 27: Beispiele für Handlungsmöglichkeiten in Situationen des Getriggert-Seins

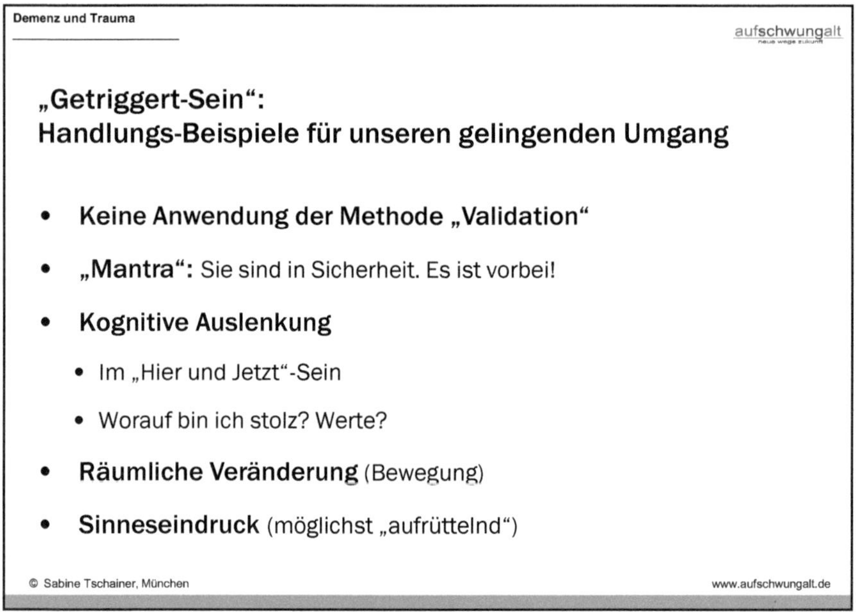

Demenz und Trauma

aufschwungalt

„Getriggert-Sein“:
Handlungs-Beispiele für unseren gelingenden Umgang

- **Keine Anwendung der Methode „Validation“**
- **„Mantra“:** Sie sind in Sicherheit. Es ist vorbei!
- **Kognitive Auslenkung**
  - Im „Hier und Jetzt“-Sein
  - Worauf bin ich stolz? Werte?
- **Räumliche Veränderung** (Bewegung)
- **Sinneseindruck** (möglichst „aufrüttelnd“)

www.aufschwungalt.de

Alle Varianten der bekannten Methode „Validation“ sind zwingend zu vermeiden (siehe Grundsäule 35). Also zum Beispiel Aussagen wie „Sie sind ganz schön angespannt!“ oder „Sie wollen weg hier!“. Die demenzerkrankten Frauen und Männer sind damit nicht erreichbar. Im schlimmsten Fall verstärken wir die innere Panik oder andere Gefühle, von denen die Betroffenen gerade überschwemmt sind. Denken Sie daran, das Trauma-Gedächtnis führt Regie. Hilfreich kann sein, mit tiefer, dunkler Stimme beruhigend die Sätze „Sie sind in Sicherheit. Es ist vorbei“ mehrfach – wie ein Mantra – auszusprechen. Beachten sie dabei bitte die bereits erwähnte „Sicherheitszone“. Unser persönlicher Bereich mit einem Radius von 90 cm. In diesen hinein sollte uns „niemand zu nahe treten“. Außer wir wünschen dies. So manche Trigger haben ihre Ursachen in Katastrophen, die mit „körperlichen Berührung“ im Zusammenhang stehen. Bei solcherart Getriggert-Sein muss die persönliche Sicherheitszone unbedingt gewahrt bleiben.

Abhängig von der Schwere der Demenzerkrankung können wir probieren, das „Trauma-Gedächtnis“ wieder in den Hintergrund zu schieben. In dem wir versuchen, die Erkrankten ins „Hier und Jetzt“ zu locken. Zum Beispiel durch eine Ansprache mit bestimmender Stimme. Mit Hilfe der „Schlüsselworte“. Oder durch Bewegung. Ganz nach dem Motto: „Bewegt sich der Körper, bewegt sich der Geist.“ Nicht nur für immobile Erkrankte hat sich auch die Anwendung prägnanter (aufrüttelnder) Sinneseindrücke bewährt. Ein scharfes Getränk. Dazu gehört auch „ein Schnaps“. Ein pfeffriges Butterbrot. Vielleicht klappt es auch noch mit dem Anreizen eines „Schlüsselwortes“. Laut und deutlich von Ihnen artikuliert: „Herr Hermann, die Geschäfte rufen“. Oder der Geruch des Lieblingsparfüms. Gerade bei diesen Versuchen gilt das Prinzip des „Versuch und Irrtums“. Ihre Kreativität ist gefragt. Achten Sie bitte darauf, dass diese Sinneseindrücke keine Trigger-Qualität haben.

Weiterführend:
Bei nicht-demenzerkrankten Menschen finden in der Traumatherapie vielfach kognitive Methoden eine Anwendung. Zum Beispiel, indem versucht wird die Aufmerksamkeit auf die Anzahl der im Raum befindlichen Gegenstände mit einem gemeinsamen Merkmal zu lenken: „Wieviel rote Dinge sehen Sie gerade hier im Raum?“ Oder: „Wie viele Blumentöpfe?“ Diese Varianten der Re-Orientierung stehen uns bei der Begleitung Demenzerkrankter leider nicht mehr zur Verfügung.

Noch bei einem weiteren Aspekt im Umgang mit Demenzerkrankten, die zusätzlich an einer Trauma-Folgestörung leiden, sind ihrer Phantasie keine Grenzen gesetzt. Nämlich möglichst oft, „das Gefühl subjektiv kontrollierbarer Situationen“ herzustellen. Für deren Erleben. Auch diesem Anliegen sind bei unserer Zielgruppe vielfach Grenzen gesetzt. Denken Sie bitte an alle Bausteine Ihres Handwerkskoffers „Wirksam-Sein ermöglichen“. Eine ergänzende – und zentrale – Rolle beim Thema Trauma unserer älteren Generation spielt vielfach die Möglichkeit zum Erzählen können. Die spezifische deutsche Geschichte als auch die Werte ihres Zeitalters sind geprägt vom Verschweigen. (Seelisches) Leid war tabu. „Da redet man nicht drüber.“ Im „Erzählen können“ – und unserem anerkennenden Zuhören – liegt eine Möglichkeit zur „Würdigung des erfahrenen Leides“. Was grundsätzlich ein wichtiges Element jeglicher Trauma-Aufarbeitung darstellt. Bitte beachten Sie jedoch, dass Sie das Trauma nicht „bearbeiten“. In vielen Fällen sollten Sie auch die – beruflich geforderte – „Biographie-Arbeit“ begrenzen. Beide Faktoren bergen eine große Gefahr der Re-Traumatisierung. Des getriggert Werdens. Das Stichwort „Begrenzung“ gilt ebenso hinsichtlich der „Würdigung des erfahrenen Leides“. Vermeiden Sie die sogenannten „Endlos-Schleifen“. Eine Art des automatischen und anhaltenden Sprechens über die Schrecken der Vergangenheit. Häufig gezeichnet von emotionalem Unbeteiligt-Sein. Diese Form des Erzählens hilft niemandem weiter.

Verbraucht Ihre Energien. Und die der Betroffenen. Richten Sie all Ihre Sinne auf persönliche Stärken der Erkrankten. Und ihre Bewältigungsmechanismen. Soweit die Demenzerkrankung dies erlaubt. Aufforderungen in der Art: „Wenn ich mir vorstelle, was Sie alles erleben mussten. Wie haben Sie es geschafft ...“ stellen dann gleichsam positive Trigger dar. Die Frage „Wie haben Sie es geschafft?“ ergänzen Sie bitte individuell. Mit Schlüsselwörtern: „... drei so gut geratene Kinder zu haben?“ Oder: „... eine so erfolgreicher Rechtsanwalt zu sein?“ Sehr gute Erfahrungen werden mit dem gemeinschaftlichen Zusammenstellen einer *„Freude-Biographie“* gemacht. Diese sammelt Stärken der Persönlichkeit, gelungene Lebensanteile, fröhliche Momente. Fragen wie „Was hat Ihnen in Krisen geholfen?“ oder „Wie sah der schönste Moment Ihres Lebens aus?“ könnten gute Anstöße geben, sind aber zumeist für Demenzerkrankte kaum noch geeignet. Mit einer solchen – fragmentarischen – Freude-Biographie gelingt Ihnen wahrscheinlich gleichzeitig eine Vervollständigung Ihres Handwerkskoffers. Bezüglich des Bausteines der „Schlüsselwörter“.

Weiterführend:
Hin und wieder mögen Sie im Besitz solcher „Schlüsselwörter“ sein. Wenn Sie sich dessen bewusst werden. Mitarbeiter wollten herausfinden, ob es im Leben einer ihrer Bewohnerinnen etwas gegeben hatte, woran ihr Herz besonders gehangen habe. Im Biographie-Bogen der achtzigjährigen Bauersfrau – jetzt demenzkrank im Pflegeheim lebend – waren drei Fakten erwähnt. „Sie hatte einen Bauernhof“. Habe viel gearbeitet (sei ein „Arbeitstier“ gewesen). Und sie habe eine Katze gehabt. Katze? Gehört doch auf einem Bauernhof dazu. Aber anscheinend war ihre Katze (oder ihre Katzen) der alten Frau (lebenslang) etwas besonders ans Herz gewachsenes. Letzteres stand nicht ausdrücklich in den Unterlagen. Der Ausbau Ihrer Relais-Station stellt Ihnen dieses Wissen zur Verfügung. „Ihre Katze“ wird in Zukunft in Ihrem gelingenden Umgang mit der demenzerkrankten Bewohnerin ein „Schlüsselwort“ sein.

Für das Erleben „subjektiv kontrollierbarer Situationen“ bietet sich uns ebenfalls der „sprachlose“ Weg an. Hier: Genuss. Menschen, die ihre Traumatisierung nicht verarbeiten konnten, weisen häufig das Merkmal der „mangelnden Selbst-Fürsorge“ auf. „Genießen-Können“ kann daran etwas ändern. Und lässt sich auch bei fortgeschrittener Demenz immer wieder ausprobieren. Um noch etwas „nachzuholen“. Zur Anregung Ihrer neuronalen Netzwerke stelle ich Ihnen diesbezüglich hier keine konkreten Beispiele zur Verfügung. Erstellen Sie doch einfach einmal mit Menschen Ihres beruflichen – oder auch privaten – Umfeldes „Genuss-Biographien“. Und denken Sie an alle Varianten der „3-Minuten-Wellness“. (vgl. Abb. 28)

Abbildung 28: Faktoren eines gelingenden Umgangs mit Demenzerkrankten, die an einer PTBS leiden

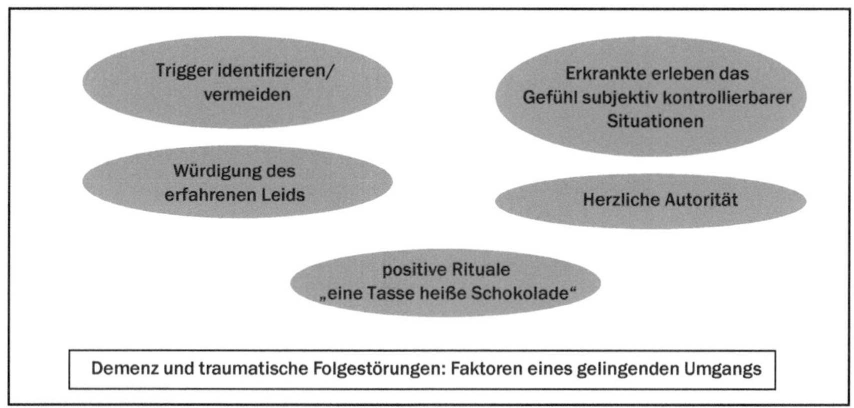

Auch an dieser Stelle ist es mir wichtig, Ihnen zu sagen, dass wir nicht immer Antworten finden werden. Unsere detektivische Suche nach dem Zustand des Bücherregals, nach seinen – verschütteten – Inhalten wird immer wieder scheitern. Trigger bleiben unerkennbar. Lebenskatastrophen für immer ein Geheimnis. Ich habe – bei allen Fallberatungen zu eskalierenden Situationen in der Begleitung demenzerkrankter Menschen – ein Prinzip: nach dem Geburtsjahr und dem Geburtsort der Betroffenen zu fragen. Und nach auffallenden Tabus in ihrer Lebens- und Familiengeschichte. Ersteres kann uns einen Zusammenhang zu historischen Ereignissen im Europa des 20. Jahrhunderts eröffnen. Kriegskindheit, Flucht, Vertreibung, Bombenkrieg. Erlebnisse im Zusammenhang mit den osteuropäischen Staaten und ihren diktatorischen Systemen. Katastrophen in Italien, Spanien, Griechenland, der Türkei. Lücken in den biographischen Darstellungen liefern manches Mal einen Anhaltspunkt zu schamhaft verschwiegenen Ereignissen. Wer von uns erzählt schon gern über erlebte Gewalt, Vernachlässigung, Misshandlung, andere Katastrophen. Tabus in den vorhandenen Biographien können ein starker Fingerzeig sein. Zum Beispiel: wir wissen ganz viel von Geschwistern und Kindern, nur über den offensichtlich vorhanden gewesenen Ehemann taucht nirgendwo ein Wort auf. Dies sind sehr knappe Gedanken. Sie geben Ihnen einen Anhaltspunkt für Ihre Detektivarbeit. Notwendig bleibt die konkrete Suche und genaue Beobachtung im Einzelfall.

Kapitel 6
Der vertraute Fremde – Demenzerkrankte in Familie und Partnerschaft

„*Der Stuhl ist noch da. Aber er ist nutzlos geworden. Der Stuhl ist leer. Manchmal sitzt meine Frau noch darauf, aber auch dann ist der Stuhl leer. Ich rede mit ihr, ich kann viel mit ihr reden, eine Antwort bekomme ich nie. Meine Frau ist noch da, aber meine Frau, meine Ilse ist verschwunden. Und trotzdem verlangt sie meine ganze Zuwendung. Mein Tag, mein Leben ist von ihr geprägt – von diesem leeren Stuhl. Die Krankheit meiner Frau frisst mich auf. Manchmal wünsche ich mir, sie wäre tot. Und dann bin ich entsetzt, wie kann man nur so etwas denken. Aber dann wäre es wenigstens richtig: aus und vorbei, so ist es ein endloser Abschied auf Raten, und dann bin ich so verzweifelt und leer – wie dieser Stuhl …*
(Gedanken eines pflegenden Angehörigen – Ehemann seiner 60-jährigen Alzheimerkranken Frau)“ (Tschainer 2004, S. 1).

Zwischen professionell Handelnden (oder ehrenamtlichen Tätigen) und der Gruppe der Angehörigen besteht ein entscheidender Unterschied. In Bezug auf den erkrankten Menschen. Letztere – (Ehe-)Partner, Familie, Verwandtschaft – verbinden tiefgehende Gefühle mit den Erkrankten. Eine ihnen jahrelang vertraute, mal mehr, mal minder gemochte Person. Beruflich oder freiwillig Tätige begleiten Demenzerkrankte ohne diese „familiäre Bande“. Aus einer persönlich emotionalen Distanz heraus. Damit stehen wir vor einer Unvergleichbarkeit der beiden Parteien. Und Sie wissen, dass dann ein Handeln der einen Seite von der anderen möglicherweise als Beeinträchtigung erlebt wird. Es entstehen Konflikte mit den – angeblich – schwierigen Angehörigen. Diese wiederum entpuppen sich – tatsächlich – als permanente Beschwerdeführer. Die Unterschiede bestehen auch darin, dass es Angehörige demenzerkrankter Menschen häufig sehr viel schwerer fällt, Hinweise zum „richtigen Umgang“ mit ihren Erkrankten umzusetzen. Weil das Chaos ihrer – sich widerstreitenden – Gefühle sie behindert. Oder: sehr viel Zeit vergehen müsste, um Verhalten ändern zu können.

Schauen wir uns die komplexe Situation der Angehörigen an. Auch hier wiederum, um besser verstehen zu können. Entweder Sie für sich selber in der Rolle „des Angehörigen“. Um nachvollziehen zu können, dass das Empfinden von Belastung und Ärger bei der Begleitung eines Demenzerkrankten anscheinend auch ganz „normal“ ist. In unserer Welt. Also einfach: um zu lesen, dass es „Vielen so ergeht“. Oder für Sie als emotional Distanziertere (in einer beruflichen Rolle): Verstehen kann Sie bestärken. Um eskalierenden Momenten im – unvermeidlichen – Kontakt mit Angehörigen häufiger ausweichen zu können. Um souveräner zu re-agieren.

6.1 Leben zwischen zwei Welten

Auch hier ist wieder Ihre Relais-Station gefragt. Eine Demenzerkrankung in der Familie erfordert eine Anpassung unserer Vorstellungen zu „Pflegebedürftigkeit". Die Ehefrau eines demenzerkrankten Mannes drückte dies einmal so aus: „Ich lebe mit einem lebenden Leichnam zusammen, der aussieht wie mein Ehemann." (Tschainer 2009a, S. 5) Angehörige von Betroffenen leben mit Voranschreiten der Demenzerkrankung zwischen den Welten. Der Parallelität des Witwenstatus und der Ehesorgen. Kind und Waise auf einmal. Der Partner, die Partnerin oder der Elternteil (auch Schwiegereltern) sind noch am Leben. Aber nicht mehr spürbar und vertraut im Alltag vorhanden. Das Leben der Angehörigen wird zunehmend bestimmt (und vielfach aufgesaugt) von der Demenzerkrankung. Den Auswirkungen der Funktionsstörungen im zerfallenden Gehirn. (vgl. Tschainer 2010a, S. 5)

Aus dem nächtlichen Selbstgespräch einer Ehefrau: *Wie lange soll ich das alles noch aushalten? Jede Nacht fünfmal aufstehen und tagsüber keine Minute Ruhe! Schon morgens, wenn ich beim Frühstück Radio hören will, fängst Du das Schimpfen an: das Radio muss aus sein. Aber Zeitung lesen lässt Du mich ja auch nicht! Heute war es richtig schlimm, ach Sepp, warum habe ich Dich bloß so angeschrien. Eigentlich ist es doch gar nicht so wichtig, das blöde Radio-Hören. Ich weiß doch, dass an allem nur Deine Krankheit schuld ist. Wenn Du dann so verloren dastehst, tust Du mir so unendlich leid. Liebe ist es eigentlich nicht mehr, was ich für Dich empfinde. Du bist ja auch nicht mehr der Mann, den ich mal geheiratet habe. Der Sepp, den ich so gemocht habe und über den ich mich so ärgern konnte! Wenn ich daran denke… Und jetzt. Jetzt bist Du so ein armes Würstchen. Ja, Mitleid habe ich für Dich, viel Mitleid. Aber wenn Du wieder was angestellt hast oder mir dieselbe Frage zum hundertsten Male stellst (heute habe ich Striche gemacht: 78-mal „Kann ich dir was helfen?"), dann kriege ich so eine Wut auf Dich! In die Stadt gehen wir ja schon lange nicht mehr. Dich hat bald gar nichts mehr interessiert. Was haben wir doch früher immer für schöne Schaufensterbummel gemacht! Außerdem hatte ich immer mehr Angst, dass Du mir wegläufst. Zuletzt war es einfach zu peinlich, wie sie alle geguckt haben. Als Du nicht auf die Rolltreppe rauf wolltest. Alles gute Zureden, Ziehen und Zerren nicht half. Und Du mich lauthals als „alte Schlampe" beschimpft hast. Ich hab' Dich stehen gelassen, ich war so wütend. Zu guter Letzt habe ich dann natürlich über eine Stunde mit Sorgen und Bangen nach Dir gesucht.* (vgl. Tschainer 1997, S. 1 f.)

Zwischen „Mitleid und Wut“, zwischen „Zorn und Scham“, zwischen „Leben und Tod“. Der „vertraute Fremde“. Das Leben zwischen den Welten. Angehörige begleiten oftmals den vertrauten, geliebten Menschen viele Jahre zu Hause. Können keinen Schritt ohne ihren Erkrankten mehr gehen. Sie sind der Lotse in der zerfallenden Welt der Demenzerkrankten. Aber zunehmend verlieren sie den ihnen bekannten Menschen. Das Eheleben mit allen Höhen und Tiefen, der Alltag, der regelmäßige Kontakt und Austausch zu Eltern oder Schwiegereltern entspricht nicht mehr dem bisher gelebten. Das Abschiednehmen von einem geliebten (zumindest vertrauten) Menschen beginnt in dem Augenblick, in dem die Angehörigen die Tatsachen der demenzbedingten Veränderungen nicht mehr verdrängen können. Die „Vogel-Strauß-Strategie“ versagt. Der Trauerprozess setzt also weit vor dem Tod der Erkrankten ein. Ein „Abschied auf Raten“. (vgl. Tschainer 2015, S. 4f.; Tschainer 2000a, S. 3)

Weiterführend:
Der Verdacht oder die endgültige Diagnose „Demenz“ stellt sowohl für die Betroffenen als auch für ihre engsten Angehörigen und die Familien in vielen Fällen eine schockierende Tatsache dar. Auch wenn diesbezügliche Vermutungen bei allen Beteiligten vorhanden gewesen sein mögen, zieht eine (ärztliche) Bestätigung der Befürchtungen fast immer einen längeren Verarbeitungsprozess nach sich. Angehörige von Demenzerkrankten erleben die Trauerphasen immer wieder. Das bekannteste Modell (Kübler-Ross) definiert diese so: Nicht-wahrhaben-Wollen, Zorn, Wut, Auflehnung, Verhandeln, Niedergeschlagenheit, Depression sowie Zustimmung zum Unabänderlichen. (vgl. Tschainer 2000d, S. 7f.)

Dieses Gefühls-Karussell bedingt eine „jahrelange seelische Belastung“ (Tschainer 2015, S. 5). Geprägt von dem wiederum spezifischen „zwischen-den-Welten Detail“: die Trauer-Phase der Akzeptanz (Realität „Demenz“) ermöglicht keinen versöhnlichen Abschluss des Abschiednehmens. Wenn es Angehörige gelungen ist, die unabänderliche Tatsache eines Demenz-Prozesses zu akzeptieren, stehen sie erst am Anfang. Leisten dann sehr häufig über viele Jahre die Begleitung zu Hause. Und auch bei einem Umzug ins Pflegeheim bleibt der „vertraute Fremde“ immer noch existent. In beiden Fällen werden die Angehörigen mit den voranschreitenden Verlusten hinsichtlich der Fähigkeiten, bezüglich der Identität ihrer oder ihres Erkrankten konfrontiert. Kontinuierlich. Bis zum tatsächlichen Abschied durch den Tod.

Wenn Sie als beruflich Tätige – in der Altenpflege, im Krankenhaus – mit Angehörigen demenzerkrankter Menschen zu tun haben, begegnen Sie also in vielen Fällen Menschen, die äußerst belastende Erfahrungen hinter sich haben. Im Gefühls-Karussell. Beziehungsweise sich noch immer mitten darin befinden. Gemeinsam ist ihnen, dass die Begleitung und Pflege ihrer oder ihres Kranken vielfach „zum einzigen Inhalt ihres Lebens geworden“ (Tschainer 2015, S. 7) ist.

Dennoch gehören sie zu unserer Welt. Und bilden somit ein Abbild von dieser. Eine sehr heterogene Gruppe.

Weiterführend:
Diese wird sowohl geprägt von der Art ihrer Beziehung zu den Demenzerkrankten als auch dem Alter der Betroffenen. Aber auch von geschlechtsspezifischen Bedürfnissen oder soziokulturellen Hintergründen. Und natürlich von ihren biografischen Prägungen. Wie auch durch die Qualität der bisher gelebten Beziehung. Die Unterschiedlichkeiten in der Gruppe der Angehörigen betreffen ebenso alle Formen der Belastungen, die aus der Begleitung und Pflege der Erkrankten erwachsen. Für manche ist die Begleitung eines nahestehenden Demenzerkrankten grundsätzlich einfacher. Für andere von vornherein eine schwierigere Aufgabe. Somit werden die per se vorhandenen Bürden unterschiedlich erlebt. Dieses ungleiche Empfinden rufen diverse Faktoren hervor. Von besonderer Bedeutung zeigen sich immer wieder die Beweggründe. Motive, die zur Übernahme der Betreuung und Pflege führten. Gaben emotionale Gründe der Zuneigung und Verbundenheit den Ausschlag, ist ein besseres Aushalten der sich eindeutig ergebenden seelischen und körperlichen Strapazen möglich. Wurde die Pflege aus finanziellen Erwägungen heraus übernommen, werden Belastungen als schwerwiegender empfunden. Gleiches gilt für das moralische „Verpflichtet-Sein". Und weitere Motive „der Vernunft". So unterscheiden wir prinzipiell zwischen „objektiven" und „subjektiven" Belastungen. „Objektiv" sind die, die sich naturgemäß direkt aus der Pflege und den zusätzlichen Aufgaben und Rollen ergeben. Zum Beispiel die gestörte Nachtruhe. „Subjektiv" meint die individuelle Einordnung: wie bedrückend wird die gestörte Nachtruhe erlebt. Beispielhaft sei eine Szene aus einer Gesprächsgruppe geschildert: Frau E. berichtet mit allen Zeichen der Fassungslosigkeit, dass ihr Mann sie beim letzten Spaziergang gefragt habe, was das für „weiße Säcke da oben" seien (er meinte damit die Wolken am Himmel). Eine andere Ehefrau quittierte diesen Kummer mit einem vorwurfsvollen Seufzer: „Ihr Mann kann ja wenigstens noch laufen!" Neben der Einteilung in „objektiv" und „subjektiv" lassen sich Belastungen pflegender Angehöriger inhaltlich systematisieren: körperlich (z. B. gestörte Nachtruhe, ständige Müdigkeit); psychisch (z. B. Persönlichkeitsveränderungen, Verlust einer vertrauten Person, fehlende Zukunftsplanung, Ausweglosigkeit der Situation, Hoffnungslosigkeit, Rollenwechsel, emotionale Spannungen, Angst vor der Inkontinenz, Schuldgefühle); sozial (Isolation und Vereinsamung, Spannungen in der Familie [z. B. bei pflegenden Kindern zwischen Geschwister, in der Ehe oder mit den eigenen Kindern]); zeitlich (Notwendigkeit der ständigen Anwesenheit, Verlust an persönlich planbarer Zeit); strukturell (z. B. bauliche Voraussetzungen der Wohnung, finanzielle, Aufgabe der Berufstätigkeit). (vgl. Tschainer 2003a, S. 215 f.; Tschainer 1997, S. 3 f.)

Vielen Angehörigen gelingt in den Jahren der fortschreitenden Demenzerkrankung die Akzeptanz der Krankheit. Den damit einhergehenden gravierenden Veränderungen bei ihrem nahestehenden Menschen und in ihrem eigenen Leben. Sie haben Abschied nehmen gelernt. Mit seinen sich wiederholenden Phasen. Anderen Angehörigen gelingt dies weniger. Oftmals hadern sie – vielfach begründet in ihrer Persönlichkeitsstruktur oder auch in ihrer biografischen Prägung – bis zuletzt mit den Auswirkungen der Demenzerkrankung auf ihren Partner oder ihre Partnerin, auf ihre Eltern oder Schwiegereltern. (vgl. Tschainer 2009a, S. 11f.) Womit Sie ihrerseits vielfach in persönliche Krisen geraten. Die Differenz zwischen Wunsch und Wirklichkeit, zwischen dem „realen und dem idealen Selbst“, macht sich im Alltag breit. Und lässt *ihre* Tischplatte ins Schwanken geraten. (vgl. Tschainer 2009a, S. 14) Und damit komme ich noch einmal zu Ihnen als professionell Tätigen. Mit dem Thema „Hilfe annehmen“. Es geht um die Tatsache, dass so manche Angehörige nur zögerlich vorhandene professionelle Unterstützungsangebote annehmen können. Seien es Entlastungsangebote für die Begleitung zu Hause. Sei es die Ermutigung zum „freien Tag“ bei täglichen Besuchen im Pflegeheim. Nach wie vor höre ich Äußerungen von MitarbeiterInnen der unterschiedlichsten Institutionen, dass „die Angehörigen sich ja nicht helfen lassen wollen!“. In solchen und ähnlichen Sätzen schwingt meist Resignation und Kränkung mit. Die Mitarbeiter wollen zur Seite stehen. Angesichts wahrgenommener Not und Überlastung. Aber die Angehörigen sehen das nicht. Weisen das Gutgemeinte zurück. (vgl. Tschainer 2005, S. 22f.) Bisweilen passiert auch eine Art Gegenteil. Stunden-, tageweise Entlastung wird dann doch akzeptiert oder ein Umzug in die stationäre Pflegeeinrichtung vollzogen. Aber Beschwerden und Forderungen stehen im Raum. Verlangen Angehörige, dass Schwerst-Pflegebedürftige aktiviert und „aus dem Bett geholt“ werden. Oder die Tochter findet immer wieder etwas, was „die Pflege bei der Mama nicht richtig gemacht“ hat. Ein nahendes Lebensende kann solche Dynamiken verschärfen. Die Angehörigen, die von den Mitarbeiterinnen und Mitarbeitern als „die Schwierigen“ – immer wieder als belastend – erlebt werden. (vgl. Tschainer 2014b, S. 1) Manchmal wohl auch die berufliche Identität der Professionellen in Frage stellend.

Um dem sensiblen Thema gerecht zu werden, darf nicht übersehen werden, dass pflegende Angehörige sich aufopferungsvoll um ihre Demenzkrankten in Partnerschaft und Familie kümmern. Die immer wieder zu hörende Formel „die Alten werden heute alle ins Heim abgeschoben“ entbehrt jeder Grundlage. Die Hauptlast der Versorgung Demenzerkrankter tragen in Deutschland nach wie vor Partner und Partnerinnen, Kinder und Schwiegerkinder. Etwa zwei Drittel der Betroffenen werden – allein oder mit Unterstützung – zu Hause begleitet. (vgl. Tschainer 2014a, S. 6)

6.2 Von den Problemen des Loslassens

Haben Sie sich schon einmal geschämt? Oder kennen Sie den Spruch „Was auf den Tisch kommt, wird gegessen"?

Haben Sie eine Clique? Oder eine Mischpoke? Gehören Sie zu einem Verein? Einer Gemeinde? Auch wenn diese Fragen etwas weit hergeholt anmuten. Sie spielen eine Rolle bei den Schwierigkeiten der Angehörigen. Bezüglich des Zulassens der Hilfen oder in ihrem Umgang mit diesen. Scham, Normen, Existenz in einer Gruppe sind Bestandteile unseres Lebens. Unserer Welt. Durch diese möchte ich im Folgenden mit Ihnen noch einmal einen Spaziergang machen. Dabei aber uns gemeinhin Selbstverständliches mit der Situation der Angehörigen demenzerkrankter Frauen und Männer verbinden.

Zuerst zur Clique: Menschen leben, überleben, gedeihen in Gruppen. Oder gehen in ihnen zugrunde. Unsere erste Gruppe – chronologisch gesehen – stellt unsere Herkunftsfamilie dar. Familie. Inzwischen eine verzweigte Lebensform. Heutzutage stehen uns Varianten zur Verfügung. Ehe und nichteheliche Partnerschaften. Patchworkfamilien, Elternteil mit Kind(-ern), Wohn- und Hausgemeinschaften. Auch der Freundeskreis kann „Familie" sein. Doch wie „man" Mutter oder Vater, Mann oder Frau, Partnerin oder Partner – die einem angehörende ältere Generationen – zu versorgen hat, begründet auf idealisierten – und antiquierten – Vorstellungen. Wir sind diesbezüglich in der Zeit stehen geblieben. Unsere Hirnprägung fixiert uns auf ein Wunschbild von „Familie". Der seit der zweiten Hälfte des achtzehnten Jahrhunderts florierenden „Haushaltsfamilie". Ein Zustand von vor etwa hundertfünfzig Jahren. Erneut scheinen wir auf unsere Art desorientiert zu sein.

Weiterführend:

In der europäischen Kulturgeschichte spielt die Familie eine zentrale Rolle. Nach dem Verständnis des mittleren zwanzigsten Jahrhunderts ist eine Familie zunächst nur die Zwei-Generationen-Kernfamilie, also Vater, Mutter, Kinder. Hier schwingt noch mit, was über Jahrhunderte hindurch den Familienbegriff definierte: wirtschaftliche, existenzsichernde Faktoren. Vor Einführung des Christentum – mit seinen Werten von Monogamie und ehelicher Treue – gab es die Sippe. Zu deren Sicherung galt die Regel, dass eheliche und nichteheliche Kinder (auch Lebensgefährten) gleichgestellt waren. Die Sippe prägte wirtschaftliches Denken. Letzteres setze sich im Mittelalter fort. „Familie" waren alle Personen, die auf einem Bauernhof arbeiteten und lebten. Erst mit der Industrialisierung begegnen wir einem neuen Familientyp: der erwähnten „Haushaltsfamilie". Allerdings erneut ein wirtschaftlicher Zweckverband. Denn zur „Familie" gehörten auch die Angestellten (das Gesinde) und nicht nur die Blutsverwandten. Doch mit der Haushaltsfamilie endete die Gleichstellung. Nun bestimmte allein der Haushaltsvorstand. In Person von Ehemann und Vater. Nach innen und nach außen. Dieser Typ der Familie prägte in den nächsten Jahrhunderten alle weiteren Familienbilder. Ausnahme bildet das „Dritte Reich“. „Familie“ bekam eine spezielle ideologische Bedeutung zugeschrieben. Die Geburt vieler Kinder stand im Vordergrund. Bestimmen über diese – ihre soziale und politische Prägung – wollte der NS-Staat. Nach 1945 litten in Folge des Krieges viele Menschen unter zerstörten Familien. Dem Desaster setzten die 1950er Jahre ein idyllisches Familienbild entgegen: die erwähnte zwei-Generationen-Kleinfamilie (Vater, Mutter, Kind). Wiederum mit dem Vater als Oberhaupt und Ernährer. Die Mutter zuständig für Kinder und Haushalt. Möglichst im eigenen Häuschen lebend. Dieses – beschränkte – Idyll prägte auch die nachfolgenden Jahrzehnte. Und unsere Gehirne: Die heile Familie findet sich im Mehrgenerationenhaushalt zusammen. Mutter und (Schwieger-)Tochter versorgen alle Familienmitglieder, auch die Alten. *Das ist ein Bild in unserem Kopf.* Eine Art Fata Morgana. Wir rennen einem Trugbild hinterher, welches in der Historie der „Familie“ keine Leinwand findet. Möglicherweise trägt die uns geläufige Auslegung des biblischen Gebots: „Du sollst deinen Vater und deine Mutter ehren“ zur Verstärkung unserer „idealisierten und antiquierten Vorstellungen“ bei. (vgl. Tschainer 2010b, S. 4 f.)

Doch das „Wunschbild Familie“ hat Konsequenzen. Es verhindert vielfach, dass „Hilfe“ als positiver Faktor wahrgenommen werden kann. Annahme welcher Unterstützung auch immer wird vielmehr als Bedrohung des „familiären“ und innerpsychischen Systems bewertet. Unbewusst. Zu erleben sind in der Folge die sichtbaren Ergebnisse. Schlechtes Gewissen. Eine Unfähigkeit, die Tatsache der Erkrankung akzeptieren zu lernen. Ungeduld gegenüber den Betroffenen. Blankliegende Nerven. Leidvolle Erfahrungen.

Diesbezüglich verdienen nun zwei Themenkomplexe der Beachtung: „Scham und Schuld“ sowie die „transgenerationale Traumatisierung“ (▸ Grundsäule 36). Womit wir bei den anderen Eingangsfragen angekommen wären.

Scham und Schuld. Zwei verschiedene Sachen. Ich fühle mich schuldig, weil ich mich anders verhalte, als es „ungeschriebene“ Regeln und Normen vorgeben. Zum Schuldgefühl führt die *externe* Norm: „Mutter oder Ehemann gibt man nicht ins Heim“. Schuldgefühle kratzen gleichsam am Äußeren: Was werden die *Anderen* denken. *Ich* denke in solchen Momenten in etwa: „Ich bin zwar nicht perfekt, aber deswegen noch lange kein schlechter Mensch.“ Anders wird es bei der Scham. Wenn ich mich schäme, geht es darum, was *ich* über mich denke. Typische Selbst-Vorwürfe, in denen ich mich zu verlieren drohe, sind dann: „Was bin ich bloß für ein Mensch“, „Wie konnte ich nur…“. Scham entsteht aufgrund meiner *inneren* Norm, die beispielsweise lautet: „Ich bin eine anständige Ehefrau.“ Oder eine „fürsorgliche Tochter“. Vielleicht fallen Ihnen Momente Ihres Lebens ein, in denen Ihr ideales Selbst „einen Sprung“ bekam. Sie sich schämten, weil Sie Ihre Vorstellung, wie sie gern sein möchten, nicht verwirklichen konnten. Möglicherweise suchen Sie danach noch nach Beispielen des Schuldgefühls. Situationen, in denen Sie „etwas Dummes“ getan haben. Hinsichtlich gesellschaftlicher Regeln. Vielleicht bei „Rot“ über die Ampel gefahren. Abhängig von Ihrem Selbstbild werden Sie sich ein wenig schuldig fühlen: „Das ist zwar ein Kavaliersdelikt, aber die anderen wollen nicht, dass ich so bin." Oder: sich schämen. Weil: „Ein Verkehrs-Rowdy will ich dann doch nicht sein."

Weiterführend:
Scham will verbergen – etwas Nicht-sein-Sollendes, etwas Nicht-Akzeptiertes. Aber vielleicht auch etwas zu sehr „ans Herz gewachsenes", das zu intim ist, um öffentlich oder „zerredet" zu werden. Experten unterscheiden somit zwischen „behütender" und „verbergender" Scham. (vgl. Tschainer 2005, S. 23) Entweder kann ich meine Ehefrau nicht zur Tagespflege bringen, weil ich nicht möchte, dass „die" Öffentlichkeit die Folgen ihres geistigen Abbaus hautnah mitbekommt. „Sie war doch auch mal wer." Das will ich beschützen. Oder ich verberge die vorgeblich „böse" Schwiegertochter, indem ich zu Hause den Vater meines Mannes weiterpflege. Obwohl ich eigentlich am Ende meiner seelischen und körperlichen Kräfte bin.

„Es ist *gewiss* falsch, was ich da tue." Und genau solches Verhalten versucht unser Gewissen zu verhindern. Als letzte Kontrollinstanz. Stellen Sie es sich vielleicht als eine Art seelische Polizei vor. Mit dem Auftrag, mein Selbstbild zu überwachen. Also meine Überzeugung davon „Wer ich bin." Diese Gewissheit sollte möglichst keinen Unfall erleiden. Überfahre ich jedoch die „rote Ampel" und gebe meine Mutter ins Heim, taucht das „schlechte Gewissen" auf. Als Richter. Vollzieht das Urteil über den moralischen Wert meiner Handlung (Thomas von Aquin). Die Urteilsbegründung lautet unterschiedlich. Gebe ich meinen Mann ins Heim sind beispielsweise Urteilssprüche namens „Versagerin", „lieblos", „egoistisch", „unfähig" möglich. Abhängig von den individuellen Werten. Den Tischbeinen Ihrer oder meiner Identität. Enttäuschen wir niemanden, dann haben wir ein gutes Gewissen.

Weiterführend:
Ob dieses gute Gewissen wiederum meiner Psyche und meiner Somatik gut tut, steht auf einem anderen Blatt.

Angehörige demenzerkrankter Frauen und Männer leiden sehr oft unter ihrem schlechten Gewissen. Scham und Schuld sind vielfach ihre existentiellen Begleiter. Auch weil sie in doppelter Form einer Gegebenheit unserer Zeit nicht entsprechen: Alles im Griff zu haben. Eine Demenz-Erkrankung steht dem bekanntlich entgegen. Zeigt den Angehörigen einerseits mit erbarmungsloser Hartnäckigkeit auf, selbst nicht mehr alles unter Kontrolle zu haben. „Es" nicht mehr allein zu schaffen. Sondern Hilfe zu benötigen. Und andererseits: zu ihnen gehört ein Mensch – Partner, Ehefrau, Eltern- oder Schwiegerelternteil –, der ebenfalls nicht (mehr) funktioniert. Und somit versuchen Angehörige nicht selten – aus durchaus verständlichen Gründen –, diese Erkrankung „in den eigenen vier Wänden" zu verstecken. Oder können die Tatsache einer Demenzerkrankung bei ihrem Partner, ihrer Partnerin, bei den Eltern über einen sehr langen Zeitraum nicht wahrhaben. (vgl. Tschainer 2002c, S. 36f.) Auch nicht nach der Diagnosestellung durch spezialisierte Institutionen. Und manche weisen dieses Faktum bis zuletzt von sich. Und brauchen – vorgeblich – keine Hilfe.

Für diese „Verweigerung bis zuletzt" finden sich häufig Begründungen in den sogenannten „unerledigten Geschäften" zwischen Angehörigen und ihren an Demenz erkrankten Familienmitgliedern. Diese liegengebliebenen Dinge führen aber auch zu dem überkritischen und als nie-zufrieden-zu-stellend erlebten Verhalten. (vgl. Tschainer 2009a, S. 18) Im weitesten Sinne zählt zu diesen ungeklärten Angelegenheiten das Faktum der „transgenerationalen Traumatisierung". Mit ihrer Auswirkung: Der Angst vor dem endgültigen „Weg-Sein" von Müttern und Vätern, die doch nie so richtig „da-gewesen" sind (vgl. Tschainer 2014b, S. 9). Das etwas sperrige Wortpaar „transgenerationalen Traumatisierung" beinhaltet „die unbewusste Weitergabe unbewältigter Trauma-Erfahrungen an die nächste Generation. Unter Umständen auch an weitere Nachkommen" (Tschainer 2014b, S. 2).

Weiterführend:
„Grundsätzlich stellt die Weitergabe emotionaler Erfahrungen von Generation zu Generation eine Normalität menschlicher Existenz dar. Wie das geschieht, ist nicht bis ins letzte Detail geklärt. Sicher ist, dass von starken Gefühlen geprägte Erlebnisse der Eltern, Großeltern und Ahnen – negativ wie positiv – der jüngeren Generation mitgegeben werden. Generationen von Menschen hatten Angst vor Spinnen, Schlangen, Raubtieren, Feuer und Dunkelheit und gaben diese Ängste an ihre Kinder weiter. Ein archaisches Muster emotionaler Reaktionen auf bestimmte Auslöser [...]. Die Erbschaft wird von den Nachkommen automatisch angetreten. Entscheidend für die individuelle Entwicklung bleibt dann, inwieweit diese Hinterlassenschaften reflektiert und sich bewusstgemacht werden können. Um konstruktive wie destruktive Anteile in die Persönlichkeit und das eigene Leben zu integrieren." (Tschainer 2014b, S. 2).

„Sicher ist, dass traumatische Erfahrungen, die von Betroffenen nicht verarbeitet und integriert werden können, nicht nur für diese selbst eine lebenslange Belastung bleiben. Sie zeigen sich auch in den Träumen, Phantasien, im Selbstbild, emotionalen Erleben und unbewussten Agieren ihrer Nachkommen" (Tschainer 2014b, S. 2).

In Deutschland spielt der Umgang mit den historischen Ereignissen des letzten Jahrhunderts eine spezifische Rolle. Die transgenerationale Weitergabe der Erfahrungen und Erlebnissen unserer Großeltern- und Elterngeneration. Mit ihren Erfahrungen als Täter und Opfer, von Mittäterschaft und Mitläufertum. Oder mit einen Mix aus all diesen Faktoren. Das Besondere daran ist das Schweigen, welches nach 1945 herrschte. Die Menschen funktionierten - oder versuchten es. Der Wiederaufbau band alle Kräfte. Seelische Verletzungen, Scham- und Schuldgefühle, die verunsicherte eigene Identität, das schlechte Gewissen, das Hin- und Hergerissen-Sein zwischen Opfer- und Täter-Status wurden verdrängt. Blieben abgespalten im Trauma-Gedächtnis. Doch wir wissen, dass diese Strategien letztendlich erfolglos blieben. Es entstanden Tabus. Sie ziehen sich - bis heute - durch viele deutsche Familien. (vgl. Tschainer 2014b, S. 6)

Weiterführend:
Beim Thema der Weitergabe unbewältigter Lebens-Katastrophen dürfen wir nicht bei einem Geburtsjahrgang stehen bleiben. Das Phänomen betrifft ebenso die Töchter und Söhne der „NS-Generation“, die Kriegskinder bzw. die nach 1945 geborenen. Wir schätzen, dass in der Gruppe der über 65-Jährigen etwa fünf Millionen an traumatischen Folgeschäden leiden. Bei den Betroffenen muss davon ausgegangen werden, dass das, was sie irgendwann im Lauf ihres Lebens - und sei es in frühester Kindheit - erlebt haben, nicht einfach verschwunden ist. Ereignisse, erfüllt mit Schockierendem, vom Zustand der absoluten Hilflosigkeit und des völligen Ausgeliefertseins geprägt. Die Kinder sind ihrerseits vielfach wieder Eltern und Großeltern geworden. (vgl. Tschainer 2014b, S. 5)

Wie wir inzwischen wissen, führen nicht verarbeitete traumatische Erlebnisse nicht „nur“ zu seelischen Folgeschäden, sondern auch zu neurobiologischen Veränderungen im Gehirn. Diese werden von Eltern auf ihre Kinder vererbt (vgl. Abb. 29).

Weiterführend:
2014 beschrieben Schweizer Neurobiologen, dass „extremer Stress, feindliche Lebensumstände und Traumatisierungen die Regulation in der Zelle beeinträchtigen“. Dabei spiele ein „Übermaß an kurzen RNA-Molekülen“ eine Rolle. Diese stellen die „wichtigsten Substanzen für die Umsetzung der genetischen Information“ dar. In der Folge seien nicht nur das zelluläre Gleichgewicht durcheinandergebracht, sondern auch Nervenfunktionen verändert und „weitere Störungen“ feststellbar. „Schlechte Erfahrungen hinterlassen Spuren im Gehirn, in den Organen und Keimzellen.“ Über letztere werden diese Spuren „dann weitervererbt“. (Bartens 2014, S. 14). Wie Erfahrungen das Gehirn - unsere Gene bzw. deren Funktion - verändern (Epigenetik) wird übersichtlich und verständlich bei Michaela Huber und Pauline C. Frei erklärt (vgl. Huber/Frei 2009, S. 20 ff.). Mit „Familiärer Transmission psychischer Störungen“ befasst sich ebenfalls ein Kapitel im Lehrbuch für „Klinische Psychologie und Psychotherapie“ (Lieb/Knappe 2011).

Abbildung 29: Vererbung neurobiologischen Veränderungen nach einer Traumatisierung

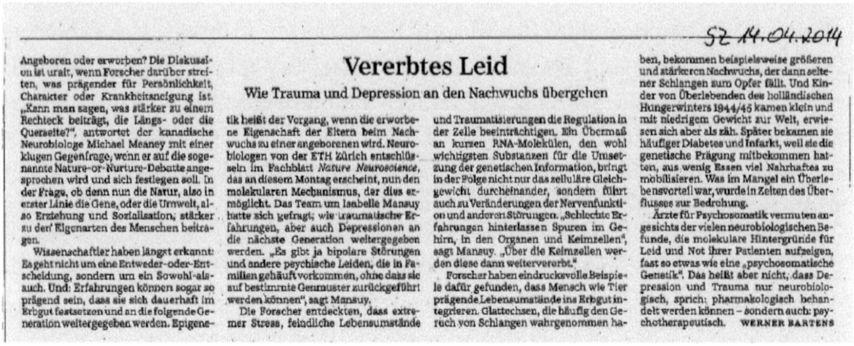

SZ 14.04.2014

Vererbtes Leid

Wie Trauma und Depression an den Nachwuchs übergehen

Angeboren oder erworben? Die Diskussion ist uralt, wenn Forscher darüber streiten, was prägender für Persönlichkeit, Charakter oder Krankheitsneigung ist. „Kann man sagen, was stärker zu einem Rechteck beiträgt, die Längs- oder die Querseite?", antwortet der kanadische Neurobiologe Michael Meaney mit einer klugen Gegenfrage, wenn er auf die sogenannte Nature-or-Nurture-Debatte angesprochen wird und sich festlegen soll. In der Frage, ob denn nun die Natur, also in erster Linie die Gene, oder die Umwelt, also Erziehung und Sozialisation, stärker zu den Eigenarten des Menschen beitragen.

Wissenschaftler haben längst erkannt: Es geht nicht um eine Entweder-oder-Entscheidung, sondern um ein Sowohl-als-auch. Und: Erfahrungen können sogar so prägend sein, dass sie sich dauerhaft im Erbgut festsetzen und an die folgende Generation weitergegeben werden. Epigenetik heißt der Vorgang, wenn die erworbene Eigenschaft der Eltern beim Nachwuchs zu einer angeborenen wird. Neurobiologen von der ETH Zürich entschlüsseln im Fachblatt *Nature Neuroscience*, das an diesem Montag erscheint, nun den molekularen Mechanismus, der dies ermöglicht. Das Team um Isabelle Mansuy hatte sich gefragt, wie traumatische Erfahrungen, aber auch Depressionen an die nächste Generation weitergegeben werden. „Es gibt ja bipolare Störungen und andere psychische Leiden, die in Familien gehäuft vorkommen, ohne dass sie auf bestimmte Genmuster zurückgeführt werden können", sagt Mansuy.

Die Forscher entdeckten, dass extremer Stress, feindliche Lebensumstände und Traumatisierungen die Regulation in der Zelle beeinträchtigen. Ein Übermaß an kurzen RNA-Molekülen, den wohl wichtigsten Substanzen für die Umsetzung der genetischen Information, bringt in der Folge nicht nur das zelluläre Gleichgewicht durcheinander, sondern führt auch zu Veränderungen der Nervenfunktion und anderen Störungen. „Schlechte Erfahrungen hinterlassen Spuren im Gehirn, in den Organen und Keimzellen", sagt Mansuy. „Über die Keimzellen werden diese dann weitervererbt."

Forscher haben eindrucksvolle Beispiele dafür gefunden, dass Mensch wie Tier prägende Lebensumstände ins Erbgut integrieren. Glattechsen, die häufig den Geruch von Schlangen wahrgenommen haben, bekommen beispielsweise größeren und stärkeren Nachwuchs, der dann seltener Schlangen zum Opfer fällt. Und Kinder von Überlebenden des holländischen Hungerwinters 1944/45 kamen klein und mit niedrigem Gewicht zur Welt, erwiesen sich aber als zäh. Später bekamen sie häufiger Diabetes und Infarkt, weil sie die genetische Prägung mitbekommen hatten, aus wenig Essen viel Nahrhaftes zu mobilisieren. Was im Mangel ein Überlebensvorteil war, wurde in Zeiten des Überflusses zur Bedrohung.

Ärzte für Psychosomatik vermuten angesichts der vielen neurobiologischen Befunde, die molekulare Hintergründe für Leid und Not ihrer Patienten aufzeigen, fast so etwas wie eine „psychosomatische Genetik". Das heißt aber nicht, dass Depression und Trauma nur neurobiologisch, sprich: pharmakologisch behandelt werden können – sondern auch: psychotherapeutisch. WERNER BARTENS

Das Abschalten von Gefühlen. Das Unbeteiligt-Sein gegenüber dem eigenen Leiden. Beides direkte Folgen unbewältigter Traumata. Zentral für unser Verständnis der Dynamiken. Denn mit ihnen kommt erneut die Ihnen schon bekannte Bindungstheorie ins Spiel. Es fehlte vielfach die feinfühlige primäre Bezugsperson. Möglichkeiten, Elternschaft adäquat zu leben, waren zu sehr beeinträchtigt worden. Traumatisierte Eltern, die diese nicht verarbeiten konnten, fehlt die notwendige Empathie gegenüber den Bedürfnissen ihres Nachwuchses. Damit vermittelten sie – unbeabsichtigt – ihren Kindern jenes Gefühl des Ausgeliefertseins und der Ohnmacht, das den Kern ihrer eigenen Traumatisierung ausmacht. Ebendies trifft auch auf Mütter und Väter zu, die von nationalsozialistischer Erziehungs- und Herrenmenschenideologie geprägt wurden. Womit sie Werte der Ignoranz und Ablehnung kindlicher Bedürfnisse beigebracht bekamen. Solche Vorstellungen bewirken bei Kindern Gefühle der Wertlosigkeit. (vgl. Tschainer 2014b, S. 8)

Weiterführend:

Typische Merkmale dieses Erziehungsstils stellen „Sprüche wie ‚Sei doch keine Memme!' – mit seiner Nähe zum ‚Ein deutscher Junge weint nicht!' – dar. Oder; ‚Wer sein Kind liebt, der züchtige es.', ‚Ein Klaps hat noch niemandem geschadet'. Dazu kommt, dass die NS-Erziehung mit ihrem totalitären Ansatz keine Bindung zwischen Eltern und Kindern wollte, sondern die totale Bindung an die Ideologie, Hitler und den Staat (dieser totalitäre Ansatz wurde ebenso von den Erziehungsidealen des DDR-Staates mit anderen Vorzeichen betrieben)." (Tschainer 2014b, S. 7) Doch insgesamt wurden die nationalsozialistischen Erziehungsmethoden auch weit über 1945 hinaus in beiden deutschen Staaten praktiziert. Deren Prägungen („hart, schnell, zäh") waren vielfach verinnerlicht und wurden unreflektiert bei der Erziehung der Nachkriegsgenerationen fortgesetzt.

Wir müssen also davon ausgehen, dass Menschen aus Familien mit unbewältigten Traumatisierungen vielfach einer Form des „unsicher Gebunden-Seins" zuzuordnen sind. Merkmale wie mangelnde Stressbewältigungsstrategien, widersprüchliches oder auch konfuses Verhalten, unsichere persönliche Identität, welche – ebenso wie vielfach vorhandene Ängste – überspielten werden, oder Probleme in der Nähe-Distanz-Regulierung lassen diesen Personenkreis nicht leicht durchs Leben gehen. Ihre Biographien zeigen sich nicht selten geprägt durch abgebrochene Beziehungen, ausgeschlossene Familienmitglieder, gut gehütete Geheimnisse, Intrigen, Tabus oder auch unbestimmte Zweifel („Nach außen sind wir eine ganz normale Familie, aber mein Gefühl sagt mir seit frühester Kindheit, dass bei uns etwas nicht stimmt"). (vgl. Tschainer 2014b, S. 8)

Die Ambivalenz, die Mitarbeiterinnen und Mitarbeiter der Pflege bei so manchen Angehörigen ihrer alten Bewohner und Patienten erleben, kann mit dem Hintergrundwissen zur transgenerationalen Traumatisierung leichter verstehbar werden. Viele der Kinder suchen immer noch nach der nie – oder zu wenig – erlebten bedingungslosen mütterlichen Liebe. Vermissen auch als Erwachsene Schutz und Geborgenheit. Versuchen durch Verleugnung all ihrer eigenen Bedürfnisse doch noch die Akzeptanz ihrer sich in Hinfälligkeit und Demenz verlierenden Eltern erreichen zu können. Angehörige geraten in unbewusste Eifersuchtswettkämpfe mit den Mitarbeitern und haben vielfach Angst vor dem Tod ihrer Mütter und Väter. „Dieser darf nicht eintreten", so wünschen es sich die Kinder – unbewusst. Tragen sie doch – auch als 50- oder 65-Jährige – ein kindliches Maß an Bedürftigkeit in sich. Darum sollen manches Mal Schwerst-Pflegebedürftige gegen alles fachliche Wissen aktiviert und aus dem Bett geholt werden. Muss die Tochter immer wieder etwas finden, was „*die* Pflege bei der Mama nicht richtiggemacht" hat. Denn sie – die Tochter – will doch endlich einmal „die Beste" in den Augen ihrer Mutter sein. Die „nette Schwester" soll nicht den „Liebling" darstellen. (vgl. Tschainer 2014b, S. 9).

Ebenso führen Scham und Schuld – das schlechte Gewissen – zu anhaltenden Beschwerden und unrealisierbaren Forderungen. Beides einzuordnen als unbewusste Mechanismen. Eine Abwehr der eigenen, inneren Not. Unter dem Stichwort „Versagerin" werden Sie gleich – im folgenden Absatz – dazu eine entsprechende Handlungsmöglichkeit finden.

Es sind komplexe Umstände, die eine Demenzerkrankung in privaten Beziehungssystemen auslösen können. Besser gesagt: zutage fördert. Zusätzlich zu den Belastungen durch den „Abschied auf Raten". Oder gerade ausgelöst durch diesen enormen Stressfaktor. Aufgrund all dieser Umstände besteht immer auch die Gefahr, dass – neben psychischen oder psychosomatischen Erkrankungen der pflegenden Angehörigen – eben auch die verschiedenen Formen von psychischer oder physischer Gewalt gegenüber den Demenzerkrankten entstehen. Diese ist zumeist Ausdruck von Überlastung, Erschöpfung wie auch Enttäuschung und Überforderung. (vgl. Tschainer 2002b, S. 100 f.)

Weiterführend:
Oftmals ergibt sich eine „Teufelsspirale der Belastungen und Überforderungen". Diese beginnt mit den Bemühungen der Angehörigen, ihre Erkrankten intensiv und liebevoll zu betreuen. Macht sich körperliche und seelische Erschöpfung breit, werden die Angehörigen gegenüber ihren Erkrankten ungeduldiger. Auf diesen Kardinalfehler im Umgang mit den Betroffenen reagieren diese ihrerseits mit selbstschützendem Verhalten. Die Situation eskaliert und führt fast zwangsläufig zu Gewalthandlungen. In der Folge solcher Situationen werden Angehörige von schweren Selbstvorwürfen im Sinne „Wie konnte ich das nur tun – ich weiß doch, dass er krank ist" geplagt. Schuld- und Schamgefühle, schlechtes Gewissen führen zu besonderen Bemühungen um eine verständnisvolle und gütige Betreuung und Pflege der Erkrankten. Und damit zu einer weiteren Überforderung. Erneute Ungeduld und eskalierende Situationen sind vorprogrammiert.

Die Vielschichtigkeit der Thematik kann hier nur angedeutet werden. „Gewalt in der Pflege" findet immer in einem System statt. Einseitige Schuldzuweisungen und Verurteilungen werden nicht weiterführen. Um das System der eskalierenden Situationen aufzubrechen, bedarf es dringend der Entlastung der pflegenden Angehörigen.

6.3 Handlungsmöglichkeiten in unserer Welt

Respekt, Taktgefühl und Anerkennung stellen Stichworte für die professionell Tätigen dar (vgl. Tschainer 2005, S. 25). Anhaltspunkt für Sie als Angehörige bietet die Anpassung Ihres Idealbildes von sich (das ideale Selbst) an Ihre tatsächlich vorhandenen persönlichen Möglichkeiten und Bedingungen. An das reale Selbst. (► Grundsäule 37)

Damit stehen Sie nicht allein. Vielen Angehörigen gelingt dies. In einem Prozess des Umdenkens und schmerzhaften Lernens sich die Fähigkeit „Hilfe annehmen zu können" zu erwerben (vgl. Tschainer 2003a, S. 217). Ein Schritt in diesem Prozess ist das bewusste reflektierte Eingeständnis, es nicht mehr zu schaffen, die Belastungen der häuslichen Pflege und Betreuung auf Dauer nicht mehr auszuhalten. Die Begleitung Ihres Demenzerkrankten „um jeden Preis" nicht mehr leisten zu können und zu wollen. Bevor pflegende Angehörige Entlastungsangebote annehmen können, müssen sie die seelische Leistung vollbringen, den Satz „Ich kann nicht mehr! Es muss sich etwas verändern" ins Bewusstsein zu lassen. Dies als *Ihre* Realität anzuerkennen.

Einen entscheidenden Faktor dabei stellen Überlegungen dar: zu den Hintergründen auf eine Hoffnung. Auf die lange vermisste Anerkennung durch Eltern/Schwiegereltern. Von Partnerinnen oder Partner. So hart es klingt, die Demenzerkrankung setzt dem unmissverständlich einen Riegel vor. (Aber Sie können dieses Bedürfnis in anderen Bereichen Ihres Lebens stillen.) Des Weiteren versuchen Sie bitte, Ihr Wertesystem neu zu justieren. Denn Ihr persönliches Wertegefühl, Ihr schlechtes Gewissen und der Druck der Öffentlichkeit führen ebenfalls dazu, sich keine Entlastung holen zu können. Auch wenn Sie Hilfe annehmen, sind Sie weiterhin eine respektable Persönlichkeit. Das Gefühl der moralischen Verpflichtung lässt sich reflektieren. Als drittes sei hier ein Übungsfeld erwähnt. Sie betrifft die Versagensangst. Oftmals biographisch oder in der Erziehung begründet. Die meisten von uns sind relativ ungeübt. Im Zugeben des auf-Hilfe-angewiesen-Seins. Es fällt einfach schwer, zu sagen „Ich kann nicht mehr. Leute helft mir." Wenn pflegende Angehörige diesen inneren Weg beginnen zu gehen, dann werden sie auch die äußere Entlastung annehmen können. Ohne daran zu zerbrechen.

Konkreter Schritt zur Umsetzung. Zuerst: Reden. Einerseits, um sich der persönlichen Gründe und Motive für „Pflege um jeden Preis" bewusster zu werden. Andererseits, um zu lernen, mit ihnen umgehen zu können. Gerade für ersteres können Gespräche in einer – auf Angehörige demenzerkrankter Frauen und Männer spezialisierten – Beratungsstelle sehr wirksam sein. Das sogenannte „Lernen am Modell" leistet nach allen Erfahrungen einen ausgezeichneten Dienst. Die Form trägt hier den Namen „Erfahrungsaustausch". Am besten in einer Runde mit Menschen, die sich in einer vergleichbaren Situation befinden. Andere Angehörige. Der Mechanismus heißt: „Wenn die das können, versuche ich es auch einmal." Hilfe anzunehmen. Die längst fällige Entscheidung zu treffen. Auch für den bereits lange aufgeschobenen Umzug meines Erkrankten ins Pflegeheim – oder eine ambulant betreute Wohngemeinschaft.

Weiterführend:

Zu erleben, dass auch andere in ganz ähnlichen Situationen nicht mehr können und dabei von allen möglichen Ängsten und Sorgen geplagt werden, ehe sie sich Entlastung holen können, kann oft eine grundlegende Erfahrung und Hilfe sein, um aus dem eigenen Teufelskreis herauszufinden. Wir erleben es oft wie ein Aha-Erlebnis für pflegende Angehörige. In der Gruppe mitzubekommen, dass andere den Schritt zur Entlastung gegangen sind. Sich per Tagespflege oder Betreuungsgruppe Zeit zur Erholung verschaffen. Das „denen" das gut tut. Was auch für eine mögliche Verlagerung der Pflege – der oder des Demenzerkrankten – in eine stationäre Einrichtung gelten kann.

Der zweite Schritt ist dann meistens wieder einfacher: sich zu überlegen, welche Hilfe brauche gerade ich am nötigsten. Seien es zwei Stunden am Donnerstagabend zum Schafkopfspielen oder einen Nachmittag in der Woche für die Gartenarbeit in Ruhe. Seien es zwei Tage in der Woche, um zum Beispiel die Hausarbeit und Erledigungen in Ruhe machen zu können. Oder seien es zwei Wochen im Jahr, um einfach einmal auszuspannen.

Der dritte Schritt ist die Organisation der Hilfe. Angesichts der zahlreichen Möglichkeiten benenne ich lediglich Arzt oder Apotheker als erste Informationsstellen. Konkrete Angebote lassen sich auch in Ihrer Region finden. Wenn Sie nur wollen. Die Grenzen Ihrer Belastbarkeit liegen immer dort, wo Sie diese stecken. Als Grundsatz kann dabei vielleicht gelten: Bevor ich meinem Kranken und mir selbst durch das kompromisslose Aufrechterhalten der Betreuung und Pflege zu Hause mehr Schmerzen und Leid zufüge, als die Krankheit sie uns beiden schon zugefügt hat, sollte ich als pflegender Angehöriger dringend über vorübergehende oder dauernde Entlastung nachdenken. Und den ersten Schritt wagen, um diese auch annehmen zu können. Denn, auch dies sei gesagt: Bei allen Problemen, die in deutschen Pflegeheim vorhanden sind – jedoch nicht alle Pflegeheime haben Notlagen –, ist es trotzdem und gerade manches Mal vorteilhafter für alle Beteiligten, den Demenzerkrankten (frühzeitig) in einem Heim versorgen zu lassen. Um sie oder ihn dann – aus äußerer und innerer Distanz heraus – unbelasteter und gewaltfrei begleiten zu können. Erlauben Sie es sich, nicht mehr zu können, die Barmherzigkeit, die Sie als pflegende Angehörige mit sich selber haben, wird auch als Barmherzigkeit Ihren Kranken zugutekommen. Abbildung 30 gibt Ihnen einen Überblick zu den drei wichtigsten Voraussetzungen für diese „Erlaubnis“.

Abbildung 30: Aspekte zur Erleichterung der Annahme von „Hilfe“ durch Angehörige

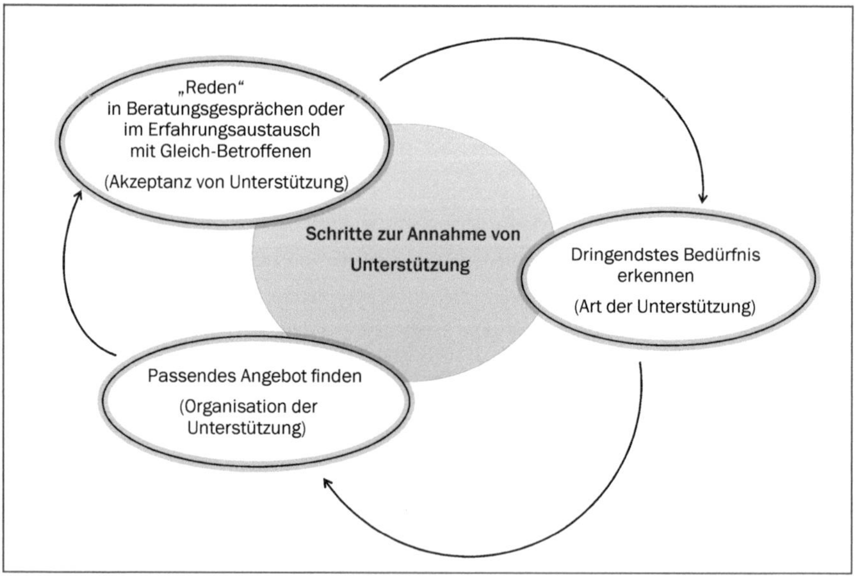

Weiterführend:

Die Entlastungsangebote für Angehörige von Demenzerkrankten sind zahlreich, in den Ballungsgebieten, den Städten, noch zahlreicher als in ländlichen Regionen. Ihre Qualität wird nicht immer all Ihren Wünschen, nicht sämtlichen Erfordernissen der Krankheit entsprechen. Aber es gibt die stundenweise oder tageweise Entlastung („Demenz-HelferInnen“, Betreuungsgruppen, Tagespflege), die Kurzzeitpflege und auch immer mehr Urlaubsangebote mit den Erkrankten zusammen. Wenn von der „Pflege um jeden Preis“ Abstand genommen werden kann, sind auch Bitten um Unterstützung an die eigene Familie (wieder) leichter möglich. Oder lediglich die Information der Nachbarschaft mit Bitte um Aufmerksamkeit bezüglich des spazierengehenden oder suchenden Erkrankten. Beides kann bereits bei der schwierigen Betreuungsarbeit entlasten.

Hinsichtlich der komplett nicht-häuslichen Versorgung steht ebenfalls eine immer differenziertere Versorgungspalette zur Verfügung. So finden sich zunehmend Einrichtungen, die Wert auf „häusliche Atmosphäre“ legen. Sei es im Heim, sei es in – auf Demenzerkrankte ausgerichteten – ambulant betreuten Wohngemeinschaften.

Nun zu den Grundsätzen im Umgang mit Angehörigen für Sie, die Sie beruflich all diese Entlastungsangebote zur Verfügung stellen. Entsprechende Passwörter lauten, wie bereits erwähnt: Respekt, Taktgefühl und Anerkennung. (▶ Grundsäule 38)

Nehmen Sie Rücksicht. Auch darauf, dass Sie nicht jeder Erwartungshaltung der Angehörigen gerecht werden können. Dies ist auch gar nicht Ihre Aufgabe. Der Kunde soll König sein. Aber dafür muss er auch wie ein solcher Edelmann auftreten. Und nicht wie ein Lausejunge. Sie haben ein Recht auf höfliche Umgangsformen. Wie in unserer Welt üblich. Respekt heißt aber auch, dass Sie Sicherheit geben. Sie wissen, dass Demenz viel mit Kontrollverlust zu tun hat. Entsprechend der Prägungen der Angehörigen brauchen diese mehr oder minder viel Sicherheit. Häufig: mehr. Das Konzept der geplanten Angehörigenarbeit bietet dafür den unverzichtbaren Rahmen. Folgende Grafik zeigt Ihnen die wichtigsten Elemente (vgl. Abb. 31). Respekt beinhaltet auch Begegnung auf Augenhöhe. Und nicht Bevormundung. Angehörige haben Ressourcen. Und eigene Lösungsstrategien. Akzeptieren Sie das bitte. Geben Sie Ihr Wissen des „Demenzerisch® lernen“ weiter. Beharren Sie aber bitte nicht darauf, dass es angenommen wird.

Taktgefühl. Gerade die Angehörigen, die von transgenerationaler Traumatisierung betroffen sind, benötigen dies in besonderem Maße. Ihr großes psychisches Thema ist einmal mehr der Kontrollverlust. Das Ausgeliefert-Sein. Die erlebte Hilflosigkeit. Demenz und die Präsenz (familien-)externer Institutionen potenzieren diese Gefühle. Ein fachlich kompetenter Umgang mit Angehörigen traumatisierter alter Menschen ist gekennzeichnet durch klare und durchschaubare Regeln. Die Einhaltung einer professionellen Balance in Nähe und Distanz (vgl. Tschainer 2013, S. 479). Diese Haltung beinhaltet weder Ignoranz noch Verbrüderung.

Abbildung 31: Geplante Angehörigenarbeit in Institutionen

Angehörige und Demenz

aufschwungalt

Geplante Angehörigenarbeit

Grundsätze:

- Realitätsorientiertes „Erstgespräch"
- Schaffung von Transparenz:
  - ✓ Detaillierter Tagesplan
  - ✓ Detaillierte Absprachen (geplantes Einbeziehen bei entsprechendem Wunsch der Angehörigen)
  - ✓ Ansprechpartner/-zeit/-ort
- „Pflegeplanung" für schwierige Konstellationen

www.aufschwungalt.de

Weiterführend:
An dieser Stelle möchte ich Sie noch auf einen spezifischen Aspekt hinweisen. Das Thema „Spaltung". Die Diagnose Borderline gilt inzwischen als umstritten. Zur Frage, ob die entsprechende Symptomatik als eigenständiges Krankheitsbild einzuordnen sei oder als Begleiterscheinung einer PTBS diskutiert die Fachwelt. Für unsere Zwecke von Bedeutung ist eben das Thema „Spaltung". Erkennen können Sie das an den „Symptomen Teamspaltung oder Liebling". Letzteres meint, dass eine Angehörige oder ein Angehöriger kontinuierlich besonders intensiven Kontakt zu immer einer Person aus Ihrem Team sucht. Verbunden mit sehr viel Lob genau dieser einen Kollegin. Diese „Lieblingsperson" jedoch austauschbar ist. Also: heute sind es Sie, die besonders geschätzt und gelobt werden. Und morgen der Kollege. „Teamspaltung". Typisch sind zwei Meinungsgruppen. So befürwortet in der Diskussion zum Umgang mit einer Angehörigen ein Teil der Mitarbeiter ein „strengeres" Vorgehen. Die anderen vertreten und beharren auf der sanfteren Variante. Mit der Begründung: Der Angehörigen gehe es doch schon schlecht genug. Bedenken Sie bitte in Zukunft, dass Sie es hier mit einem Menschen zu tun haben, der möglicherweise unter einer posttraumatischen Belastungsstörung leidet. Grundlegende Regeln des Umgangs bestehen in den drei Punkten: Klarheit, Transparenz und Grenzen setzen. Und im Zusammenhang mit letzteren: Verbindlichkeit. Achten Sie unbedingt darauf, sich nicht ausspielen zu lassen. (Diese Dynamiken gelten im Übrigen genauso auch für Bewohner oder Patienten.)

Der Verzicht auf Demütigungen, Bloßstellungen und Beschämungen gehört ebenfalls zum Umgang mit unsicher gebundenen Angehörigen. Von Bedeutung ist weiterhin eine realistische Einschätzung der Möglichkeiten und insbesondere Grenzen der Biographiearbeit. Auch hier geht es um Akzeptanz. Familien-Tabus werden nicht (gleich) erzählt. Bedenken Sie bitte auch, dass Partner und Kinder oftmals wenig oder gar nichts zu oder von Tragödien im Leben ihrer Familienmitglieder wissen. Zur Herstellung einer sicheren Plattform, zum Aufbau von (minimalem) Vertrauen gilt auch hier grundsätzlich die Schaffung von Verbindlichkeit und Transparenz. Auch durch die Setzung klarer Grenzen (siehe obiges „Weiterführend"). Respekt und Anerkennung sind Schlüsselworte. (vgl. Tschainer 2014b, S. 9) Lassen Sie sich nicht auf Machtkämpfe ein. Gehen Sie nicht in Konkurrenz. Indem Sie zum Beispiel subtil oder auffällig demonstrieren, dass „Ihre Mama mich doch sehr mag". Als bedürftige Tochter wird meine entstehende Eifersucht mich zu einer exzellenten Beschwerdeführerin werden lassen. Was übrigens auch häufig passiert, wenn ich mich als Versagerin fühle. Weil ich „Pflege zu Hause" nicht mehr geschafft habe. Dann bin ich so eine, die immer etwas zu meckern findet. Natürlich werden Sie versuchen, die Kritikpunkte abzustellen. Aber mir wird immer wieder etwas Neues auffallen. Oder einfallen. Spätestens beim dritten Drehen dieser Spirale denken Sie an das Stichwort „Versagerin". Das unbewusste seelische Drehbuch lautet nämlich ungefähr so: „Die Begleitung und Pflege meines Mannes ist so schwer. Das kann man gar nicht fehlerfrei hinbekommen. *Ich* bin keine Versagerin!" Und das kann ich natürlich am besten belegen, indem ich aufzeige, dass auch Sie Fehler machen. Also: spätestens bei der dritten Kritik – dies kann eine auf dem Fußboden liegende Stecknadel betreffen, die angeblich den Rollstuhlreifen kaputt mache – halten Sie inne. Und: geben mir Anerkennung. Mit einfachen Worten. Dass es – auch für Sie – gar nicht immer so einfach ist mit meinem Mann. Und dass Sie sich schon manchmal fragen, wie ich das zu Hause immer so geschafft hätte: „Hut ab!" Sie werden solche oder ähnliche Sätze höchstwahrscheinlich immer wieder einmal zu mir sagen müssen. Aber bald werden *Sie* von mir – der bisher unaufhörlich nörgelnden Ehefrau – auch Anerkennung bekommen. Verstandene Angehörige sind verständnisvolle Angehörige. Folgende Abbildung gibt Ihnen einen zusammenfassenden Überblick zu den Bausteinen gelingender Angehörigenarbeit für professionell Tätige (vgl. Abb. 32).

Hinsichtlich der Gewalt-Thematik wird Arbeit mit Angehörigen immer wieder an Grenzen geraten. Eine wichtige Rolle spielt dabei das Tabu des Themas. Des Weiteren sollte immer bedacht werden, dass Gewalt oftmals von beiden Seiten – in ihren verschiedenen Formen – ausgeübt werden kann. Achten Sie bitte auf Anzeichen von starker Überforderung bei den Angehörigen, wie zum Beispiel versteckte Hinweise oder offene Aussagen, dass „die Nerven durchgegangen" seien. Solches sollte bei Ihnen das „prophylaktische-Gewalt-Ohr" aktivieren. Auch wenn Sie einfach „nur" in Gesprächen ein ungutes Gefühl bekommen sollten. Ohne das Angehörige darüber laut sprechen, dass (in der häuslichen Pflegesituation) Gewaltmomente auftreten. Für Sie gibt es immer eine „erste Aufgabe“: Die Angehörigen sensibel, aber direkt anzusprechen. Das Thema „Gewalt“ aus der dunklen Ecke zu holen. Es zu enttabuisieren. Denn: oftmals reagieren Angehörige sehr erleichtert auf ein solches Gesprächsangebot. Sie leiden selber unter ihrer Überforderung und deren von ihnen so nicht gewollten Folgen. Es wird dann zumeist ein mühsamer Weg gegangen werden müssen. Um Veränderungen zu bewirken. Die Annahme von Hilfen in Gang zu setzen. (vgl. Tschainer 2000c, S. 10f.) Experten von Beratungsstellen sollten unbedingt einbezogen werden.

Abbildung 32: Bausteine gelingender Angehörigenarbeit für professionell Tätige

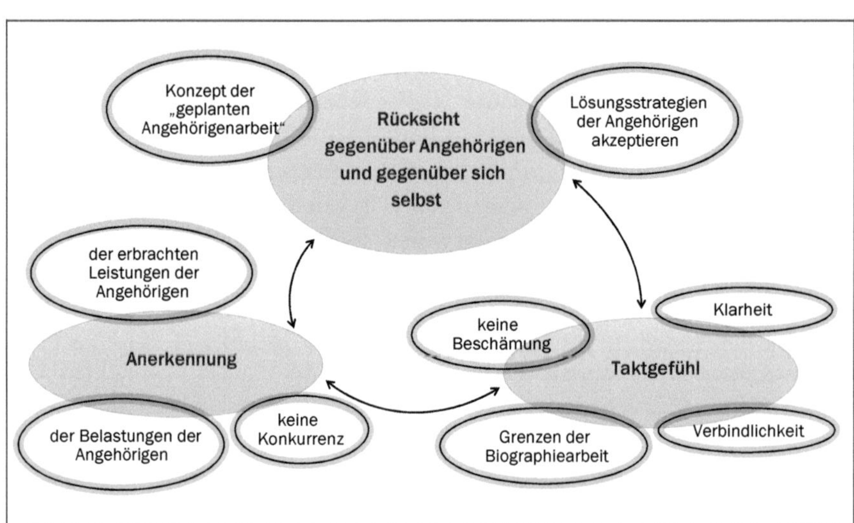

Weiterführend:

„Es wird immer wieder Situationen geben, in denen ‚gefährliche Pflege‘ auch zu Hause zu sofortigen Änderungen der Situation verpflichtet, der Pflegebedürftige z. B. in ein Heim umziehen muss, auch ohne Zustimmung aller Beteiligten, aber wahrscheinlich zur letztendlichen Verbesserung der Situation für alle Beteiligten. […] Auch nach einer pragmatischen Änderung der Situation sollte den ehemals pflegenden Angehörigen Begleitung durch Beratung angeboten werden, um ihnen so die Möglichkeit zu bieten, die erlebten Situationen der häuslichen Pflege aufzuarbeiten und vielleicht auch noch einmal in eine gereiftere Beziehung zu ihrem Partner oder Elternteil, auf jeden Fall aber zu sich selbst eintreten zu können.“ (Tschainer 2000c, im Skript S. 11).

Fazit: Gewalthandlungen *müssen* enttabuisiert werden. „Letztendlich ist eine Achtsamkeit gegenüber dem gefragt, was von Angehörigen verborgen werden will. Die Blöße des Menschen, der sich schämt, weil Nicht-Sein-Sollendes passiert und geschehen ist, muss erkannt und an-erkannt werden." (Tschainer 2005, S. 24). In diesem Kontext spielt ein weiterer Begriff eine wichtige Rolle: Würde. Lassen Sie den Angehörigen in deren oftmals verzweifelter Situation etwas an Würde. Ausgezeichnet stärken können Sie „Würde" im Wirksam-Sein. Mit Kleinigkeiten. Sei es die Unterstützung Ihrer Arbeit durch begrenzte Hilfestellungen seitens der Angehörigen. (Was auch zu der Frage führt, ob *Sie* Hilfe annehmen können?) Sei es durch deren aktive Einbeziehung bei Erstellung der erwähnten „Freude-Biographie". Sehr wirksam zeigen sich die Aktionen, in denen Angehörige mit ihren Demenzerkrankten gemeinsam diese erstellen. Regen Sie zur Umsetzung eines solchen Vorhabens an. Vielleicht auch mehrfach. Gelingt es, werden Sie Angehörigen eine Freude bereiten. Im Erinnern an schöne Momente. Durch aktuelles Erleben einer als sinnvoll erlebten Tätigkeit. Gemeinsam mit ihren Erkrankten.

Wie bereits angedeutet, lässt Arbeit mit Angehörigen von Demenzerkrankten uns professionell Tätige immer wieder an Grenzen stoßen. So kann „Entlastung" manchmal auch „nur" heißen, diese beim Nicht-los-lassen-Können und einem voraussehbaren „Ende mit Schrecken" zu begleiten (z. B. Erkrankung oder Tod der Hauptpflegeperson). Das heißt, auszuhalten, dass die Angehörigen Entlastungsangebote und professionelle Lösungsangebote nicht annehmen. Trotz all unserer Mühen.

Entlastung aus Sicht der Angehörigen bedeutet: ihre Ressourcen einzubeziehen. Sie sind gestandene Leute, haben Leben und Krisen bewältigt mit ihren eigenen Bewältigungsmechanismen. Für die Arbeit mit Angehörigen von Demenzerkrankten, für Entlastungsanbieter heißt das immer, die Lösungen, Strategien und Wege der Angehörigen zu respektieren. Pflegende Angehörige sind Fachleute auf ihre Art. Manches Mal sollten wir Professionellen uns hinsetzen und jemandem wie Frau Seifert still zu hören. Vielleicht könnten wir ja sogar noch etwas lernen. (vgl. Tschainer 1997, S. 9) Angehörige – so unterschiedlich sie auch sein mögen – wünschen sich in ihren existentiellen Nöten Respekt, Taktgefühl und Anerkennung. Wünschen wir uns das nicht Alle?

Kapitel 7
Der bedrohte Lotse – unser Wirksam-Sein

Hamburger Hafen. Dichter Nebel. Ein großes Container-Schiff aus Chile sucht sein Ziel. Die richtige Anlegestelle. In einem riesigen, verzweigten Areal. Und das bei Nebel. Man sieht kaum die Hand vor Augen. Stellen Sie sich vor, dass Sie der Kapitän dieses riesigen Schiffes sind. Zum ersten Mal in Hamburg einlaufend. Eine angespannte Situation. Adrenalin pur. Zum Glück gibt es den Lotsen. Der Moment, in dem dieser zu Ihnen an Bord kommt, bringt Ihnen einige Erleichterung. Er – oder sie – weiß den Weg. Und wird Ihnen diesen zuverlässig zeigen. Doch plötzlich erschrecken Sie. Der Lotse macht doch einen ziemlich unsicheren Eindruck. Also vorsichtig nachfragen. Als Antwort erhalten Sie eine lautstarke Beteuerung: Er kenne sich hier aus. Ihre Zweifel bleiben. So richtig glaubwürdig wirkt der Mann nicht. Weiß der bei dieser geringen Sicht überhaupt, wo es langgeht? Mal dreht er mehr nach links, wechselt dann abrupt nach rechts. Plötzlich will er auch noch komplett wenden. Sehr konfus. Und Sie hatten auf einen bestimmt wie gelassen agierenden Fachmann gehofft. Auf den hier verlassen Sie sich mal lieber nicht. Und versuchen, Ihr Schiff selber zu steuern.

Für demenzerkrankten Frauen und Männern füllen wir eine Art Lotsen-Funktion aus.

„Wir haben keine Zeit!" Eine Aussage – mit Ärger oder Bedauern – geäußert. Manchmal als Fakt in den Raum gestellt. Ich höre diese Worte sehr oft. Von Mitarbeiterinnen und Mitarbeitern in Krankenhäusern. In Einrichtungen der Altenpflege. Und es stimmt. Unsere Arbeitswelt hat sich verdichtet (in allen Wirtschaftszweigen). Anforderungen, Arbeitsbelastung – der Druck für die, die Arbeit haben, wächst. Die Rahmenbedingungen werden komplexer und komplizierter. Es stimmt. Und es stimmt auch nicht. Sie arbeiten sechs Stunden am Tag. Oder acht. Wofür haben Sie „Zeit" in dieser Zeit? Für die Verpflichtungen, die Ihnen Rahmenbedingungen auferlegen. All die schriftlichen Planungs- und Nachweistätigkeiten. Für somatische Pflege. Medizinische Versorgung. Und: für all die Diskussionen und Auseinandersetzungen mit Demenzerkrankten. Für Ihr Verzweifeln darüber, dass bei Frau Krämer oder bei Frau Reisigs Mutter „alles nichts bringt". Denn trotz all Ihrer Mühen fragen die Frauen weiterhin nach dem „Helfen-Können" und rufen „Hallo". Es entsteht der Eindruck vom „Alles ist vergeblich". Umsonst Ihre Bemühungen. Ihre Rennerei. Ihr Verzicht auf die Pause. Umsonst die Geduld Ihrer Überzeugungskünste gegenüber Frau Weber. Die macht weiter. Fuchtelt herum. Und schlägt mit Ihrem Krückstock um sich.

Sie lasen bisher so einiges von „Rücksicht“, „Verständnis“, „Anerkennung“. Um die ich Sie bitte in der Begleitung und Pflege demenzerkrankter Frauen und Männer. (Auch in Begegnungen mit deren Angehörigen.) Ich bin mir dessen bewusst, dass ich dies Ihrem Verstand erzählen kann. Und dass Sie dem vielfach gern entsprechen möchten. Und: dass eine entsprechende Umsetzung immer wieder nur schwer gelingt. Eine Herausforderung für Sie darstellt. In Ihrem beruflichen Alltag. Geprägt von Zeitnot. Und dem Gedanken „Es ist nie genug“.

Sie fühlen sich – zumindest in Teilen – unwirksam.

Damit befinden Sie sich in einer Art Teufelskreis. Zu diesem gehört das Auftauchen eines Gedanken in der Art: „Ich mache alles falsch. Deswegen kommt nichts raus dabei.“ Und Sie suchen, was das sein könnte. Hinweise, damit Ihr Engagement doch einen – erkennbaren – Nutzen haben möge. Ich möchte Ihnen eine Lösung an die Hand geben. Hinsichtlich Ihrer Suche: Es kommt nun „nichts raus“, weil Sie *eine* Sache „falsch machen“. Sie ziehen unangemessene Schlussfolgerungen. Ein Vergleich zu einer hausfraulichen Tätigkeit soll dies verdeutlichen (vgl. Abb. 33).

Abbildung 33: Der Fehler der falschen Schlussfolgerung

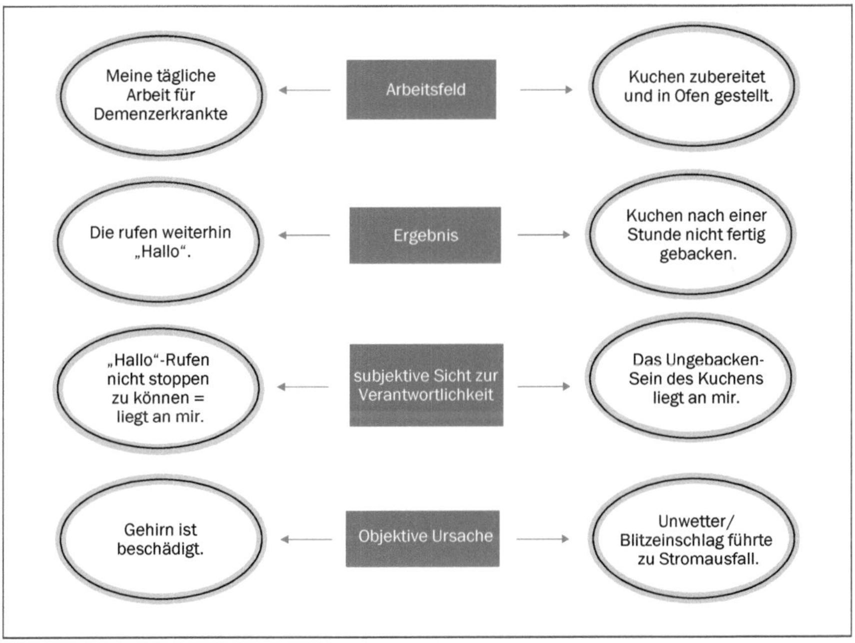

Meine tägliche Arbeit für Demenzerkrankte	← Arbeitsfeld →	Kuchen zubereitet und in Ofen gestellt.
Die rufen weiterhin „Hallo“.	← Ergebnis →	Kuchen nach einer Stunde nicht fertig gebacken.
„Hallo“-Rufen nicht stoppen zu können = liegt an mir.	← subjektive Sicht zur Verantwortlichkeit →	Das Ungebacken-Sein des Kuchens liegt an mir.
Gehirn ist beschädigt.	← Objektive Ursache →	Unwetter/ Blitzeinschlag führte zu Stromausfall.

Ganz einfache Erklärung: Sie haben einen Kuchen zubereitet. Ungebacken in der Form sieht er bereits köstlich aus. Nun stellen Sie den Kuchen samt Form in den Backofen. In siebzig Minuten sollte dieser fertig gebacken sein. Dann haben

Sie Ihr Ziel erreicht. Selbstgebackenen Kuchen. Nach sechzig Minuten schauen Sie in den Herd. Und sehen: einen ungebackenen Kuchen. Sie haben Ihr Ziel verfehlt. Der rohe Kuchen ist Ihre Schuld? Sie hatten nicht vergessen, den Herd einzuschalten. Nein, der Strom ist ausgefallen. Das starke Unwetter, ein Blitzeinschlag legte das Umspannhäuschen lahm oder riss Stromleitungen herab. Aufgrund dieses Wissens wird Ihr Fazit hoffentlich sein, dass nicht *Sie* „schuld" sind. Am nach einer Stunde immer noch ungebackenen Kuchen. Sondern die zerstörerische Kraft des Sturmes. Vergleichbar der Zerstörung der Nerven und Nervenleitungen, des Netzwerkes im Gehirn bei einer primären Demenz. Sie wissen: die neurobiologisch begründete Abschaltung der Funktionsweisen unseres Denkorgans. Dieses ermöglicht Frau Krämer in ihrer spezifischen Lage ausschließlich das „Hallo"-Rufen. Es liegt nicht an Ihnen, dass dieses Verhalten nicht ausschaltbar ist. Dieser Satz stellt die einzig angemessene Schlussfolgerung dar.

Die *eine* Sache, die *Sie* „falsch machen". Ebenfalls Zeichen einer gewissen Des-Orientierung. Was ist zu tun? Lässt sich das Gefühl der „Vergeblichkeit" in ein Gefühl des „Wirksam-Seins" transformieren? Also umwandeln. Ja, der weitere Ausbau unserer Relais-Station kann dazu führen. Gute Dienste wird Ihnen dabei leisten, die Bausteine Ihres Handwerkskoffers einzusetzen. Vorrangig die, die jetzt in kompletter Ausarbeitung neu dazukommen:

a) passende Ziele
b) Selbstbewusst-Sein.

Ziel der Transformations-Tätigkeit ist: der souveräne Lotse. (► Grundsäule 39)

7.1 Zeitnot und passende Ziele

Auf die Nachfrage zu ihren Zielen in der Arbeit für und mit demenzerkrankten Frauen und Männern erhalte ich von Mitarbeiterinnen und Mitarbeitern der Alten- und Gesundheitspflege viele Antworten. Häufig genannt wird, dass „alle zufrieden" sind. Die alten Menschen, die Angehörigen und sie, die Mitarbeiter. Ebenso: „Umsetzung aller geplanten Maßnahmen". Oder: „mein Pensum ist geschafft". Der Bewohner solle „sich wohlfühlen". Ziel sei, „eine positive Stimmung zu schaffen". Und der „Erhalt vorhandener Fähigkeiten". Kolleginnen und Kollegen aus eine Krankenhaus formulierten ihre Ziele beispielsweise so: „Patienten sind ruhig und zufrieden. Nicht aggressiv, sondern sie fühlen sich geborgen. In Sicherheit. Haben keinen Stress."

Beim Bedenken dessen, was Sie bisher beim „Demenzerisch® lernen" gelesen haben, sollte Ihnen einleuchten, dass dies Ziele sind, die der Realität einer primären Demenzerkrankung nicht entsprechen (können).

Weiterführend:
Denken Sie bitte allein an das „Lebensgefühl der Krise" aufgrund einer primären Demenzerkrankung. Denken Sie an die unterschiedlichen Bedürfnisse von Ihnen und der Angehörigen. Daran, dass auch Streit zum Leben dazu gehört. Dass der Wunsch nach Umsetzung der „geplanten Maßnahmen" durch die Auswirkungen „der Demenz" häufig in das Reich der Wünsche vertrieben wird. Und die Frage „nach dem Pensum" birgt in sich eben genau die Gefahr, dass „es nie genug" ist. Wann hat „man" schon alles geschafft?

Auch Sie und ich sind „normale" Menschen. Wir möchten uns ebenso „wirksam fühlen". Dieses – unser Erfolg – hängt von einem realistischen Ziel ab. Damit ich erreichen kann, was ich mir vorgenommen habe. „Es ist er-folgt." Umgangssprachlich: Ich habe es hinbekommen. Aber was soll nun er-folgen? Was sind passende Ziele für einen gelingenden Umgang mit demenzerkrankten Frauen und Männern?

Gehen wir noch einmal zu Frau Schubert. Mit ihrer Drohung, die Polizei zu rufen. Besteht mein Ziel darin, Frau Schubert erklären zu wollen, dass ihr Vorhaben ein abstruser Gedanke sei, werde ich scheitern. Ich werde „keinen Erfolg" haben. Denn dieser kann nicht darin bestehen, dass sie *mich* versteht. Der „Erfolg" – also gelingender Umgang – ist ein anderer. Dass *sie* sich verstanden fühlt. Wir müssen „Erfolg" neu definieren. Zum Beispiel: gelingender Umgang heißt: Mein Erfolg ist, *auszuhalten,* dass Frau Schubert mich jetzt nicht versteht. Mit meiner Logik.

Damit bestärkt sich eine Maxime des Demenzerisch® Lernens: Die „Veränderung unseres Blickwinkels" als zentrales Moment. Diese Modifizierung betrifft unsere Bewertungen der Aktivitäten der Erkrankten. Ich stellte Ihnen bereits den Begriff der Ergebnis-Freiheit vor. Ebenso den Gedanken der „Freiheit zum Handeln" als Alternative zum Angebot der Selbstbestimmtheit, die überfordert. Für *unser* Wirksam-Sein eignet sich der Gedanke des „Ergebnis-anders". Aushalten statt Argumentieren und Erklären. Wir benötigen eine Neu-Definition des viel gebrauchten und schönen Wortes „Helfen". Um Missverständnissen vorzubeugen: damit meine ich keinesfalls „Nichts-Tun". Hinter „Ergebnis-anders" verbirgt sich harte Arbeit. (▸ Grundsäule 40)

Ziele für einen gelingenden Umgang stellen dar: Die Identitätssplitter und die tief verwurzelten Persönlichkeitsmerkmale der Demenzerkrankten zu kennen. Und nicht verändern zu wollen. Das daraus folgende Verhalten, ihre Bedürfnisse zu verstehen. Und beide Aspekte nicht zu bekämpfen. Ausschließlich das Zustandebringen von Wohlfühl-Inseln als Ziel zu sehen. Und nicht das Erreichen umfassenden Behagens. Summa summarum: Die Auswirkungen des zerfallenden Gehirns (des chronologischen Verschoben-Seins) auszuhalten.

Weiterführend:
Denken sie an Frau Krämer. Ihr andauerndes „Hallo"-Rufen stellt für Mitarbeiter und Bewohner des Wohnbereiches eine bedrückende wie auch teilweise unerträgliche Belastung dar. Der Wunsch der Mitarbeiterinnen in der für Frau Krämer angesetzten Fallbesprechung lautete, dass sie nicht mehr „Hallo"-Rufen möge. Das Wissen um die Beeinträchtigungen und die daraus folgende immense Unsicherheit bei Frau Krämer – bezüglich ihres Aufenthaltsortes, ihrer Umgebung, ihrer veränderten Lebenssituation – war bei den Mitarbeiterinnen einwandfrei vorhanden. Doch eine Verknüpfung konnten die Mitarbeiterinnen nicht herstellen. Nämlich die Verbindung zwischen dieser existentiellen Unsicherheit und dem daraus folgenden Bewältigungsversuchs durch „Hallo", also „Hilfe"-Rufen seitens der Demenzerkrankten Bewohnerin. Oder: „kann nicht *einfach* hergestellt werden". Wobei – ehrlich gesagt – eigentlich ist auch diese Herstellung nicht das Problem. Sondern die unbewussten Motive hinter dem Wunsch, dass „einfach" dieses andauernde Rufen aufhören möge. Diese endlose Begegnung mit dem Kontrollverlust und dem daraus erwachsenden Gefühl der persönlichen Hilflosigkeit. Ganz außer Frage steht, dass dieser Wunsch sehr verständlich und nachvollziehbar ist. Ergebnis-anders bedeutet: Wir halten diese Versuche der Selbst-Wirksamkeit bei Frau Krämer aus. (Mit allen notwendigen Kompromissen.) Das ist das „neue Helfen". Ihre Wirksamkeit gegenüber dem Kontrollverlust.

Diese Neu-Definition von „Hilfe" – die Zielveränderung – gilt übrigens auch für die Kontakte mit Angehörigen der Demenzerkrankten. Das von mir auch immer wieder gehörte Ziel, „Angehörige sind glücklich und zufrieden", ist unrealistisch. Aber „Angehörige sind entlastet" oder „Angehörige lassen uns unsere fachliche Arbeit machen" sind angemessen. Und notwendig.

Mittel zur Zielumsetzung finden Sie bereits in Ihrem Handwerkskoffer. Denken Sie allein an die Grundregel des „zeitnah". (Informationen zu bevorstehenden Ereignissen unmittelbar vor deren Eintreffen zu geben.) Bereits „zeitnahe Inputs" stellen ein sehr wirksames Mittel dar, um „Zeitnot" zu begegnen. Oder die Akzeptanz der „Instant-Lösungen". Kämpfe ich gegen den Fakt der Instant-Lösung an, wird mein Umgang mit Demenzerkrankten nicht gelingen. Und die Zeit, die sie benötigen, um Ihren Ärger über das andauernde Nachfragen nach „Was kann ich tun?" zu bewältigen, kostet Sie auch etwas von Ihrer tatsächlich knappen Zeit. Auch Zuhören ist „Hilfe". Denken Sie an die Gruppe der Demenzerkrankten mit unbewältigten traumatischen Lebenserfahrungen. Es steht nicht in unserem Vermögen, das wieder „gut zu machen". Aber wir können ihr Leid würdigen. Und ihre Tränen fließen lassen. Akzeptieren Sie bitte, dass Sie auch das Gehirn der Betroffenen nicht mehr „ganz machen" können. Bieten Sie De-Eskalation durch – subjektiv von den Erkrankten so erlebte – eigene Gestaltungsmöglichkeiten. Denn es kostet Sie in der Regel mehr Zeit, Bewohner kontinuierlich am Verlassen des Wohnbereichs hindern zu müssen, als diese „die Nase zur Tür hinausstrecken zu lassen". Und als Beobachterin im Foyer die ratlos Umkehren-Wollende alsbald zurückbegleiten zu können. Dabei werden Sie sich wirksam fühlen. Denn: das Bedürfnis nach „mal vor die Tür gehen", ist vorhanden. Je mehr Sie versuchen, dieses „weg zu diskutieren", desto mächtiger wird der Wunsch. Auch das ist ein klassischer Mechanismus unserer Welt. Wundern Sie sich nicht, wenn Sie sehr viel Zeit benötigen für das Einfangen der eskalierenden Situationen. Diese entstehen nicht selten, weil in Ihrem Gehirn tief eingegraben ist, dass Sie „keine Zeit haben". Indem Sie beispielsweise versuchen, dem stilsicheren Herrn statt seiner existentiellen Bügelfaltenhose gegen seinen Willen die Jogginghose anzuziehen. Weil „das schneller geht".

Weiterführend:
Manchmal „geht es" tatsächlich schneller. Später. Wenn der Herr dringend auf die Toilette muss und dann Probleme mit dem Ausziehen der feschen Hose hat. Und auch Sie nicht mehr schnell genug unterstützen können. Oder gar nicht. Dann werden die – auf das Malheur – folgend, notwendigen Tätigkeiten tatsächlich Zeit kosten. Hier bedarf es wiederum der individuellen Abwägung. Zwischen zwei gleich ungünstigen Alternativen. Sollte nach gründlicher Abwägung die Wahl auf die Jogginghose fallen, kann möglicherweise der Baustein der „herzlichen Autorität" ein hilfreiches Mittel darstellen.

Eine Umbewertung der Dinge hilft auch hinsichtlich des Themas „Feedback". Häufig wünschen sich professionell Tätige „positive verbale und nonverbale Rückmeldungen". Dahinter steckt der berechtigte Wunsch nach Anerkennung. Nach meinen Erfahrungen erhalten Sie diese oft. Mit einem Lächeln. Einem kurzen Händedruck. Oder auch direkt ausgesprochen. Es gibt aber auch die Momente der Feedbacks, die Sie weniger „positiv" empfinden. Die von mir sogenannten intuitiven Fotografien der Demenzerkrankten. Ihre Reaktion auf das, was sie an uns wahrnehmen. Mit ihrer hohen Sensibilität. Insbesondere in den Momenten, in denen wir nicht authentisch sind. Darauf reagieren die Erkrankten mit Ablehnung, Ärger, Wut. Bewerten Sie diese Art der Rückmeldungen bitte neu. Denn sie beinhaltet, dass Sie in solchen Momenten eine wichtige Information über sich erhalten haben. Nämlich, dass Sie durch eine potentielle eskalierende Situation im Moment riskieren, in „Zeitnot" zu kommen. Mit einem Satz wie: „Stimmt Frau Weber, ich bin gerade ziemlich im Stress" können Sie die Lage entspannen. Auch hier gilt: selbst wenn Frau Weber den Sinn Ihrer Worte nicht erfassen kann, wird Sie aus Ihrem Tonfall – Ihrer Haltung – den Sinn (Ihre Botschaft) erspüren. Dass Sie ihr recht geben. (Womit Frau Weber sich wiederum gut fühlt. Anerkannt.) Die Aussage einer alten Dame, einer leicht demenzerkrankten Pflegeheimbewohnerin, illustriert die Dynamiken: „Kein Wunder, dass die so viel Arbeit mit mir haben, die ekeln sich vor mir, die waschen mich jeden Tag." Im schlechtesten Fall zeigen die Demenzerkrankten uns gleichzeitig auch noch unsere Unwirksamkeit auf. Da haben wir uns solche

Mühe gegeben. Und unser Gegenüber honoriert das dann nicht einmal. Ganz im Gegenteil. Wir erreichen: Nichts. Als Ärger.

Der Ausbau Ihrer verbalen Fähigkeiten klang bereits in der Methode „Erster Schritt vor dem zweiten Schritt" an. Ganz im Gegenteil zu dessen Philosophie möchte ich Sie – an dieser Stelle – zum Argumentieren inspirieren. Und behaupte sogar: Sie müssen dies lernen. (Und dafür „das Rechtfertigen" abbauen.) Hinsichtlich Ihrer vorhandenen Fähigkeiten für einen gelingenden Umgang mit Demenzerkrankten gehen Sie bereits Kompromisse ein. Zwischen den externen Anforderungen und Ihrer Sicht. Zum Beispiel: Die Frau X. lassen wir heute mal im Bett. Ihre Befürchtungen hinsichtlich irgendeiner Kontrollinstanz hindern Sie jedoch – nach meinen Erfahrungen – zu oft an der Umsetzung dessen, was Sie für angebracht halten. Ein weiteres Mittel zur Zielerreichung stellt eine Sprache dar. Mit der Sie ihr Tun und Lassen erklären können. An dieser Stelle sind die Argumente vonnöten. Solange Sie noch ungeübter sind, scheuen Sie sich bitte nicht, Ihre Alltagssprache zu verwenden (wie Ihnen „der Schnabel gewachsen" ist). Die Begriffe der Fachsprache lassen sich künftig mehr und mehr in Ihre Argumentationen einbauen. Fähigkeiten zum Sprechen gelten übrigens auch gegenüber Bewohnern und Angehörigen. Wie oft will Ihr Gegenüber Sie „festhalten". Knüpfen Sie bei solchen Gelegenheiten an einen Wert der alten Generation an: „Die Pflicht ruft. Ich muss weiter." Und schon kommen Sie aus diesen Situationen wieder weg. Auch eine Form der Instant-Lösung: Sie haben drei Minuten geplaudert (oder auch nur zwei). Und können sich an die nächste Aufgabe machen. Ohne schlechtes Gewissen. Und ohne Zeitnot. Wird dies zu einem Ritual aller im Team, werden Ihre Demenzerkrankten sich übrigens auch sicherer fühlen. Vertrauen haben: „Ach, da ist ja immer jemand." Womit wir bei einem weiteren wichtigen Aspekt angelangt wären: Der Wichtigkeit der Teamarbeit und der Rituale. Auch dies sind bekannte Bausteine Ihres Handwerkskoffers. Falls Ihr Team aktuell gerade nicht an „einem Strang ziehen" kann, dann hilft ein Element des nächsten Kapitels: die „Akzeptanz von Rahmenbedingungen".

Entscheidend ist, dass *Sie* sich wirksam fühlen. Und nicht wie der „Hamster im Rad". Außer genau dies wäre Ihr Ziel. Weil es Ihnen nur so gut geht. Auch „immer ohne Erfolg sein" ist ein Ziel. Ich meine das ohne Ironie. Entscheidend ist, dass Sie sich Ihrer Ziele bewusst sind. Und damit deren jeweilige Konsequenzen kennen. Welche auch immer das sein mögen. An Zielen. An Konsequenzen.

Weiterführend:

Ich habe Nachbarn. Das Verhältnis zeigt sich nicht spannungsfrei. Nun könnte mein Ziel sein, dass es unkomplizierter wird. Dann werde ich mich dementsprechend Verhalten. Absolut berechtigt ist jedoch auch, dass ich dahinein keine Energien investieren will. Weil es mir gerade nicht so wichtig ist. Oder warum auch immer. Also werde ich sie beispielsweise bei der nächsten Begegnung nicht grüßen. Das wird unser Verhältnis nicht positiv verändern. Aber ich habe mein Ziel erreicht: keine Energie investiert. Falls das mein tatsächliches Ziel ist. Falls ich nach diesem grußlosen aneinander Vorbeigehen ein schlechtes Gewissen hätte, sollte ich mein Ziel noch einmal überprüfen.

Unsere Bewusstheit zu unseren Zielen und ob ich diese erreichen kann – oder auch nicht – führt uns noch zum Thema der „Gewalt". Ich behauptete, dass „Gewalt" und „Macht" Geschwister seien. Zutreffend formuliert muss es heißen: Gewalt und Ohnmacht sind Geschwister. Ohnmacht. Zum Beispiel aufgrund unangepasster Ziele und damit deren Nicht-Erreichung. Erlebte Ohnmacht, das Gefühl der Vergeblichkeit führt zu innerer Not. Diese lässt uns Gefahr laufen, in verbale, nonverbale – subtile oder direkte – Gewalt zu rutschen. „Ergebnis-anders" kann das verhindern: eine Anpassung Ihrer Ziele an die Rahmenbedingung der Demenz. Unter diesen Vorzeichen lässt „die Demenz" Sie weniger – im optimalen Fall: nicht mehr – ein Gefühl der Ohnmacht erleben. Weil Sie sich wirksam fühlen. Und nicht ihre unpassenden Ziele mit Gewalt durchsetzen müssen. Oder solches zumindest versuchen.

Abbildung 34: Ziele und diesbezügliche Mittel des souveränen Lotsen

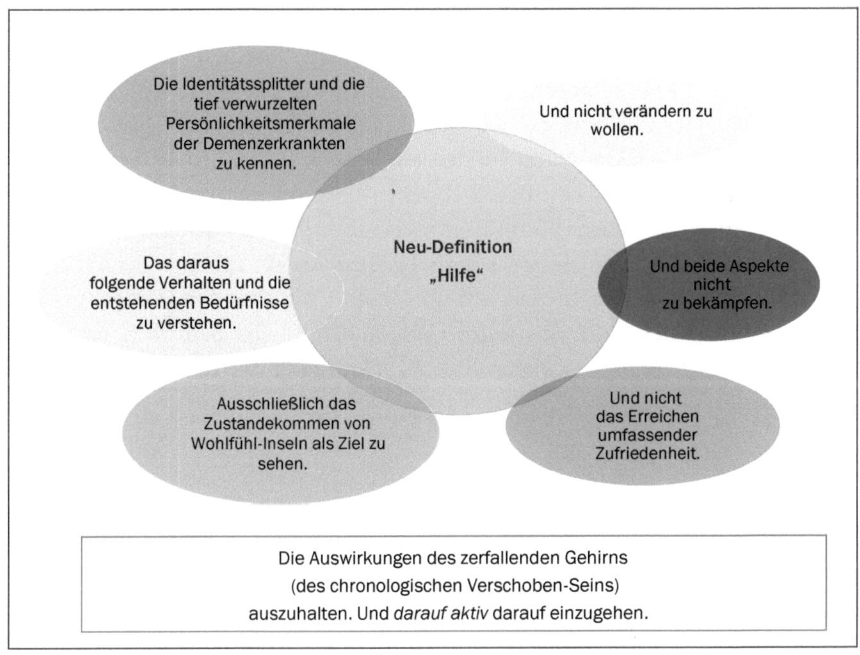

Auch Demenzerisch® sprechen und handeln sind Grenzen gesetzt. Wir haben nicht für alles eine Lösung. Das müssen Sie sich immer wieder vergegenwärtigen. Deswegen wiederhole ich dies Mantra-haft. Damit der Gedanke haften bleibt. In Ihrem neuronalen Netzwerk. Damit Sie nicht an sich zweifeln. Und immer noch nach Lösungen suchen. Dies verbraucht nur unnötig Ihre Energien. Realistische Ziele sind angepasste Ziele. An die Umstände meiner Tätigkeit. Aus solchen Zielen entsteht ein Gefühl der gelingenden Arbeit. Hier: eines gelingenden Umgangs mit demenzerkrankten Frauen und Männern. Sie können sich wirksam fühlen. Und damit das Gefühl der Zeitnot, der Vergeblichkeit praktisch verändern (vgl. Abb. 34).

7.2 Vergeblichkeit und Selbstbewusstsein

Vergeblichkeit kratzt an den Tischbeinen der Identität. In unserer Welt. Das geht den demenzerkrankten Frauen und Männer so. Das geht uns so. Erinnern Sie sich an unsere Überlegungen zum „schwankenden Gleichgewicht". Die Erkrankten „versuchen mit all ihren Energien, diesen bedrohlichen Vorgängen etwas entgegenzusetzen". Um die Kontrolle zu behalten, sich noch irgendwie „wirksam" zu fühlen. Anliegen des Demenzerisch® Lernens ist, nicht zusätzlich an den immer poröser werdenden Tischbeinen zu raspeln. (Indem wir beispielsweise die „Schlüsselworte" kennen.) In der Folge erleben wir unseren Umgang mit den Erkrankten als gelingend. Oder könnten dies erleben. Es existiert nur leider ein „Aber": *Unsere* Persönlichkeit. Unsere Identität steht diesem Gelingen manches Mal entgegen. Somit benötigen die Bausteine unseres Handwerkskoffers einer Ergänzung. Diese besteht im Faktor: „Ich kenne mich selbst" (Selbst-Bewusstsein). Dafür möchte ich Sie begeistern. Und neugierig machen will ich Sie auch, auf das bewusste Kennenlernen Ihres semantischen Gedächtnisses. Verknüpfen Sie jenes mit Ihrem Arbeitsgedächtnis entsteht: die „begeisterte Autonoesis". Diese beinhaltet Ihr Selbstbewusstsein zu: Ihren Erfahrungen (Kenntnisse), Ihrem Wissen (Fakten) und Ihren Überlegungen (Reflexion). Als auch: Ihre Nachsicht mit sich selbst (Toleranz) und Ihr Bedürfnis nach Abwechslung (Werte). Nicht zuletzt: Ihre Genehmigung der Dinge (Akzeptanz). (vgl. Abb. 35)

Weiterführend:
Vor einiger Zeit erzählte mir ein Bekannter, dass er sich eine Woche Zeit genommen habe, um „die Bedienungsanleitung" zu lesen. Dafür schloss der selbständige Schreinermeister seine Werkstatt. Verdiente also kein Geld. Eine Woche? Für eine Bedienungsanleitung? Genau. Zeit um seine – für viel Geld – neu erworbene automatisierte Holzbearbeitungsmaschine kennenzulernen. So kompliziert wie ihr Name, so hochkomplex ihre Bedienung. Erklärt durch ein dickes Handbuch. Soll die Investition nicht umsonst sein, nimmt sich ein kluger Schreinermeister eine Woche Zeit, um sein Arbeitsmittel, sein Handwerkszeug kennenzulernen. Zum Ausprobieren, „wie das Ding eigentlich

funktioniert". Womit er in der Folge seine moderne, hochkomplexe, elektronisch steuerbare Maschine verstehen und angemessen bedienen kann. Was ihm dann seine Arbeit um einiges erleichtern wird.

Entsprechend sollten wir über uns, unsere Persönlichkeit und deren Funktionieren im „Alltag mit Demenz" Bescheid wissen.

Abbildung 35: Faktoren des Selbst-Bewusstseins

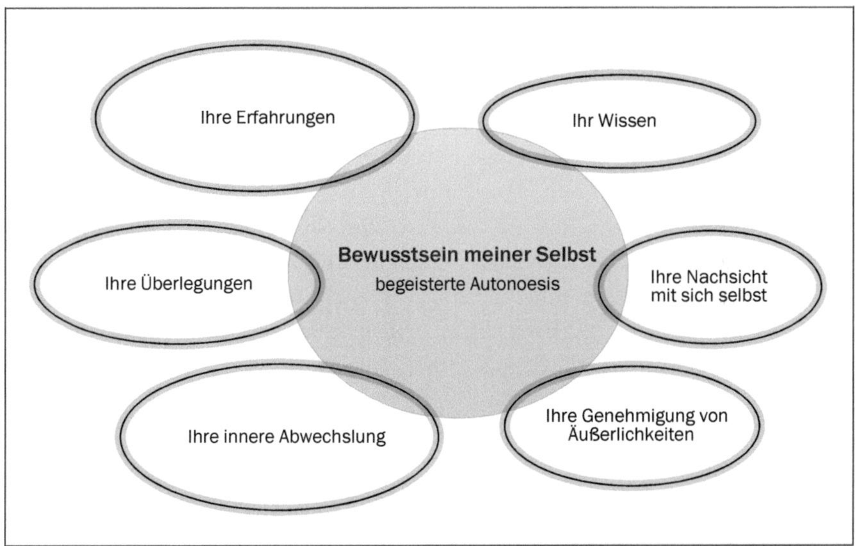

Beginnen wir mit Ihren Erfahrungen, Kenntnissen und Fähigkeiten. Sie wissen vielmehr als Sie ahnen. Sie verfügen bereits über Kompetenzen im Demenzerisch® verstehen. Vielfach ist Ihnen dies nur nicht bewusst. Denken Sie an die Leistungsfähigkeit der Mitarbeiterinnen und Mitarbeiter in der Situation mit Frau Krämer. Das Team *kannte* die Gründe für das endlose „Hallo"-Rufen. Oder denken Sie an „Trigger": „Immer, wenn es körperlich wird, fängt die Bewohnerin an, zu schlagen", lautete die Aussage der Pflegekraft. Ihr unbewusstes Priming-Gedächtnis hatte vieles registriert. Aber sie holte sich dieses Wissen nicht „in den Kopf". Um dann bewusst – und sich selbst als wirksam erlebend – agieren zu können. Demenzerisch® lernen möchte Sie insofern begeistern, dass Sie genau dieses „in den Kopf holen" bewerkstelligen: eine Herstellung von Verknüpfungen zwischen Ihren unbewussten Wissensinhalten oder Fähigkeiten mit Ihren bewussten Handlungen. (Welche wiederum von Ihren angepassten Zielen bestimmt sind.) Also: Sie sind sich dessen bewusst, dass Sie die Ursachen für Eskalation kennen. Und dass Sie die Fähigkeit besitzen, angemessen reagieren zu können. Automatisch. Falls Sie jetzt gerade denken, das sei doch

„ganz normal". Antworte ich Ihnen: Ist es „ganz normal", einen ICE steuern zu können? Ihre Antwort lautet vermutlich: „Ja. Wenn man es gelernt hat." Richtig. Sie haben schon viel besser als Sie denken, Demenzerisch® verstehen gelernt. Sobald sie dies „im Kopf haben", verfügen Sie über ein Selbst-Bewusstsein Ihrer eigenen Fähigkeiten und Fertigkeiten.

Weiterführend:
„Ein Altenpfleger erzählte im Laufe eines zweitätigen Seminars zum Umgang mit Demenzerkrankten ein Erlebnis: Wenn er zu einer bestimmten Bewohnerin ins Zimmer kam, sprach sie ihn häufig als ‚Herrn Doktor' an. Wenn er ihr erklärte, dass er der Altenpfleger soundso sei und sie jetzt waschen wolle, wurde die alte Dame ziemlich abwehrend, warf ihn raus und verbarrikadierte die Tür. Wörtlich sagte der Pfleger weiter: ‚Wenn ich mich auf das *Spiel* eingelassen habe, ging alles gut.' Ähnlich schilderte eine Kollegin, wie sie irgendwann einmal herausfand, dass sich eine – gewöhnlich sich wehrende – Bewohnerin problemlos duschen lies, wenn sie als Pflegekraft ein bestimmtes Lied anstimmte. Ihr Kommentar dazu: ‚Aber das ist doch *bloß* ein *Trick!*'" (Tschainer 2003b, S. 325). Selbst-Bewusstsein Ihrer Fähigkeiten und Fertigkeiten beinhaltet, dass Sie Ihre Kompetenzen nicht abwertend als List und Notlösung bezeichnen, sondern als angemessenes und demenzspezifisches fachliches Handeln.

Sie wissen viel. Vorhandenes und neues Fakten-Wissen Ihres semantischen Gedächtnisses. Als neuen Baustein unseres Handwerkskoffers füge ich nun hinzu: das Wissen um „möglicherweise relevante Faktoren der persönlichen Familiengeschichte". Siehe transgenerationale Traumatisierung. Auch Mitarbeiter der verschiedensten helfenden Berufe sind „ganz normale Menschen". Und somit von den Faktoren und Bedingungen menschlichen Lebens, unserer Vergangenheit in Deutschland berührt oder auch – unbewusst – bedrückt. Demenzerisch® sprechen und handeln bedarf nicht nur des Wissens um die fremden Geschichten, sondern auch um die möglicherweise eigene Betroffenheit. (vgl. Tschainer 2014b, S. 9)

Dieses – für einen gelingenden Umgang mit Demenzerkrankten – notwendige Wissen handelt von Ihrer ganz persönliche Prägung. Nämlich der Gestaltung Ihres Gehirns durch unbewusste Einflüsse Ihrer Herkunftsfamilie. Tief verankert. Ohne schlechte Absicht angelegt, prägt es dennoch Ihr „Weltbild". Ihre Überzeugungen zu Ihrer persönlichen Handlungskompetenz, Ihrer eigene Gestaltungsfähigkeit, Ihrer Bedeutsamkeit. Der automatisierte innere Mechanismus: Lohnt es sich, sich anzustrengen, kann ich damit etwas bewirken? Bin ich für andere Menschen so wichtig, dass eine Auseinandersetzung zwischen uns nichts an meiner Bedeutung für sie verändert? Oder ist sowieso alle Mühe am Ende vergeblich? Ziehe ich „Harmonie um jeden Preis" vor. Resigniere ich und „mach halt meine Arbeit so gut es geht", weil „man ja sowieso nichts machen" kann. Dieses Selbst-Bild zu Ihrer Wirksamkeit und Ihrem Dazu-Gehören wurde geprägt durch die Erfahrungen Ihres Gehirns in Ihren ersten Lebensjahren. Abhängig von den Möglichkeiten Ihrer Eltern, eine feinfühlige Bezugsperson sein zu können. Und es hat heute Auswirkungen auf die Art und Weise Ihrer professionellen Tätigkeit mit den Demenzerkrankten und deren Angehörigen. Oder auch zu meinem Umgang als Angehörige mit „meinem" Betroffenen.

Ich stelle Ihnen zwei klassische Situationen vor. Als erstes Sätze eines Teams der stationären Altenpflege: „Wenn die Tochter kommt, dann sind wir alle verschwunden. Wir können ihr eh' nichts recht machen, die kontrolliert alles und irgendetwas findet sie immer. Manchmal haben wir richtig Angst vor ihr, weil man nie weiß, was kommt." (vgl. Tschainer 2014b, S. 1) Begegnen die Kolleginnen und Kollegen des Teams in dieser Tochter eigenen – unbewussten – Anteilen ihrer Persönlichkeit, wird es schwierig. Dann sind nämlich „alle verschwunden". (Was zu allen Folgeerscheinungen der eskalierenden Beschwerden führen kann.) Welche Anteile spielen dabei eine Rolle? Knapp gesagt: eine Form der Bedürftigkeit. Die Tochter aus dem Fallbeispiel kämpft vermutlich immer noch um die vorbehaltlose Liebe ihrer Mutter (existentiell notwendig am Lebensanfang, siehe Bindungstheorie). Um diese „irgendwann" doch noch einmal zu bekommen, agiert sie nun nach einer Art „innerem Drehbuch". Das lautet so: wenn ich alles für meine Mutter tue, ihr alles recht mache, damit es ihr richtig gut geht, wird sie sehen, wie großartig ich bin. Und dann, dann bekomme ich endlich die ersehnte vorbehaltlose Herzenswärme. Störende Faktoren im Plan sind Sie als professionell Tätige. Denn Sie sind ja (auch) diejenigen, die der Mutter alles recht machen wollen. Jedoch begegnen möglicherweise Ihre unbewussten Anteile in der Tochter ihrer Bewohnerin einer Bekannten. Der „ungeliebten Tochter". Dem, was „man" an sich nicht mag, nicht akzeptieren kann. Verdrängt, bekämpft. Diesen Kampf tragen nun die zwei „ungeliebten Kinder" miteinander aus. Unbewusst. Die einen verschwinden, die anderen meckern.

Fatal wird es häufig, wenn im Kontakt mit Demenzerkrankten und deren Angehörigen mir meine eigene Geschichte begegnet. Die ungeliebten Anteile meiner Persönlichkeit. So lange ich diese abgespalten habe und abwehren muss, werde ich nur über eingeschränkte Handlungskompetenzen verfügen. Wissen um meine Familiengeschichte und deren teilweise uralten Lasten und Mechanismen wird mir helfen, mich zu emanzipieren. Um in der Folge souverän handeln zu können. Das Ganze gilt übrigens auch für Söhne und Töchter in der Angehörigenrolle.

Weiterführend:

„Vielleicht sollten wir alle uns mehr darauf besinnen, dass negative Kindheitseinflüsse sich nicht zwangsläufig zu Belastungen und Traumata auswachsen müssen. Und dass die Reflexion der eigenen Familiengeschichte uns auch die Chance bietet, aus dem Leben (und Leiden) unserer Vorfahren zu lernen und so unsere eigene Persönlichkeit weiterzuentwickeln. Dabei haben wir auch die Chance, die lebendigen und starken Persönlichkeitsanteile unserer Vorfahren in uns selbst zu integrieren, denn auch die Generationen der ersten Hälfte des 20. Jahrhunderts verfügt vielfach über eine erstaunliche psychische Stärke und Resilienz. Sicher ist, dass sich auch in fernen Eltern und in schwierigen Bindungstypen warmherzige Kinder verbergen, die dazugehören wollen, sich nach Anerkennung und Liebe sehnen. Das gilt für die Angehörigen. Und das gilt für uns selbst." (Tschainer 2014b, S. 10)

Das Wissen um die persönliche Familiengeschichte steht wiederum im Zusammenhang mit unseren Stichpunkten der Abwechslung, der Nachsicht und der Überlegungen. Letztere, die Reflexion, kann uns ebenfalls helfen, aus dem „Schatten der Vergangenheit" herauszutreten. Womit wir bei der zweiten „klassischen Situation" wären. Das Tagebuch von Frau Reisig wird uns noch einmal helfen: *„Sonntag. Heute habe ich einen schlechten Tag. Vor dem Aufstehen schon heule ich, weiß selbst nicht warum. Ich weiß ja, dass der Mensch zu 70 Prozent aus Wasser besteht, aber muss das denn alles zu den Augen heraus. Beim Aufstehen habe ich mich wieder so in der Gewalt, dass Gunther nichts davon merkt. Wir gehen alle Drei in die Kirche, danach wird gekocht. Mutti fragt wieder alle paar Minuten, ob sie nicht helfen kann. Nach dem Mittagessen will sie unbedingt einkaufen gehen, da wir sonst abends nichts zu essen haben. Heute sei Montag, das weiß sie ganz genau. Ich versuche zu erklären, dass wirklich Sonntag ist. Sie hat ja auch ihre geliebte Sahnetorte. Aber vergeblich, sie will zum Einkaufen. Dass die Läden zu sind, akzeptiert sie nicht."* (Tschainer 2002c, S. 39) Frau Reisig hat eine demenzerkrankte Mutter, welche entsprechend ihrer Bedürfnisse tätig werden will. Ausgerechnet Frau Reisig muss das erleben. Die als Kind nie machen durfte, was sie so gern wollte. Nämlich in den Zweigen des heimischen Apfelbaums zu sitzen und ein Buch zu lesen. Ihre Mutter verbot ihr das, verlangte töchterliche Hilfe bei den häuslichen Pflichten. Frau Reisigs Bedürfnisse hatten keinen Platz. Und nun lebt genau diese Mutter nach momentanen Bedürfnissen. Macht, was sie will. Aber nicht das, was Frau Reisig will. Konflikte sind vorprogrammiert.

Unser persönlicher Schatten. Unbewusste Mechanismen. „Was ich nicht durfte und damit darf, darfst Du auch nicht." Zum Beispiel mein Leben, meinen Alltag unter Berücksichtigung meiner eigenen Bedürfnisse zu gestalten. Zu leben.

Überlegungen – im Sinne von Reflexion – zu diesen unbewussten Prägungen unseres Gehirns verhelfen uns zu größerer Souveränität. Denn diese unbewussten Anteile unserer Persönlichkeit sind vielfach handlungsleitend. Auch im beruflichen Tun. Wäre es beispielsweise möglich, dass wir dieses „Weg-Laufen" so vehement verhindern möchten, weil wir die Demenzerkrankten beneiden? Manchmal am liebsten selbst Davon-Laufen möchten? Vom Ort unserer beruflichen Tätigkeit? Oder die krückstock-bewehrte Frau Weber. Sind wir manchmal auch wütend und unbeherrscht und finden diesen Charakterzug an uns selbst nicht besonders vorteilhaft? Was dazu führen könnte, dass wir mit heimlichen Vorbehalten gegenüber Frau Weber agieren. Anstatt aktiv für sie einzustehen. Solidarisieren uns lieber mit den korrekten Städterinnen.

„Überlegung“ beinhaltet „überlegen“ zu werden. Indem wir die unbewussten Anteile unserer Prägung kennenlernen und in unser explizites Gedächtnis aufnehmen. Mit dem alleinigen Ziel, dass wir ihre Mechanismen beherrschen. Und diese uns nicht unüberlegt „dazwischen funken“.

Weiterführend:
Ich persönlich finde es angenehm, nicht in einer Nussschale auf dem Ozean des Unterbewusstseins zu schaukeln. Sondern als selbst-bewusster Lotse auf einem soliden Dampfer zu reisen. Zumindest überwiegend.

Zu diesem Themenkreis gehört auch unser Umgang mit demenzerkrankten Frau und Männern, die unter einer posttraumatischen Belastungsstörung leiden. Als besondere Schwierigkeit schätze ich ein, dass unser Unterbewusstsein uns wohlmöglich in kritischen Situationen – mit Demenzerkrankten – eine Art „Täterschaft“ vorgaukelt. Diesbezüglich ermutige ich Sie zu sehr bewussten Überlegungen. Die unumgängliche Inkontinenzpflege – durchgeführt mit herzlicher Autorität – ist Teil Ihres beruflichen Handelns. Teil Ihrer Fürsorge um die Würde der Erkrankten. Die „Täter“ gehören zur Vergangenheit und liegen nicht in Ihrer Verantwortlichkeit. Es gehört leider zu den Symptomen der PTBS, dass die Traumatisierten durch Trigger in diese Vergangenheit katapultiert werden. Aber diese Mechanismen machen *Sie* auf keinen Fall zu „Gewalt-Tätern“.

Damit sind wir bei einem Zwischenfazit zu unseren Handlungsmöglichkeiten in den schwierigen Momenten der Begleitung demenzerkrankter Menschen angekommen. Ihr Leitfaden besteht bisher sowohl aus Ihren bewussten Kenntnissen zu „Grundlagen und Triebkräften unserer Existenz“ als auch zu den zwei zentralen Motiven menschlichen „Tun und Lassens“ („Sich-wirksam-Fühlen“, „Dazu-gehören-Wollen“) sowie zu unserem Verständnis des selbstschützenden Verhaltens. Nun verknüpfen wir diese drei Kenntnisse noch mit den Überlegungen zu unbewussten Anteilen der Persönlichkeit – dem „persönlichen Schatten“. Somit beherrschen Sie Demenzerisch® in fortgeschrittener Güte. (vgl. Abb. 36) Dabei entspricht es unserer menschlichen Natur, dass diese Kombination nicht immer und kontinuierlich gelingen kann. Manchmal hilft es nach Situationen, die uns an die Grenzen unserer Belastbarkeit führten, in einem ruhigen Moment über unseren „persönlichen Schatten“ nachzudenken. Denn: eine Akzeptanz eigener – so definierter – Schwächen bedingt auch die Akzeptanz eigener Stärken. Dies führt uns zum Gedanken der Nachsicht.

Abbildung 36: Demenzerisch® sprechen und handeln (fortgeschritten)

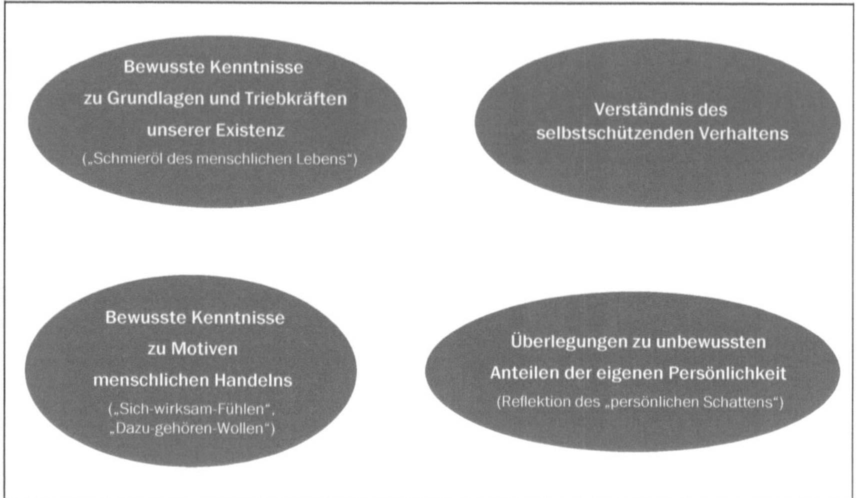

Ihre Nachsicht mit sich selbst. Die Toleranz eigener Unzulänglichkeiten. Dies hat nichts mit „schwächlich" zu tun. Unter Umständen begegnete Ihnen schon einmal der Begriff des „Helfer-Syndroms". Diesen verwende ich nicht (mehr), da er inzwischen mit einer sehr negativen Bewertung behaftet ist. Für angemessen halte ich die Bezeichnung der „sozialen Persönlichkeitsstruktur".

Weiterführend:

Die übliche Verwendung der Bezeichnung „Helfersyndrom" ist mit mangelnder Anerkennung verbunden. Unsere Gesellschaft kann und sollte froh und stolz sein, dass es nach wie vor Menschen gibt, die „helfen" wollen. Einen Beruf ausüben, in dem sie auch demenzerkrankten alten Menschen begegnen. Und die Anstrengungen deren Begleitung in unserer Welt auf sich nehmen. Auf der anderen Seite haben Mitarbeiterinnen und Mitarbeiter mit einer sozialen Persönlichkeitsstruktur auch eine besondere Verantwortung für sich. „Soziale Persönlichkeitsstruktur" bringt die Gefahr mit sich, sehr schnell in einem „schwarz-weiß" Raster zu handeln. Selbst-Bild auf der hellen Seite: Ich schaffe alles. Kann die Demenzerkrankten retten. Und vielleicht die Angehörigen gleicht mit. Selbst-Bild auf der dunklen Seite: Das und jenes habe ich wieder nicht geschafft. Es klappt gar nichts. Ich bin eine Versagerin.

Nachsicht mit sich selber beinhaltet das Wissen um typische Risiken einer solcherart geprägten Persönlichkeit. Deren Selbst-Erleben schwankt. Pendelt – relativ kompromisslos – zwischen Triumph und Ohnmacht. Alles oder nichts. (Dies beruht ebenfalls auf den erwähnten Faktoren des geprägten Selbstbildes.) Das Ziel der Nachsicht (der Toleranz) bildet eine zunehmende Kompromissfähigkeit. Die sogenannte Ambiguitätstoleranz mit ihrer Befähigung zum Mittelweg. Zwischen zwei unterschiedlichen – einander widersprechenden – Bedürfnissen meines Seelenlebens. (vgl. Krappmann 1998, S. 155)

Weiterführend:
Das auf den ersten Blick kompliziert anmutende Wort lässt sich mit „Duldsamkeit oder Widerstandsfähigkeit gegenüber Doppeldeutigkeit" wiedergeben. In unserem Leben begegnen uns täglich Situationen in unserem äußeren Umfeld wie auch in meinem Innenleben, die entweder in sich widersprüchliche Aspekte beinhalten oder die mich mit Dingen konfrontieren, die meinen Erwartungen bzw. Bedürfnissen widersprechen. Denken Sie nur an das Thema „Abnehmen und Diät" und die Lust auf einen köstlichen Eisbecher an einem heißen Sommertag. Mein Vorhaben, durch eine bewusste Ernährung drei Kilo weniger auf die Waage zu bekommen, wird torpediert von meinem Verlangen nach dem kühlen, süßen Genuss. Bin ich nun in der Lage, mir heute den Eisbecher zu gönnen und trotzdem weiterhin an meinen guten Vorsätzen kontinuierlich festzuhalten, verfüge ich über eine gute Ambiguitätstoleranz. Verbiete ich mir rigoros dieses Abweichen von meinem Vorhaben und lasse mich und meine Umwelt den restlichen Tag aus meiner daraus folgenden schlechten Laune leiden, dürfte meine Ambiguitätstoleranz entwicklungsfähig sein. Gleiches gilt auch für den Fall, dass ich mir zwar den Eisbecher leiste, dies jedoch nur mit einem schlechten Gewissen. Und mich in der Folge selbst innerlich verunglimpfe („Ich schaffe das ja sowieso nicht! Was bin ich doch bloß immer für eine Versagerin…!"), um dann am Abend gleich noch eine Schweinshaxe samt Kloß zu verspeisen. Mich prinzipiell von allen guten Vorsätzen abwendend. Eben: „schwarz oder weiß" und nichts dazwischen. Vielleicht fällt Ihnen zum Thema ein Beispiel aus Ihrem Leben ein. (Eine ausführliche Darstellung dieser komplexen Sachverhalte findet sich bei Krappmann im Kapitel „Ambiguitätstoleranz und Abwehrmechanismen" (S. 151–167) – die eben gemachten Ausführungen nehmen Bezug darauf.)

Meine – und Ihre – Ambiguitätstoleranz ist gut trainiert, wenn wir in der Lage sind, die Ambivalenz der Dinge zu erkennen und zu reflektieren, Kompromisse zu finden und ein partielles Unbefriedigt-Sein in die eine oder andere Richtung auszuhalten. Zum Beispiel unser Bedürfnis nach Feierabend mit dem Gefühl, das „Pensum erledigt" zuhaben. Entscheiden Sie sich, pünktlich nach Hause zu gehen, obwohl Sie wissen, dass Frau Meier noch geduscht werden müsste? (Am Morgen hatte sie sich strikt verweigert.) Ambiguitätstoleranz würde bedeuten: an einem Tag gehen Sie pünktlich nach Hause, weil Ihnen dieses Bedürfnis vorrangig ist. An einem anderen Tag bleiben Sie etwas länger. Um Ihrem Bedürfnis nach „Pensum erledigt" (oder nach „den Kollegen zu helfen") nachzukommen. Sie werden sich beide Male – für einen Moment – nicht hundertprozentig wohl fühlen mit der jeweiligen Entscheidung. Halten das aber aus, weil diese leichte Missstimmung zu Ambiguitätstoleranz dazugehört. Solcher Art seelisches Beratschlagen lässt sich trainieren. Voraussetzung stellt dar, dass Sie sich diesen

Mechanismus bewusstgemacht haben. Und *aktiv die für heute passende* Entscheidung treffen konnten. Probieren Sie diese Nachsicht mit sich selbst doch bitte in Ihrem Alltag mit Kleinigkeiten aus.

Weiterführend:
Ein gutes Trainingsfeld stellt beispielsweise dar, sich nicht mehr selber innerlich zu maßregeln, wenn Sie einmal nicht „perfekt" waren. „Das Abstellen der inneren Beschimpfung." Was sich wiederum mit den Überlegungen zu Ihrem persönlichen System der Normen und Regeln verknüpft.

Des Weiteren wird Sie eine entwickelte Ambiguitätstoleranz befähigen, eine adäquate Balance in der Nähe und Distanz zu anderen Menschen aufzubauen. Menschen mit einer sozialen Persönlichkeitsstruktur geraten immer wieder in die Gefahr, sich gegenüber anderen Personen und deren Bedürfnissen zu wenig abzugrenzen (zu viel Nähe). Oder sie blockieren die Wahrnehmung der Anliegen und Nöte anderer Menschen zum Teil völlig (zu viel Distanz). Beides führt über kurz oder lang zum Gefühl der „Vergeblichkeit", weil „es" nie genug sein wird (zu viel Nähe). Mit unverhältnismäßiger Distanz dagegen riskieren Sie, wenig oder nichts zu bewirken. Weil Ihrem Gegenüber Ihre Authentizität fehlt. Man kann Sie nicht erkennen. Hinter der „Mauer der Distanz" wird ein Vertrauensaufbau für „gefahrlose Begegnungen" schwierig.

Mit einer trainierten Ambiguitätstoleranz gelingt Ihnen die innere Abwechslung leichter. Womit ich Sie ermutigen möchte, Ihr inneres Wertesystem weiterzuentwickeln. Dies stellt eine große Voraussetzung für das – im gelingenden Umgang mit Demenzerkrankten – notwendige „Authentisch-Sein" dar. Denn innere Werte – Teil Ihrer Identität – steuern ebenfalls unbewusst Ihr Handeln. Besteht Ihr Selbstbild beispielsweise darin, dass Sie „keine" sind, „die streitet." haben Sie ein starkes Harmoniebedürfnis. Was vielfach von Vorteil ist. Aber auch zu „gespieltem" Auftreten führen wird.

Weiterführend:
Wir trauen uns – auch in Situationen, in denen es für alle Beteiligten von Vorteil wäre – nicht immer, authentisch zu sein. Uns mit unserer Meinung, Gefühlen, Bedürfnissen zu zeigen. Gesehen zu werden. Dabei könnten Aufrichtigkeit, Klarheit, Transparenz, Mut zum Austragen von Konflikten, Eingestehen von Fehlern in solchen Momenten letztendlich ein konstruktiveres Miteinander ermöglichen. Vielfach haben wir solche Kompetenzen nicht ausreichend lernen können. Zu selten die Erfahrung machen können, dass Mutig-Sein solcherart sich als lohnenswerte Angelegenheit erwies. Doch diese Angewohnheit der „Kleinmütigkeit" kann uns in der Begegnung mit Demenzerkrankten immer wieder in unangenehme Situationen bringen.

Erinnern Sie sich an die Mitarbeiterin mit ihrer Angst vor dem Betreten eines Bewohnerzimmers. Begründet in ihrer Furcht vor der Unberechenbarkeit des darin lebenden Mannes. Vor dessen selbstschützenden Verhalten. Ihre „gespielte Beherztheit" half ihr nicht weiter. Der Bewohner warf sie aus seinem Zimmer rasch wieder raus. Denken Sie an das Gespür und den Instinkt der Betroffenen für unsere emotionalen Zustände. Für unsere Unsicherheiten, Abneigung, schlechte Laune. Und nicht nur das, sie halten uns dann auch noch unser Porträt unmissverständlich vor die Nase. Also: unter die Augen. Indem er oder sie uns durch ihr Verhalten zurückmelden, „was ich für eine bin". Im Moment nicht ehrlich. Nicht glaubwürdig. Demenz reißt unsere Fassade ein. Änderung meines inneren Werte-Systems erlaubt mir, die zu sein, die ich bin. Und dies nach außen zu zeigen. Darunter verstehe ich weder Rücksichtslosigkeit noch den landläufigen sogenannten „Egoismus". Hier kommt dann wieder die Kompromissfähigkeit ins Spiel. Denn, ich *muss* nicht immer zeigen, dass ich Angst habe. Aber ich *kann* es. Und ich sollte es im Umgang mit Demenzerkrankten. Unserer Mitarbeiterin stünden damit zwei Handlungsoptionen zur Verfügung. Sie kann die abendliche Versorgung des Bewohners „authentisch" versuchen. Indem sie beispielsweise sein Zimmer mit Worten wie „Mir ist ganz bange, darf ich in Ihr Zimmer kommen?" betritt. Oder sie versucht dies nicht. Und bittet eine Kollegin oder einen Kollegen, den Bewohner oder Patienten „zu übernehmen". Das „richtige" Ziel ist nicht, dass alles unkompliziert klappt, sondern dass es einigermaßen klappt. Oder: dass der Bewohner sich respektiert fühlt. Auf ihn Rücksicht genommen wird. Das ist nicht der Fall, wenn abends plötzlich fremde, „scheinheilige" Menschen in seiner Wohnung (seinem Zimmer) stehen. Ihm erklärend, dass sie ihn jetzt zu Bett bringen wollen. *Er ist doch kein Kind!* Und, erinnern Sie sich?: Demenzerkrankte können irgendwann im Laufe der Zerstörung ihres Gehirns keine Rücksicht mehr nehmen. Im Sinne von Rück-sicht. Da die entsprechenden Gehirnstrukturen dafür (Zeit und Reflexionsfähigkeit) zerstört worden sind.

Weiterführend:
Es bedürfte hier einer weitergehenden Analyse, um der Komplexität solcher Situationen gerecht zu werden. Vielfach verstärken Persönlichkeitsstrukturen der beiden Beteiligten die Abwehr oder Verweigerungshaltung der Demenzerkrankten. Auch hier greifen psychologische Mechanismen der Projektion. Sicherlich – solche Gedankengänge müssen im Bereich der Vermutungen bleiben, weil zumindest die Demenzerkrankten dazu keine Auskunft mehr geben können. Zumindest bedenken sollten wir, dass das Spüren der Angst meines Gegenüber bei mir – die ich selber Angst habe, diese aber nicht einmal mir selbst eingestehen kann – eine Abwehrreaktion auslöst. Denken Sie bitte an den Faktor, dass das, was ich an mir selber nicht leiden kann, uns Menschen immer wieder dazu bewegt, dies am anderen zu bekämpfen.

Die innere Abwechslung zielt auf eine Veränderung meiner inneren Maßstäbe ab. Das betrifft sowohl die inneren Werte zu dem, wie ich gern wäre. Als auch die von außen kommenden Normen zu dem, wie ich sein sollte. Innere Abwechslung erlaubt die Kündigung des Anspruchs auf Perfektion. Mit solcher Verabschiedung wird ein authentisches Auftreten im Kontakt mit demenzerkrankten Frauen und Männern möglich. Sie werden nicht zusätzlich verunsichert, denn ich trete so auf, wie ich – in Wirklichkeit – bin.

Weiterführend:
Ein Selbstbild des „Unwirksam-Seins" produziert missmutige Gedanken. Mit diesen wächst das Risiko der „sich selbsterfüllenden Prophezeiung" rapide. So ein Fäll wäre, dass Sie beim Gedanken an die Versorgung von Frau Meier sich von vornherein das – für Sie – negative Ergebnis ausmalen: „Wahrscheinlich will die wieder nicht ins Bad." *Ihre* Entmutigung wird die demenzerkrankte Frau mit ihren sensibilisierten Antennen spüren. Und sich nur zögerlich – oder gar nicht – auf Sie einlassen. Wie ginge es Ihnen als Kapitän des Schiffes mit dem verzagten Lotsen?

Ein Ziel des Demenzerisch® lernen besteht darin, dass *Sie* sich wirksam fühlen. Sich nicht dem Gefühl der Ohnmacht und des Kontrollverlustes ungeschützt ausgesetzt fühlen. Dafür investieren Sie so einiges in Ihre Persönlichkeit. Deren Entwicklung. Doch wie steht es um die äußeren Gegebenheiten? Die Rahmenbedingungen. In unserer Welt finden wir alle immer wieder äußere Konstellationen vor, die uns belasten. An denen wir jedoch nichts oder (zu) wenig ändern können. Nichts bewirken. Selbst-Bewusstsein im Sinne des Demenzerisch® lernen beinhaltet eine Akzeptanz von Rahmenbedingungen. *Ihre* Genehmigung von Äußerlichkeiten. Dazu gehört einerseits die Akzeptanz der Erkrankung samt deren Auswirkungen. Das wissen Sie bereits. Ihrer bewussten Genehmigung bedürfen ebenso die Umstände, unter denen sie Demenzerkrankte begleiten und pflegen. Sei es zu Hause. Sei es in Institutionen der Altenpflege. Der Krankenhäuser und Kliniken. (Oder auch der Behindertenhilfe.) Vorgaben. Finanzierung. Personalmangel. Bei der privaten Pflege etwa die zu kleine Wohnung. Der sich entfernende Freundeskreis. Sie werden äußere Rahmenbedingungen zuerst einmal akzeptieren müssen. Um dann – aktiv – über Ihr weiteres Vorgehen entscheiden zu *können.*

Beispiele: Wir sprachen schon über die „Wichtigkeit der Teamarbeit", der Rituale für einen gelingenden Umgang mit den Betroffenen. Und dass Ihr Team möglicherweise nicht an „einem Strang zieht". „Bewusste Genehmigung" bedeutet, dass Sie diese Rahmenbedingung des uneinigen Teams akzeptieren. Ohne Wenn und Aber. Und im Weiteren sich überlegen, in welches Vorgehen Sie Ihre Energie investieren möchten.

Weiterführend:
Gibt es etwas, was Sie aktiv tun könnten? Folgende Ideen möchte ich Ihnen beispielhaft an die Hand geben: Das Finden einer Gleichgesinnten. (Zu zweit lassen sich Dynamiken in Gruppen schon leichter beeinflussen.) Für die Installation einer Maßnahme der Teamentwicklung eintreten. Den Wechsel des Arbeitsplatzes einleiten. Oder ausschließlich die Energien in das Schaffen von „Wohlfühl-Inseln" im Rahmen Ihrer Tätigkeit zu investieren.

Zweites Beispiel: Die Akzeptanz der Rahmenbedingungen in Krankenhäusern und Kliniken, welche bezüglich „der Demenz" für alle Involvierten eine große Herausforderung darstellen. Investieren Sie beispielsweise Ihre Energie in die Entwicklung Ihrer Ambiguitätstoleranz. In eine Routine bezüglich unseres Grundsatzes des „Versuch und Irrtums". In Ihre Aufmerksamkeit für „Wohlfühl-Inseln". Bei all diesen Versuchen bleibt ein „Aber". Das „System Klinik" widerspricht automatisch dem „System Demenz". Kontrollverlust und Perfektion. Unserem Demenzerisch® sprechen und handeln sind in dieser Konstellation enge Grenzen gesetzt. In der Akzeptanz dieser Tatsache besteht ebenso eine aktive „Genehmigung von Äußerlichkeiten".

Hinsichtlich der inneren Genehmigung möchte ich Sie noch einmal an den „Ausbau Ihrer verbalen Fähigkeiten" erinnern. Zu Rahmenbedingungen zählt auch das Vorhandensein von Aufsichtsbehörden und anderer Kontrollmechanismen. Deren Vorgehen wiederum strukturiert wird durch – gesetzliche – Vorgaben. Daraus folgendes Handeln erleben Sie vielleicht manchmal auch so, als ob es Bausteinen Ihres Handwerkskoffers nicht positiv gegenüber stünde. (Zum Beispiel dem Baustein „Nichts-Tun-Dürfen".) Das Ziel, Ihre Energien in den Ausbau Ihrer fachlichen Argumentationsfähigkeit zu investieren, wird an diesen – so erlebten – „Äußerlichkeiten" etwas ändern können.

Zu Rahmenbedingungen und zu einer sich-selbst-bewussten Persönlichkeit dürfte auch folgendes zählen: Ich weiß um das, was ich kann. Und: um das was ich nicht kann. Nicht jeder Frau und nicht jedem Mann, nicht jeder Persönlichkeitsstruktur gelingt die Akzeptanz der „Rahmenbedingung Demenz". Daraus lässt sich folgern: nicht alle Menschen sind geeignet für eine berufliche Begleitung und Pflege Demenzerkrankter. (Vergleichbar dem, dass es in der Rolle des Angehörigen-Seins manchmal besser ist, nahestehende Demenzerkrankte in einer Institution von professionell Tätigen versorgen zu lassen.) Woraus wiederum resultiert, dass ein Bewusstsein meiner Selbst auch zu dem Eingeständnis führen kann (und sollte), dass ich die Arbeit für Demenzerkrankte nicht leisten kann und will.

Völlig unabhängig davon, wie Ihre Entscheidungen aussehen, ein Faktor ist ausschlaggebend: Verharren Sie bitte nicht im *permanenten* und *ausschließlichen* Beklagen der Umstände. Diese Strategie verschwendet immens viele Ihrer Energien. Völlig wirkungslos. Und das ist schade. Bewusste „Akzeptanz von Rahmenbedingungen" stellt das Gegenteil von Ressourcen-Verschwendung dar.

Und sollte nicht mit Fatalismus verwechselt werden. Es geht um Ihre *aktive* Überlegung, in welche Ihrer Entscheidungen Sie Ihre Energien intensivieren wollen. Womit wir wieder beim Thema der passenden Zielfindung angekommen wären. Die folgende Abbildung gibt Ihnen einen Überblick zum Netzwerk der Wirksamkeit und des Selbstbewusstseins (vgl. Abb. 37).

Abbildung 37: Wirksamkeit und Selbstbewusstsein

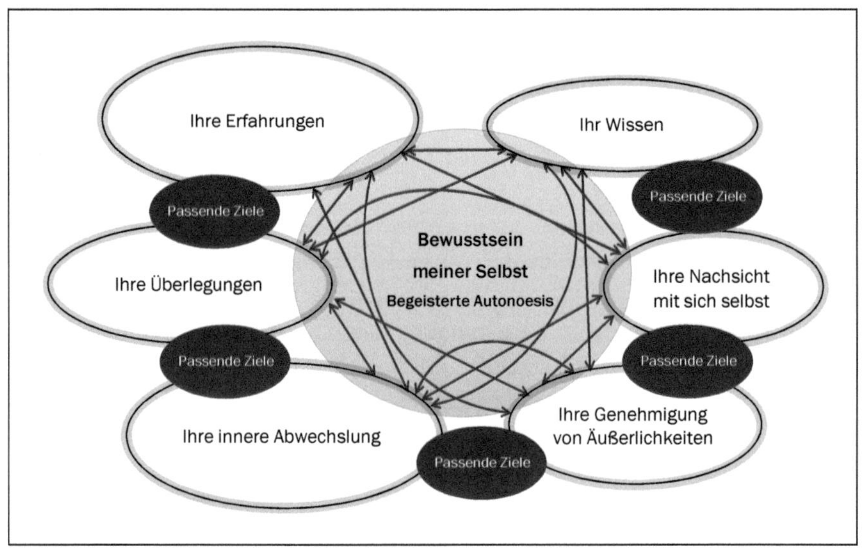

Ein selbst-bewusster Lotse mit den passenden Zielen. Sie als Frau oder Mann sind gefragt.

Kapitel 8
Zusammenfassung Demenzerisch® sprechen und handeln

Demenzerkrankte Frauen und Männer sind *„ganz normale Menschen"*. Nur in ihrer Zeit lebend. Aber in unserer Welt. Das verbindet uns.

Doch der Ansatz unserer Welt, den Betroffenen ein „selbstbestimmtes Leben" ermöglichen zu wollen, erweist sich als unangemessen. Und die Annahme unserer Welt, dass Demenzerkrankte aggressiv seien, ist unangebracht.

Robuste Sätze. Doch wir brauchen Klarheit. Einen klaren Blick in der Verwirrung. Es bedarf einer *Veränderung unseres Blickwinkels.* Darin besteht die Transferleistung unseres gesunden Gehirns. „Demenzerisch® lernen" will Sie anregen, Ihr Gehirn umzutrainieren.

Dazu gehören auch Ihre Kenntnisse zu Gründen für die klaren Eingangssätze. Hinter der Aussage, „selbstbestimmt" sei unangemessen, steckt das Wissen um Veränderungen des menschlichen Gehirns im Laufe einer Demenzerkrankung. Bei zumindest sechzig bis siebzig Prozent der primär Demenzerkrankten wird die neurobiologische Basis des Bewusstseins ihrer Selbst sehr früh vernichtet.

Weiterführend:
Diese Zahlen beziehen sich auf die Häufigkeit der Demenzursache „Alzheimer Krankheit". Bei den vaskulären Ursachen einer primären Demenz hängt dies ab von den jeweiligen Orten der Durchblutungsstörungen. Und den damit verbundenen Beschädigungen der neuronalen Netzwerke.

Wir benötigen gesundes Hirngewebe. Damit zwei Gedächtnisarten reibungslos funktionieren: das autobiographische und das Arbeitsgedächtnis. Beide – die übrigens miteinander verquickt sind – bieten uns die Möglichkeiten zur Selbstbestimmung. Der Satz: „Um zu wissen, was ich tun will – muss ich wissen, was ich tun will" sollte Ihnen bekannt vorkommen. Nur wenn ich – mir meiner Selbst – bewusst handeln kann, sind meine Handlungen und deren Konsequenzen selbstbestimmt. Ansonsten sind sie zufällig. Dann treffe ich beispielsweise falsche Entscheidungen. In Unkenntnis meiner Vorlieben oder meiner bisher erworbenen Einsichten. Schlechtesten Falls sind meine Handlungen und deren Ergebnisse fremdbestimmt. Weil jemand anders meint, dass er oder sie weiß, was ich mag oder was mir guttut. Daraufhin die Entscheidung für mich treffend. Mein sich (er-)kennendes Selbst (Autonoesis) – mit der Fähigkeit zur Reflexion – beruht auf einem von A bis Z funktionierenden Gehirn. Neben dieser Fähigkeit zum überlegten Handeln bedarf selbstbestimmte menschliche Existenz eines zweiten Talents. Dem Erkennen des Faktors „Zeit“. Dieser spielt eine elementare Rolle für das „Bewusstsein meiner Selbst“. Durch „Spazierengehen in meiner Vergangenheit“ kann ich mich meiner Selbst vergewissern. Damit weiß ich um „mein Gestern“. Und vermag mir „mein Morgen“ vorzustellen. Demenzerkrankte Frauen und Männer *„haben keine Zeit“*. Sie können nur noch – zunehmend und mit Fortschreiten der Erkrankung fast ausschließlich – im „Heute“ leben. Aufgrund der Zerstörung ihrer Hirnsubstanz.

Eine Veränderung unseres Blickwinkels akzeptiert somit die Tatsache des *„sich selbst“ Verlierens* als auch des (fast ausschließlichen) Da-Seins im „Hier und Jetzt“.

Beinhaltet dieser Verlust der neurobiologischen Möglichkeiten zur Selbstbestimmung, dass demenzerkrankte Frauen und Männer sämtlicher Gestaltungsmöglichkeiten ihres Lebens beraubt sind? Nicht unbedingt. Hier kommt als entscheidender Fakt *unser* Verhalten ins Spiel. Denn der Verlust der Nervenzellen im Gehirn stellt die eine Seite der Medaille dar. Die andere hat wiederum mit *unserem* Blickwinkel zu tun. Unserem „Defizit-Blickwinkel“. Eine Form der Scheu-Klappen. Wir sehen stur geradeaus und erblicken: das, „was nicht mehr geht“. Zumindest entsprechend unserer Vorstellungen. Darüber, wie die Welt und das Zusammenleben von Menschen zu funktionieren habe. „Die können gar nichts mehr“, lautet eine vielgehörte Behauptung. Veränderung des Blickwinkels setzt auf ein Abnehmen der Scheu(-Klappen). Womit wir nach rechts und links sehen können. *Wahrnehmend die Ressourcen der Erkrankten.* Ihre Kompetenzen, um – mit den Funktionsstörungen ihres Gehirns und trotz der damit bedingten Fähigkeitsausfälle – ihren Alltag zu bewältigen. Ihre Kompetenz zur Kompensation. Mit allen ihrem Gehirn noch zur Verfügung stehenden Mittel.

Mit solchen – realitätsorientierten – Veränderungen unserer Sichtweisen ermöglichen wir den Erkrankten *eine Freiheit zum Handeln.* In unserer Welt. Mit ihrer Zeit.

„Demenzerisch® verstehen, sprechen und handeln“ beruht somit auf einer Transferleistung unseres Gehirns. Dem Aus- und Umbau unseres gesunden Organs zur Relais-Station. Mit diesem Vorgehen können wir unsere Energien freisetzen für einen der Erkrankung, dem jeweiligen Krankheitsstadium und der jeweiligen Persönlichkeit der Betroffenen angemessenen Umgang.

Ein weiterer Schritt im Aus- und Umbau unserer Relais-Station betrifft die Betrachtung des – von uns so erlebten – aggressiven Verhaltens. Eine „Annahme, die ungeeignet“ sei. Demenzerisch® ersetzt diesen unzutreffenden Erklärungsversuch mit dem Begriff des *selbstschützenden Verhaltens.* Auch damit gewinnen wir einen völlig neuen Blick. Ermöglicht durch unser Wissen um das Trio der Selbsterhaltung, welches seinen Sitz in evolutionär alten Anteilen des menschlichen Gehirns hat. Dieses Trio übernimmt in Momenten, in denen wir uns existentiell bedroht fühlen, automatisch die Regie über unser Verhalten. Vom Umstand, dass Demenzerkrankte sehr schnell in so einen Zustand geraten können, hat unsere Relais-Station eine Ahnung. Denn sie weiß, dass demenzerkrankte Frauen und Männer den Hausherren-Status in ihrem Leben verlieren. Die Richtwerte unserer Verstandeswelt – geprägt von strukturierter „Zeit" – funktionieren immer weniger. Oder gar nicht mehr. Was das Gefühl eines immer umfassenderen Kontrollverlustes nach sich zieht. Mit der Folge eines Zustandes des chronischen Gestresst-Seins. Solches versetzt das Trio der Selbsterhaltung allgemein in einen erhöhten Alarm-Zustand. Bereit stehen „Kampf, Flucht, Erstarrung" als Mittel der Existenz-Verteidigung. Kommen nun für die Demenzerkrankten zusätzliche Stressoren von außen dazu, erleben wir das selbstschützende Verhalten.

Weiterführend:
Die Ursachen für als unangenehm oder unerträglich erlebte Handlungsweisen Demenzerkrankter liegen zu etwa achtzig Prozent im Umfeld der Erkrankten. Nur etwa zwanzig Prozent des sogenannten „herausfordernden Verhaltens" entstehen aufgrund der Krankheitsprozesse im Gehirn.

„Aggressiv-zu-Sein" erlauben die zerfallenden Gehirnstrukturen den Erkrankten nicht mehr. Denn Aggression beruht auf der „Fähigkeit zum überlegten Handeln": Aggression definiert sich mit dem *Entschluss* zum Anrichten von Schaden. Und besteht somit in einem aktiven und zielgerichteten Verhalten. Die von uns als „herausfordernd" erlebten Momente fordern uns tatsächlich heraus. Eine aggressive Absicht der Demenzerkrankten steckt jedoch nicht dahinter. Die erhaltenen Anteile ihres Gehirns agieren aus ihrem augenblicklichen Erleben, einem Gefühl des Bedroht-Seins heraus.

In diesem Zusammenhang legt – aufgrund der Brisanz des Themas – Demenzerisch® lernen Wert auf das Folgende: Hinsichtlich der uns herausfordernden Verhaltensweisen bedarf es unserer besonderen Kenntnisse um die Auswirkungen eines traumatischen Lebensereignisses. Unter uns leben nicht wenige Demenzerkrankte, die zusätzlich an den Folgen einer nicht verarbeiteten Traumatisierung leiden (Posttraumatische Belastungsstörung, PTBS). Das Zusammentreffen entsprechender Symptome des abgespaltenen „Trauma-Gedächtnisses" mit demenzbedingten Auswirkungen der Funktionsstörungen im Gehirn erhöht das Risiko der „eskalierenden" Situationen. Eine besondere Sensibilität und entsprechende Bausteine unseres Handwerkskoffers sind hier notwendig.

Und welche Elemente befinden sich – neben dem grundlegenden Baustein der „Veränderung unseres Blickwinkels" – in dem Koffer? Welche Möglichkeiten zur Gestaltung eines gelingenden Umgangs mit den demenzerkrankten

Frauen und Männern stehen uns zur Verfügung? Diese Frage kurz beantwortend, benennt Demenzerisch® lernen drei Dinge. Wir benötigen Fähigkeiten zur Analyse, zur Bestimmung angemessener Ziele sowie entsprechende Kompetenzen zu deren Umsetzung.

Zu unseren Analyse-Fähigkeiten. Der eingangs benannte Gedanke vom „Sich-selbst-verlieren" lautet als komplette Gegebenheit so: „Wir verlieren uns selbst und nehmen doch Teile von uns mit in die Demenz." Frauen und Männer mit einem gesunden und mit einem demenzerkrankten Gehirn haben Gemeinsamkeiten. Uns verbinden die identitätssichernden Maßnahmen aus dem Pool der „gesellschaftlich akzeptierten menschlichen Verhaltensweisen". Unterschiedliche Strategien, um die Höhen und Tiefen des Lebens zu bewältigen („Schmieröl fürs menschliche Dasein"). Seien es das Fassadenverhalten oder die Vermeidungsstrategien. Aus diesem Pool bedienen sich alle gleichermaßen. Die Demenzerkrankten. Und wir. Auch wenn für die Erkrankten die Nutzung mancher der Strategien im zunehmenden Krankheitsverlauf schwieriger bis unmöglich wird. Daneben teilen wir Persönlichkeitsstrukturen. Faktoren, die wir umgangssprachlich auch als „Charakter" bezeichnen. Unser Lebenskonzept. Das kann – um Schubladen aufzuziehen – das Durchsetzungsvermögen oder das Harmoniebedürfnis sein. Teile unseres Lebenskonzeptes als auch häufig genutzte Momente aus dem Pool des „Schmieröls fürs menschliche Dasein" nehmen wir in die Demenzerkrankung mit. Nicht selten entsteht daraus der Eindruck von den „lieben Demenzkranken" und den „aggressiven Demenzkranken". Eine *bewusste Kenntnis* dieser uns allen geläufigen und eigenen Mechanismen stellt eine der Analyse-Fähigkeiten dar. Die andere ist die Begeisterung am *Detektiv-Sein.* Der Wille, diese handlungsleitenden oder -bestimmenden Aspekte herauszufinden. Denn diese stellen zumeist die Motivation für die uns irritierenden oder belastenden Verhaltensweisen dar. Versuche der Demenzerkrankten, die Bedrohung ihrer Identität zu bewältigen. Ihr Abrutschen auf dem kippenden Tisch aufzuhalten. Dem Identitätstisch mit seinen fünf Beinen.

Zu einer kompetenten detektivischen Tätigkeit gehört auch dazu, die Grenzen unserer Möglichkeiten zu akzeptieren. Nicht immer wird es gelingen, die Rätsel zu lösen. Denken Sie an den Ingenieur, der stundenlang perfekte Stapel aus Toilettenpapier herstellte. Wofür keine Erklärung zu finden war. Gelingendes Demenzerisch® handeln besteht darin, einerseits die Rätsellösung *zu wollen.* Und wenn das trotz aller Bemühungen nicht klappt, andererseits dieses momentane Scheitern sachlich zur Kenntnis zu nehmen. Um mit Ihrer entwickelten Ambiguitätstoleranz den Erkrankten ihr Sich-wirksam-Fühlen oder dazugehören-Wollen zu ermöglichen.

Was können *wir* nun tun, um die fünf Tischbeine – die fünf Identitätssäulen – zu stabilisieren? Unser Engagement und unser Handeln müssen auf einer *passenden Zielsetzung* beruhen. Die zerfallenden Tischbeine vermögen wir nicht zu reparieren. Ihre Porosität – ihre Zerstörung – ist unumkehrbar. Womit die

Wünsche, andauernde Stress-Freiheit für die Demenzerkrankten zu erreichen, ein hundertprozentig sicheres Lebensgefühl herzustellen, umfassende Zufriedenheit zu bewirken, unerfüllbar bleiben. Unpassend. Es ist nicht möglich. Die Zerstörungen der Hirn-Strukturen stehen dem entgegen. Möglich ist, für eine Minimierung der Bedrohung zu sorgen. Indem wir uns ein realistisches Ziel setzen. Nämlich die sich wiederholende Herstellung von *Wohlfühl-Inseln*. Nicht mehr, aber auch nicht weniger.

Zur Umsetzung bedienen wir uns so einiger Bausteine. Eine ihrer Hauptabteilungen trägt den Namen: Anbieten von Möglichkeiten zur Befriedigung maßgeblicher menschlicher Bedürfnisse (Dazu-Gehören und Wirksam-Sein). Dabei spielen die Maßstäbe unserer Verstandeswelt immer weniger bzw. keine Rolle, sondern ausschließlich das subjektive Erleben der Erkrankten. Mit einem solchen Vorgehen können wir für eine Minimierung des Gefühls des andauernden Kontrollverlustes sorgen. Der Ungewissheit des sich auftuenden Abgrundes. Vermögen Momente der Sicherheit zu schaffen. Wohlfühl-Inseln. In vielen Varianten. Die von mir so genannte „Gefahrlosigkeit von Begegnungen" stellt dabei ein zentrales Moment dar. Wir können den dafür notwendigen Vertrauensaufbau durch Rücksichtnahme und Verständnis erreichen. Indem wir beispielsweise all unsere Appelle an den Verstand vermeiden („Sie müssen doch verstehen, ..." oder „Sehen Sie nicht, dass ..."). Indem wir auf Gewalt verzichten. Damit meine ich nicht nur die grobe, augenfällige Gewalt. Sondern auch – und gerade – deren Feinheiten. Die Varianten der Manipulation, der Ignoranz, der Nötigung, der Beschämung. Vertrauen entsteht in unserer Welt, wenn mein Gegenüber berechenbar wirkt. Weil sie oder er authentisch ist. Und souverän. In aller Gelassenheit. Oder mit „herzlicher Autorität". Sicherheit geben wir durch Wissen um erhaltene Splitter der Identitätssäulen. Jene als „Schlüsselwörter" anwenden: Die „zuverlässige" Frau Schubert. Lassen wir der Erkrankten ihre Fassade. Deren unbedingte Wahrung ihre Lebens-Strategie verkörpert. Dann erlebt sie, dass ihre Versuche, mit ihrer ganz persönlichen Katastrophe klarzukommen, auf Akzeptanz stoßen. Dann entsteht ein Moment des Dazu-Gehörens. Zu unserer Welt. Dazu-Gehören und Wirksam-Sein. Unentbehrlich. Je öfter wir dieses ermöglichen können, desto mehr bieten wir den Demenzerkrankten das Gefühl der Sicherheit. Und damit haben sie – wenn vielleicht auch nur für einen Moment – Vertrauen.

All dies zu ermöglichen ist eine weitere Hauptabteilung unseres Handwerkskoffers: die Neu-Definition unseres Verständnisses von „Hilfe". Letzteres wird „ergebnis-anders", so wie das Sich-wirksam-Fühlen der Erkrankten nach unseren Maßstäben sich „ergebnis-frei" gestalten muss. Bei all unseren Bemühungen benötigen wir noch eine weitere Hauptabteilung: Beharrlichkeit. Ohne das Prinzip „Versuch und Irrtum", ohne Geduld, ohne das Aushalten der Wiederholungen in Aktivitäten und Fragen der Betroffenen kommt Demenzerisch® sprechen und handeln nicht aus. „Aushalten" stellt eine Herausforderung für uns dar. Die Begleitung und Pflege lässt uns immer wieder an Grenzen geraten. Das gehört dazu. In unserer Welt. Der Ausbau unserer Relais-Station bedarf der Übung. Unser „persönlicher Schatten“ behindert uns manchmal dabei. Also bedarf gelingender Umgang mit Demenzerkrankten auch der Kenntnisse unserer individuellen Prägungen. Schließlich müssen wir – meine und Ihre Persönlichkeit – den Handwerkskoffer verwenden. Eine andere Möglichkeit besteht nicht. Um uns dabei nicht zu überfordern, bedarf es der vierten Hauptabteilung: ein entsprechendes Selbst-Bewusstsein. Das Wissen um die Stärken und Schwächen meiner Persönlichkeit. Denn diese haben entscheidenden Anteil am Gelingen oder Nicht-Gelingen unserer Begleitung und Pflege der Betroffenen. Notwendig ist eine Begeisterung zum mich kennenlernen und weiterentwickeln. Denn auch wir, Sie, müssen sich in unserer Welt – mit deren Rahmenbedingungen – wirksam fühlen können.

Um genau ein „Handeln in Freiheit“ für die Demenzerkrankten zu ermöglichen.

Zusammenfassend finden Sie in Abbildung 38 die zentralen Momente des Demenzerisch® Sprechen und Handelns (vgl. Abb. 38).

Abbildung 38: Zentrale Momente des Demenzerisch® Sprechen und Handelns

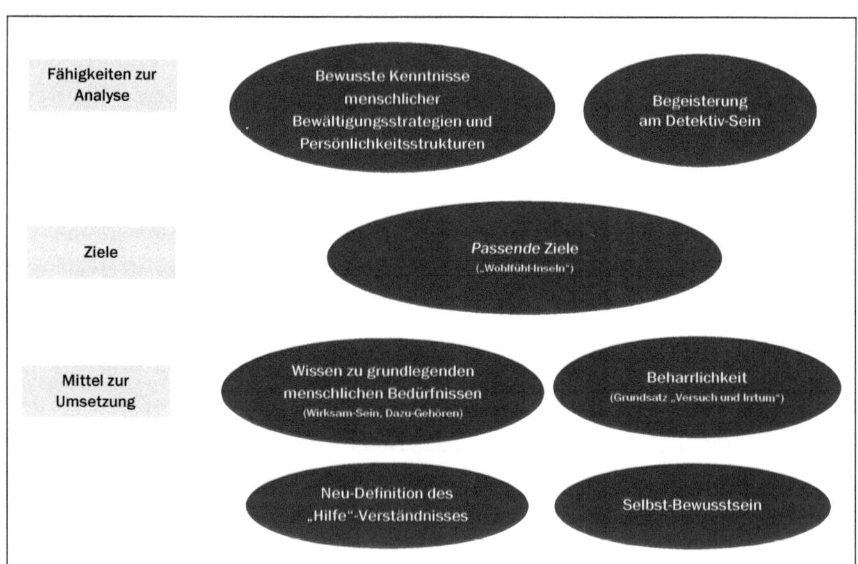

Kapitel 9
Glücklich-Sein oder: was die Demenz uns lehrt

„Erhebe Dich du schwacher Geist mit Deinen blinden Fenstern."
„Es ist, wie wenn sich ein Raureif über meine Seele gelegt hätte."

Aussagen eines 81-jährigen Mannes und einer 84-jährigen Frau. Sie standen beide noch am Anfang ihrer Erkrankung. Selbstbewusster Aussagen noch befähigt. Der Wille, sich nicht unterkriegen zu lassen. Trauer und Verzagtheit.

Demenz macht unglücklich. Daran gibt es nichts zu beschönigen. Diese Erkrankung trifft unser Gehirn. Beraubt uns der Möglichkeit, unser Leben selbstbewusst zu führen. Selbstbestimmt. Demenz verunsichert. Alle. Denken Sie an Frau Schubert, Frau Reisig. Herrn Hermann. Oder auch an die um Frau Krämer bemühten Mitarbeiterinnen. Beteiligte und Betroffene erleben den bestürzenden Verlust an Kontrolle. Bei Menschen, die auf Jahrzehnte eines gelebten Lebens zurückblicken könnten. Frauen und Männer, denen ihre Lebensleistungen, Freude und Kummer, harte Arbeit und erfolgreiches Mühen anzusehen sind. In diesem Sinne macht Demenz unglücklich.

Glück jedoch. Was ist das? Bin ich glücklich? Diese Frage muss ich mir erst durch den Kopf gehen lassen. Glück als Ergebnis rationaler Überlegungen? Oder doch eher automatisches Resultat eines Behagens? Ich *fühle* etwas, das wir landläufig als „Glücklich-Sein" bezeichnen. Weil ich gerade das Schlusswort dieses Buches schreibe. Zufriedenheit verspüre. Erleichterung. Ich habe es gleich geschafft. Mir ist etwas gelungen. Aber *mein* Gefühl wird *Sie* wahrscheinlich nicht unbedingt glücklich machen. Sind Sie gerade glücklich?

In unserer Welt ist Glück ist subjektiv. Eine Sache des Augenblickes. Das kann morgen schon wieder ganz anders sein. Unser aller Leben besteht nicht nur aus fröhlichen Momenten. Leid und Schwierigkeiten gehören dazu. *Durchweg* „glücklich" sein zu wollen. Ein unpassendes Ziel. Glück ist momentan. Und kommt damit den Möglichkeiten des zerrütteten Gehirns entgegen. „Da-Sein" begrenzt auf den Moment. Doch es – das Glück – benötigt für seinen Lauf in die Herzen der Erkrankten freie Bahn. Dass *wir* es nicht stören.

„Es ist, wie wenn sich ein Raureif über meine Seele gelegt hätte" (der 81-jährige Herr Friedel). „Erhebe Dich du schwacher Geist mit Deinen blinden Fenstern" (die 84-jährige Frau Thieme). Aus beiden Sätzen scheinen die Lebensprinzipien heraus. Strategien zur Lebensbewältigung. Frau Thieme dürfte eine Dame gewesen sein, deren Leben wohl unter dem Motto stand „Haltung bewahren". Egal, was kommt. Wie mühsam oder prekär der Alltag, die Ehe oder Begegnungen mit anderen Menschen auch gewesen sein mögen. „Davon lass ich mich nicht unterkriegen!" – zumindest äußerlich nicht – könnte ihr Leitsatz durchs Leben gewesen sein. Und immer wenn ihr dieses Fortsetzen der kultivierten Fassade gelingt, dürfte sie – wenn nicht glücklich – so doch zufrieden sein. Weil es ihr gelungen ist, „die Haltung zu wahren". Inmitten aller Auflösung ihres Lebens. Vorausgesetzt wir stören des Glückes Lauf nicht mit unserer Fürsorge. Unseren Argumenten und Erklärungen.

Herr Friedel. Ein Mann, der schon immer etwas schwerer durchs Leben ging. Dem „das Weitermachen" nach Krisen oder Niederlagen nicht so leichtfiel. Der immer sein Bestes gab. Und bei dem doch „Glücklich-Sein" nie zu einem festen Lebensinventar gehören konnte. Vielleicht kann es für Herrn Friedel beglückend sein, wenn sein Gegenüber seiner Traurigkeit und Scham respektvoll begegnet. Diese Gefühle nicht wegzureden versucht. Das Glück nicht vertreibt. Herrn Friedels momentane Beglückung. Durch unsere Rücksichtnahme. Unser Verständnis.

Es hängt vom Lebenskonzept der Erkrankten – und: von unserem Umgang mit ihnen ab. Die Momente des Glücks. Sicher ist, dass jeder Mensch – auch eine Person, deren Gehirn zerstört wird – glückliche Momente erleben kann. In gelungenen Begegnungen mit anderen Menschen. In zufriedenstellenden Betätigungen im Laufe seines Tages. In Augenblicken des Gelassen-Seins. „Wenn man so sein darf, wie man gerade ist."

Das ist der Moment, in dem *wir* innehalten könnten. Die furchtbaren Auswirkungen der Zerstörung unseres – so unbeachteten – Gehirns geben Anlass. Zum Lernen. Demenzerkrankte Frauen und Männern zeigen uns – ungewollt und unreflektiert – ein Leben aus dem Augenblick heraus. Nicht mehr perfekt. Der Moment ist das einzig Entscheidende. Und sie halten uns einen Spiegel vor. Aus ihrer Not heraus. Wir könnten uns in der Begegnung mit der Demenz besser kennenlernen. Um in der Konsequenz vielleicht noch öfter Glücks-Momente zu erleben. In unserem Leben. Mit seinen „normalen" Höhen und Tiefen.

Eine solche Weiterentwicklung meiner Person – meines Gehirns – ließe zumindest eine Sache besser gelingen. Das Verstehen. Der Demenzerkrankten. Womit glücklich-machende Begegnungen möglich werden. Und dies nicht aus einem Zufall heraus, sondern in bewussten Tun. Wenn derlei Episoden gut gehen – kurz, aber kontinuierlich – vermögen diese uns selbst wiederum zu beglücken. Doch auch diese Momente können nicht verhindern, dass uns immer wieder Unbehagen überfällt. Die Abbauprozesse uns an Grenzen unserer Handlungsmöglichkeiten bringen. Kompromissfähigkeit ist gefragt. Mein Unvermögen auszuhalten. Meine Fähigkeiten zu genießen. Denn wir erleben viele Situationen unbeschwerter Kontakte und Momente. Die Begegnung mit Demenz ist nicht nur schwer. Im Gegenteil. Sie kann beglückend gelingen. *Wenn* ich mich darauf *einlassen* kann. Damit dies so häufig als irgendwie möglich gelingen kann, versuchen Sie Demenzerisch® zu lernen.

Anhang

Grundsäulen des Demenzerisch® lernen

1. Säule: Der Begriff „Demenz“ erfasst und beschreibt Symptome, deren Ursachen recht verschiedene Erkrankungen sein können.

2. Säule: Eine primäre Demenz-Erkrankung kann überhaupt erst diagnostiziert werden, wenn Auffälligkeiten kontinuierlich über sechs Monate lang anhalten. Und auch nur dann, wenn Misslichkeiten in mehreren kognitiven Fähigkeitsbereichen auftreten.

3. Säule: Die Auswirkungen der Erkrankungen sind von Mensch zu Mensch unterschiedlich. Aufgrund der Komplexität und Individualität des erkrankten Gehirns ist es schlichtweg falsch, von einer erkrankten Person auf eine andere zu schließen.

4. Säule: Nicht jedes Vergessen (im Alter) stellt ein Zeichen für eine beginnende Demenz dar.

5. Säule: Für das Verständnis der Demenzerkrankungen als auch des Verhaltens der Betroffenen ist ein grundlegendes Verstehen der Funktionsweise unseres Gehirns entscheidend.

6. Säule: Es lassen sich zum Krankheitsverlauf, dessen Auswirkungen wie auch zum Umgang mit den Betroffenen zwar jeweils Regeln aufstellen. Diese Prinzipien werden jedoch immer wieder durch Ausnahmen außer Kraft gesetzt.

7. Säule: Demenzerkrankte können zunehmend weniger nach den gewohnten Regeln des zwischenmenschlichen Zusammenlebens agieren. Grund dafür ist, dass Teile ihres Körpers – in diesem Fall unser unsichtbares Gehirn – fehlen.

8. Säule: Die Basis des angemessenen Verhaltens gegenüber den Betroffenen stellt die Akzeptanz einer Erkrankung dar.

9. Säule: Wir Menschen tun viel – oder alles – dafür, um unsere – uns vielleicht gar nicht einmal bewusste – Identität zu bewahren und zu behalten.

10. Säule: Wir nehmen uns mit in die Demenz. Mit unserer Persönlichkeit und deren jeweiligen Konzept zur Bewältigung von Problemen und Schwierigkeiten („Lebenskonzept“).

11. Säule: Die Begegnung mit Demenzerkrankten konfrontiert uns mit unterschiedlichen Aspekten unserer eigenen Persönlichkeit. Wir geraten immer wieder einmal an unsere Grenzen. Um uns – und damit die Erkrankten – zu verstehen, sind reflektierte Grundkenntnisse aus der Welt der „Persönlichkeitstheorien" ein wichtiges Handwerkszeug.

12. Säule: Das erste Ziel im Kontakt mit den Erkrankten ist: Verstehen. Jenes uns so manches Mal irritierende, erschreckende, hilflos machende Verhalten und Agieren der von einer Demenzerkrankung betroffenen Menschen. Denn die Demenzerkrankten und wir kognitiv (noch) Gesunden leben in einer gemeinsamen Welt. Wir leiden unter dem Kontrollverlust und versuchen etwas dagegen zu unternehmen. Jede Seite auf ihre Art – und nach ihrem oder unserem Vermögen.

13. Säule: Unser gesundes Gehirn wird zur Relais-Station zwischen unserem Dasein und dem Da-Sein der Demenzerkrankten.

14. Säule: Unsere Leistung des Umschaltens kann ermöglicht werden durch einen Dreier-Schritt: a) die bewusste Kenntnis von Grundlagen zum „Schmieröl des menschlichen Lebens", b) eine Bereitschaft zum Sich-selber-Kennenlernen und Reflektieren sowie c) die Begeisterung am Detektiv-Sein.

15. Säule: Für Demenzerisch® sprechen und handeln gilt prinzipiell der Grundsatz „Versuch und Irrtum". Ganz nach dem Motto: „Mal gelingt es und ein andermal scheitern wir." Unsere Akzeptanz dieser „Normalität" gehört zu Demenzerisch® lernen zwingend dazu.

16. Säule: Demenzerisch® lernen arbeitet mit der Methode „Erster Schritt vor zweitem Schritt". Einen momentanen Eindruck zuerst auszusprechen. Vor allen anderen Versuchen und Aktionen. Mit dem unbedingten Verzicht auf alle Argumente und Erklärungsversuche unsererseits.

17. Säule: Demenzerisch® lernen baut auf einen Handwerkskoffer auf – gefüllt mit ganz unterschiedlichen Hilfsmitteln und Werkzeugen. Es gibt nicht die eine automatische Patentlösung in der Begleitung demenzerkrankter Frauen und Männer.

18. Säule: Entscheidend für einen gelingenden Umgang mit den Erkrankten ist, dass wir bei der Benutzung des Demenzerisch®-Handwerkskoffers authentisch bleiben und sind, denn Demenzerkrankte verfügen über eine hohe Sensibilität für Stimmungen und Gefühle, für emotionale Zustände des Gegenübers.

19. Säule: Das „Prinzip der Einfachheit“: Die Schlichtheit mancher Lösungen im Umgang mit den Erkrankten kann uns immer wieder überraschen.

20. Säule: „Instant-Lösungen“ gehören zur „Normalität“ in der Begleitung der Demenzerkrankten.

21. Säule: Primäre Demenzerkrankungen bringen (teilweise) sehr frühe Einbußen der Möglichkeiten zur Selbstbestimmtheit mit sich. Für unseren Umgang mit den Erkrankten hat dies entscheidende Konsequenzen.

22. Säule: Demenzerkrankte haben keine Zeit. Der voranschreitende Verlauf der Zerstörung des Gehirns kappt die Verbindung zwischen eigenem Erleben und zeitlichen Zusammenhängen.

23. Säule: In unseren Begegnungen mit demenzerkrankten Frauen und Männern haben wir durch den krankheitsbedingten – zunehmenden – Verlust der Identität, der Selbstwirksamkeit und des Dazugehörens mit Menschen zu tun, die in einer seelischen Krise stecken.

24. Säule: In der Beschreibung von – für uns – schwierigen Verhaltensweisen der Erkrankten verwendet Demenzerisch® lernen ausschließlich die Formel des „selbstschützenden Verhaltens“. Der Begriff der „Aggressivität“ ist fachlich falsch. Die Benutzung der gängigen Formulierung des „herausfordernden Verhaltens“ demenzerkrankter Menschen hat ihre Schwächen.

25. Säule: Es bedarf einer stärkeren Beachtung des Themas „Trauma im Alter“. Eskalation und entsprechende Verhaltensweisen der Betroffenen, die vielfach als „demenz-typisch“ gedeutet werden, bedürfen häufig einer alternativen und/oder zumindest weit differenzierteren Einordnung. Unter Beachtung traumatischer Belastungen oder Folgestörungen.

26. Säule: Hinsichtlich eskalierender Situationen bedarf es einer präzisen Beobachtung: „Was genau ist passiert?“ Oder auch: „Gibt es bestimmte Konstellationen?“ So können Trigger leichter erkannt werden. Bei der diesbezüglichen Detektivarbeit hilft historisches Wissen.

27. Säule: Die intuitive Handlungslogik Demenzerkrankter begründet sich in ihrer Welt. Doch auch in einer Demenzerkrankung beruhen die „Gesetze des Tun und Lassens“ auf der Handlungslogik von uns allen.

28. Säule: Das Wissen um zentrale Werte und Normen der heute alten Generationen ist für einen gelingenden Umgang von Bedeutung. Denn auch bei voranschreitender Zerstörung der für das Selbstbild (und Fremdbild) zuständigen Hirnareale bleiben tief eingegrabene Bausteine der einzelnen Identitätssäulen im Demenzprozess länger erhalten. Dazu gehört vielfach das Wertesystem früherer Lebensjahre (auch der Kindheit und Jugend).

29. Säule: In der Demenz-Welt dagegen sollten wir vielfach keine Leistung in unserem Sinn erwarten. Kein messbares, vorzeigbares Ergebnis. Ermöglichen Sie bitte *ergebnisfreie Betätigungen.*

30. Säule: Demenzerisch® handeln weiß um die Notwendigkeit von Müßiggang wie auch um die Vermeidung von Langeweile. Von uns als „herausfordernd" erlebte Situationen entstehen vielfach aus Gründen des Zuviels oder des Zuwenig.

31. Säule: Gerade in vorangeschrittenen Krankheitsstadien ermöglicht die „3-Minuten-Wellness" das „Sich-Wirksam-Fühlen".

32. Säule: Grundsätzlich muss bei plötzlich auftretenden Verhaltensänderungen, die scheinbar völlig unmotiviert sind, immer an das Vorhandensein einer somatischen Erkrankung gedacht werden. Die Ursache „Schmerz" – vor anderen Lösungsversuchen – ausgeschlossen werden.

33. Säule: Die erlebte Gefahrlosigkeit von Begegnungen – ein Umfeld, das mich nicht befürchten lässt, attackiert zu werden – ermöglicht demenzerkrankten Frauen und Männern das Gefühl des „Dazu-Gehörens".

34. Säule: Demenzerkrankte, ihr Verhalten sollten nicht einseitig mit unserem Defizitblick bewertet werden. Es gilt, immer einen Blick auf den ganzen Menschen zu haben. Und damit auf seine Art und Weise, seine Fähigkeiten mit der Erkrankung aktiv umzugehen. Sie zu bewältigen. Zu versuchen, Würde und Selbstbestimmtheit so lange als möglich und irgendwie – zu bewahren. Unsere Aufgabe ist, den Identitäts-Tisch zu stützen. Als eine Art „Aushilfe".

35. Säule: Die „herzliche Autorität" stellt in eskalierenden Situationen mit – traumatisierten – Demenzerkrankten das angemessene Mittel des Umgangs dar. Insbesondere bei getriggerten Demenzerkrankten ist auf die Anwendung der Methode „Validation" zu verzichten.

36. Säule: Bei der Begleitung der Angehörigen demenzerkrankter Frauen und Männer verdienen zwei Themenkomplexe der Beachtung: „Scham und Schuld" sowie die „transgenerationale Traumatisierung".

37. Säule: Angehörigen demenzerkrankter Frauen und Männer hilft beim Annehmen von Entlastung und Unterstützung die Anpassung Ihres Idealbildes von sich (das ideale Selbst) an Ihre tatsächlich vorhandenen persönlichen Möglichkeiten und Bedingungen. An das reale Selbst.

38. Säule: Grundsätze im Umgang mit Angehörigen für professionell Tätige lauten: Respekt, Taktgefühl und Anerkennung.

39. Säule: Demenzerisch® lernen präferiert den „souveränen Lotsen". Dessen Existenz wird ermöglicht durch die Erarbeitung passender Ziele und die Entwicklung unseres Selbstbewusst-Seins.

40. Säule: Demenzerisch® lernen setzt auf eine Neu-Definition des viel gebrauchten und schönen Wortes „Helfen". Damit sich die Menschen, die demenzerkrankte Frauen und Männer begleiten, (ebenfalls) wirksam fühlen können.

Danksagung

An erster Stelle möchte ich mich bei allen Mitarbeiterinnen und Mitarbeitern und allen Angehörigen demenzerkrankter Frauen und Männer, die mir im Laufe meiner beruflichen Tätigkeit begegneten, bedanken. Ohne Sie, ohne Ihr Vertrauen hätte dieses Buch nicht entstehen können. Sie haben mich teilhaben lassen an Ihren Erfahrungen, an Ihren Stärken und an Ihren Krisen. Ich habe viel von Ihnen gelernt.

Desgleichen danke ich den vielen Demenzerkrankten, die mich in schweren und leichten Momenten ebenso teilhaben ließen an ihrem Weg. Es gab schöne Begegnungen und es gab schwierige Begegnungen. Alle haben mich bereichert und zu meinem persönlichen Entwicklungsprozess beim Demenzerisch® lernen beigetragen.

Mein Dank gilt ebenso meinem Lektor Herrn Konrad Bronberger. Dies betrifft sowohl sein Vertrauen in meine Manuskript-Idee als auch seine unkomplizierte und hilfreiche Unterstützung beim Umsetzungsprozess.

Ohne die Mitwirkung meines Teams von aufschwungalt – meinem kleinen Institut in München – wäre die zeitintensive Schreibarbeit nicht möglich gewesen. Ich danke insbesondere Inka Johannsen und Ditta Schatter für Ihre engagierte Arbeit, die meine Abwesenheit vom Alltagsgeschäft erst möglich machte.

Mein privates Umfeld – Familie und Freunde – ertrug meine monatelange gedankliche Beschäftigung mit dem „Demenzerisch® lernen“ – ich danke für Eure Geduld. Ganz besonders danke ich Cornelia – Du hast mir den Rücken frei gehalten und mich in allen Höhen und Tiefen der „Schreiberei“ kognitiv und emotional bestens begleitet.

Abbildungsverzeichnis

Literaturverzeichnis

Baltes, Paul B. (Hrsg.) (1979): Entwicklungspsychologie der Lebensspanne. Stuttgart: Klett-Cotta.

Bartens, Werner (2014): Vererbtes Leid. In: Süddeutsche Zeitung 87, S. 14; auch online unter www.sueddeutsche.de/gesundheit/genetik-traumatische-erlebnisse-praegen-das-erbgut-1.1936886 (Abfrage: 22.06.2018).

Bernreuther, Christian/Glatzel, Markus (2006): Die Alzheimer'sche Erkrankung – Neuropathologie und Neurobiologie. In: Hamburger Ärzteblatt 11, 2006, S. 568–569. www.aerztekammer-hamburg.de/funktionen/aebonline/pdfs/1163412758.pdf (Abfrage: 01.06.2015).

Bickel, Horst (2016): Die Häufigkeit von Demenzerkrankungen. Hrsg.: Deutsche Alzheimer Gesellschaft Selbsthilfe Demenz. Informationsblatt 1. //www.deutsche-alzheimer.de/fileadmin/alz/pdf/factsheets/infoblatt1_haeufigkeit_demenzerkrankungen_dalzg.pdf (Abfrage: 21.03.2018).

Bigl, Volker/Arendt, Thomas (2003): Morphofunktionelle Hirnveränderungen im Alter und bei altersassoziierten Leistungsstörungen. In: Förstl, Hans (Hrsg.): Lehrbuch der Gerontopsychiatrie und -psychotherapie. 2. Auflage. Stuttgart: Thieme, S. 64–86.

Brisch, Karl-Heinz (2017): Bindung und Trauma. www.khbrisch.de/files/brisch_bindung_hannover_20170126_versand.pdf (Abfrage: 21.03.2017).

Carnegie, Dale (o. J.): Zitat von Dale Carnegie. www.zitate.eu/author/carnegie-dale/zitate/183137 (Abfrage: 24.10.16).

Demenz-Leitlinie (2013): Epidemiologie. http://demenz-leitlinie.de/aerzte/Epidemiologie.html (Abfrage: 21.03.2018).

Eichelberger, Ursula (1981): Zitatenlexikon. Leipzig: Bibliographisches Institut.

Emcke, Carolin (2015): Vertrauen. In: Süddeutsche Zeitung 106, S. 5.

Förstl, Hans (2012): Demenzatlas. Stuttgart: Thieme.

Gärtner, Ulrich/Härtig, Wolfgang/Arendt, Thomas (2015): Strukturell-funktionelle Organisationsprinzipien des basalen Vorderhirns. www.uni-leipzig.de/~pfi/pfi/de/neuroanatomie/forschung/forschung7/forschung7.html (Abfrage: 02.06.2015).

Gauggel, Siegfried (2011): Neuropsychologische Grundlagen. In: Wittchen, Hans-Ulrich/Hoyer, Jürgen (Hrsg.): Klinische Psychologie & Psychotherapie. 2. Auflage. Berlin, Heidelberg, New York: Springer, S. 259–286.

Habermas, Tilmann (2006): „Kann ich auch ganz, ganz am Anfang anfangen, als ich noch ganz klein war?“ Wie Kinder und Jugendliche lernen, Lebenserzählungen zu öffnen und zu beenden. In: Welzer, Harald/Markowitsch, Hans J. (Hrsg.): Warum Menschen sich erinnern können. Stuttgart: Klett-Cotta, S. 256–275.

Hentschel, Frank (2003): Bildgebende Diagnostik. In: Förstl, Hans (Hrsg.): Lehrbuch der Gerontopsychiatrie und -psychotherapie. 2. Auflage. Stuttgart: Thieme, S. 120–142.

Hermeneit, Sonja Christina (2006): Krankheitsverlauf und Prädiktoren der „Mild Cognitive Impairment“ (MCI). INAUGURAL-DISSERTATION, Medizinischen Fakultät der Albert-Ludwigs-Universität Freiburg i. Br. Freiburg (Breisgau). www.freidok.uni-freiburg.de/volltexte/2951/pdf/DissertationMCI.pdf (Abfrage: 11.03.2015).

Huber, Michaela (2012): Trauma und die Folgen. Teil 1. 5. Auflage. Paderborn: Junfermann.

Huber, M Michaela/Frei, Pauline C. (2009): Von der Dunkelheit zum Licht. Paderborn: Junfermann.

Hummel, Philipp (2015): Zerlegt. In: Süddeutsche Zeitung 100, S. 33.

Hüther, Gerald (2001): Die neurobiologische Verankerung von Erfahrungen und ihre Auswirkungen auf das spätere Verhalten. Vortrag bei den 51. Lindauer Psychotherapiewochen. www.lptw.de/archiv/vortrag/2001/huether-gerald-neurobiologische-verankerung-von-erfahrungen-und-ihre-auswirkungen-auf-das-verhalten-lindauer-psychotherapiewochen2001.pdf (Abfrage: 09. 03. 2017).

Hüther, Gerald (2005): Biologie der Angst. Wie aus Streß Gefühle werden. 7. Auflage. Göttingen: Vandenhoeck & Ruprecht.

Hüther, Gerald (2005): Märchen. Weshalb Kinder Märchen brauchen. Neurobiologische Argumente für den Erhalt einer Märchenerzählerkultur. www.gerald-huether.de/populaer/veroeffentlichungen-von-gerald-huether/texte/maerchen-gerald-huether/index.php (Abfrage: 26. 05. 2015).

Hüther, Gerald (2011): Die neurobiologischen Voraussetzungen für die Entfaltung von Neugier und Kreativität. www.faktor-magazin.de/flycms/Die-neurobiologischen-Voraussetzungen-fuer-die-Entfaltung-von-Neugier-und-Kreativitaet/0207265155.html (Abfrage: 24. 5. 2015).

Hüther, Gerald (2014): Was wir sind und was wir sein könnten. 4. Auflage. Frankfurt/M.: Fischer.

Jochheim, Gernot (2016): „Gemeinschaftsfremde“ und Kranke. www.bpb.de/izpb/239457/gemeinschaftsfremde-und-kranke (Abfrage: 26. 05. 2017).

Jochheim, Gernot (2016): Nicht angepasste Jugendliche. www.bpb.de/izpb/239461/nicht-angepasste-jugendliche (Abfrage: 26. 05. 2017).

Jörissen, Benjamin/Zirfas, Jörg (Hrsg.) (2010): Schlüsselwerke der Identitätsforschung. Wiesbaden: VS Verlag für Sozialwissenschaften.

Kandel, Eric (2007): Auf der Suche nach dem Gedächtnis. Die Entstehung einer neuen Wissenschaft des Geistes. München: Pantheon.

Kirschbaum, Clemenes/Heinrichs, Markus (2011): Biopsychologische Grundlagen. In: Wittchen, Hans-Ulrich/Hoyer, Jürgen (Hrsg.): Klinische Psychologie & Psychotherapie. 2. Auflage. Berlin, Heidelberg, New York: Springer, S. 193–221.

Krappmann, Lothar (1988): Soziologische Bedingungen der Identität. Stuttgart: Klett-Cotta.

Kurz, Alexander/Freter, Hans-Jürgen/Saxl, Susanna/Nickel, Ellen (2017): Demenz. Das Wichtigste. Ein kompakter Ratgeber. 4. Auflage. Berlin: Deutsche Alzheimer Gesellschaft.

Lehmann, Marie-Luise (o. J): gehirn-atlas. Funktionen und Funktionsstörungen des Gehirns. www.gehirn-atlas.de (Abfrage: 07. 05. 2015).

Lieb, Roselind/Knappe, Susanne (2011): Familiäre Transmission psychischer Störungen. In: Wittchen, Hans-Ulrich/Hoyer, Jürgen (Hrsg.): Klinische Psychologie & Psychotherapie. 2. Auflage. Berlin, Heidelberg, New York: Springer, S. 91–106.

Markowitsch, Hans J (2006): Emotionen, Gedächtnis und das Gehirn. Der Einfluß von Streß und Hirnschädigung auf das autobiographische Erinnern. In: Welzer, Harald/Markowitsch, Hans J. (Hrsg.): Warum Menschen sich erinnern können. Stuttgart: Klett-Cotta, S. 303–322.

Müller, Ulrich/Bertram, Lars (2016): Die Genetik der Alzheimer-Krankheit. www.deutsche-alzheimer.de/fileadmin/alz/pdf/factsheets/infoblatt4_genetik_dalzg.pdf (Abfrage: 21. 03. 2018).

Nagel, Thomas (1974): What is it like to be a bat? https://organizations.utep.edu/Portals/1475/nagel_bat.pdf (Abfrage: 09. 05. 2018).

Neumann, Manuela/Kretzschmar, Hans A./Schlegel, Jürgen (2003): Neuropathologie des Seniums und altersassoziierter Erkrankungen. In: Förstl, Hans (Hrsg.): Lehrbuch der Gerontopsychiatrie und -psychotherapie. 2. Auflage. Stuttgart: Thieme, S. 46–63.

Omerov, Muamer (2010): Muster kortikaler Atrophie bei Alzheimer-Patienten und deren Korrelation mit der kognitiven Leistungsfähigkeit: eine longitudinale In-vivo-MRT-Studie. Dissertation zum Erwerb des Doktorgrades der Medizin an der medizinischen Fakultät der Ludwig-Maximilians-Universität zu München. http://edoc.ub.uni-muenchen.de/12147/1/Omerovic_Muamer.pdf (Abfrage: 20.05.2015).

Pauen, Michael (2006): Das Gedächtnis der Freiheit. Autobiographische Erinnerung, Selbstkonzept und Selbstbestimmung. In: Welzer, Harald/Markowitsch, Hans J. (Hrsg.): Warum Menschen sich erinnern können. Stuttgart: Klett-Cotta, S. 167–185.

Petzold, Hilarion (1985): Mit alten Menschen arbeiten: Bildungsarbeit, Psychotherapie, Soziotherapie. München: o. V.

Deutschsprachige Gesellschaft für Psychotraumatologie (o. J.): „Psychotraumatologie". www.degpt.de/informationen/ (Abfrage: 17.05.2017).

Reddemann, Luise/Dehner-Rau, Cornelia (2004): Trauma. Folgen erkennen, überwinden und an ihnen wachsen. Stuttgart: Trias.

Reese, Jens (o. J.): Relais. www.fremdwort.de/suchen/bedeutung/relais (Abfrage: 21.06.2016).

Reisberg, Barry/Ferris, S./Leon, J./Cook, T. (1982): Die allgemeine Krankheitsverlaufsskala für die Einschätzung von primären degenerativen Demenzerkrankungen. www.alzheimer.forum.de (Abfrage: 20.05.2001).

Roth, Gerhard (2015): Aus Sicht des Gehirns. 4. Auflage. Frankfurt a. M.: Suhrkamp.

Ruppert, Franz (2005): Trauma, Bindung und Familienstellen. 2. Auflage. Stuttgart: Klett-Cotta.

Schönknecht, Peter/Pantel, Johannes/Schröder, Johannes (2001): Die quantitative Magnetresonanztomographie in der Diagnostik der Alzheimer Demenz. In: Zeitschrift für Gerontologie und Geriatrie, 34, H. 2, S. 101–107.

Schröder, Johannes/Schönknecht, Peter/Essig, Marco/Pantel, Johannes (2007): Die leichte kognitive Beeinträchtigung. Symptomatik, Epidemiologie und Verlauf. In: Wahl, Hans-Werner/Mollenkopf, Heidrun (Hrsg.): Alternsforschung am Beginn des 21. Jahrhunderts. Alterns- und Lebenslaufkonzeptionen im deutschsprachigen Raum. Berlin: Akademische Verlagsgesellschaft, S. 163–184.

Schwerdt, Ruth/Tschainer, Sabine (2002): Spezifische Anforderungen an die Pflege demenziell erkrankter Menschen. In: Deutsches Zentrum für Altersfragen (Hrsg.): Hochaltrigkeit und Demenz als Herausforderung an die Gesundheits- und Pflegeversorgung. Expertisen zum Vierten Altenbericht der Bundesregierung. Bd. 3. Hannover: Vincentz, S. 181–287.

Seidl, Ulrich/Ahlsdorf, Elke/Schröder, Johannes (2007): Störungen des autobiographischen Gedächtnisses bei Alzheimer-Demenz. In: Zeitschrift für Gerontopsychologie & -psychiatrie, 20, H. 1, S. 47–52.

Seidl, Ulrich/Markowitsch, Hans J./Schröder, Johannes (2006): Die verlorene Erinnerung: Störungen des autobiographischen Gedächtnisses bei leichter kognitiver Beeinträchtigung und Alzheimer-Demenz. In: Welzer, Harald/Markowitsch, Hans J. (Hrsg.): Warum Menschen sich erinnern können. Stuttgart: Klett-Cotta, S. 286–302.

Siegel, Daniel J. (2006): Entwicklungspsychologische, interpersonelle und neurobiologische Dimensionen des Gedächtnisses. Ein Überblick. In: Welzer, Harald/Markowitsch, Hans J. (Hrsg.): Warum Menschen sich erinnern können. Stuttgart: Klett-Cotta, S. 19–49.

Singer, Wolf (2002): Der Beobachter im Gehirn. Essays zur Hirnforschung. Frankfurt/M.: Suhrkamp.

Stoppe, Gabriela (2008): Depressionen im Alter. www.gabriela-stoppe.com/wp-content/uploads/2012/10/Depressionen-im-Alter-2008.pdf (Abfrage: 10.03.2016).

Sutherland, Stuart (1980): Die seelische Krise. Vom Zusammenbruch zur Heilung. Frankfurt a. M.: Fischer.

Thompson, Richard F. (2001): Das Gehirn. Von der Nervenzelle zur Verhaltenssteuerung. 3. Auflage. Heidelberg und Berlin: Spektrum.

Tschainer, Sabine (1997): Pflegen zwischen Mitempfinden, Einsamkeit, Schuld und Verzicht – Möglichkeiten der Angehörigenentlastung. Referat im Rahmen des 1. Deutschen Alzheimer Kongresses der Deutschen Alzheimer Gesellschaft e. V. am 04. 09. 1997 in Stuttgart. Unveröffentlichtes Manuskript.

Tschainer, Sabine (2000a): Der vertraute Fremde – Alzheimer Kranke in der Familie. Referat im Rahmen des 6. Deutschen Seniorentages „Mit Senioren Zukunft gestalten" in Nürnberg am 19. 06. 2000. Unveröffentlichtes Manuskript.

Tschainer, Sabine (2000b): Die Alzheimer Krankheit aus Sicht der Betroffenen. Vortrag beim Fachtag „Versorgung von Alzheimer-Patienten" des Bayerischen Staatsministeriums für Arbeit und Sozialordnung, Familie, Frauen und Gesundheit am 18. 09. 2000 in München. Unveröffentlichtes Manuskript, o. S.

Tschainer (2000c): „Hinter verschlossenen Türen". Müssen Krisen in der häuslichen Pflege in Gewalt enden? In: Bayerisches Staatsministerium für Arbeit und Sozialordnung, Familie, Frauen und Gesundheit/Angehörigenberatung e. V. Nürnberg (Hrsg.): „…und da gingen mir die Nerven durch!". Grenzsituationen, Konflikte und Gewalt in der häuslichen Pflege und die Entwicklungen von Lösungen. Dokumentation der Fachtagung in Stein bei Nürnberg am 26./27. 10. 2000.

Tschainer Sabine (2000d): Schnittstellen im Case-Management-Demenz. Alzheimer Gesellschaften-Selbsthilfegruppen-Angehörigenberatung. In: Berufsverband der Allgemeinärzte Deutschlands (BDA) (Hrsg.): Case-Management Demenz. Manual. Emsdetten, Eigenverlag. S. 7f.1–7f.6.

Tschainer, Sabine (2001): Die Lebenssituation von Demenzerkrankten und ihre Versorgungsbedürfnisse. Vortrag anlässlich des Sozialmedizinischen Expertenforums des MDS (Medizinischer Dienst des Spitzenverbandes Bund der Krankenkassen e. V.) „Neue Ansätze in der Versorgung von Demenzkranken." in Berlin am 13. 11. 2001, o. S.

Tschainer, Sabine (2002): Demenz-Erkrankungen aus Sicht der Betroffenen. Alltagsprobleme und Maßnahmefelder. In: Kuratorium Deutsche Altershilfe (Hrsg.): Demenzbewältigung in den eigenen vier Wänden. Workshop-Dokumentation 181, Köln: KDA, S. 30–47.

Tschainer, Sabine (2002): Hilfen für Angehörige. In: Hallauer, Johannes F./Kurz, Alexander (Hrsg.): Weißbuch Demenz. Versorgungssituation relevanter Demenzerkrankungen in Deutschland. Stuttgart und New York: Thieme, S. 100–103.

Tschainer, Sabine (2002): Wer es nicht selbst erlebt hat, kann es nicht nachvollziehen. In: Verein zur Förderung der geriatrischen und gerontopsychiatrischen Versorgung in Schwaben e. V. (Hrsg.): Die Angehörigen der Alzheimer-Patienten, Augsburg: Eigenverlag, S. 35–47.

Tschainer, Sabine (2003): Bedürfnisse und Erwartungen Angehöriger. In: Förstl, Hans (Hrsg.): Lehrbuch der Gerontopsychiatrie und -psychotherapie. 2. Auflage. Stuttgart/New York: Thieme, S. 215–219.

Tschainer, Sabine (2003): Fachkompetenz und Nächstenliebe. Qualifizierungen für die Begleitung und Pflege demenzkranker Menschen. In: Gemeinsam handeln. Tagungsreihe der Deutschen Alzheimer Gesellschaft. Bd. 4. Berlin: Deutsche Alzheimer Gesellschaft e. V., S. 319–326.

Tschainer, Sabine (2004): Chancen und Schwierigkeiten der Angehörigenarbeit in der ambulanten Demenzpflege. Referat im Rahmen der 2. Tölzer Hirntage des Reha-Zentrums-Isarwinkel am 07. 08. 2004 in Bad Tölz. Unveröffentlichtes Manuskript.

Tschainer, Sabine (2005): Mein Vater vergißt seine Frau: Möglichkeiten und Grenzen der häuslichen Versorgung demenzkranker Menschen. Bilanz und Handlungsbedarf. In: Keine Zeit zu verlieren. Tagungsreihe der Deutschen Alzheimer Gesellschaft. Bd. 5. Berlin: Deutsche Alzheimer Gesellschaft e. V., S. 1–25.

Tschainer, Sabine (2009): Angehörige sind auch nur Menschen. Situation und Bedürfnisse von Angehörigen. In: Deutsche Alzheimer Gesellschaft e. V. (Hrsg.): In Kontakt kommen. Kommunikation zwischen professionell Pflegenden und Angehörigen von Demenzkranken. Fachtagung der Deutschen Alzheimer Gesellschaft am 27. August 2009 in Berlin. Unveröffentlichte Tagungsdokumentation.

Tschainer, Sabine (2009): Altenpflege und Demenz. Fehlt etwas? Referat auf dem „Fachtag Demenz. Bayern" des Instituts aufschwungalt in Eching am 05. 03. 2009. http://aufschwungalt.de/assets/Uploads/AltenpflegeUndDemenz.pdf (Abfrage: 22. 06. 2018).

Tschainer, Sabine (2010): Die Unterstützung pflegender Angehöriger demenzkranker Menschen. Referat im Rahmen des Kongresses „Heidelberger Instrument zur Erfassung der Lebensqualität Demenzkranker (HILDE)" des Instituts für Gerontologie der Ruprecht-Karls-Universität Heidelberg am 01. 07. 2010 in Berlin. Unveröffentlichtes Vortragsmanuskript als Videovortrag: www.nar.uni-heidelberg.de/service/v_kongress_hilde.html#1 (Abfrage: 15. 02. 2018).

Tschainer, Sabine (2010): Kurzkonzept „Angehörige". Unveröffentlichtes Skript.

Tschainer, Sabine (2010): Pflege an Demenz erkrankter Menschen. In: Abt-Zegelin, Angelika/Tolsdorf, Mareike/Schönberger, Christine/Tschainer, Sabine: Kurs für pflegende Angehörige. Hrsg. vom Bayerischen Staatsministerium für Arbeit und Sozialordnung, Familie und Frauen. München: Reinhardt, S. 298–308.

Tschainer, Sabine (2013): Trauma und Alter: Folgen für Demenzerkrankte und deren Angehörige. In: Zusammen leben – voneinander lernen. Tagungsreihe der Deutschen Alzheimer Gesellschaft. Bd. 9. Berlin: Deutsche Alzheimer Gesellschaft e. V., S. 471–480.

Tschainer, Sabine (2014): Abschied auf Raten: Demenzerkrankungen treffen immer auch die Angehörigen. In: Pleyer, Johanna (Hrsg.): Pflege in Bayern 31, H. 03, S. 6–7.

Tschainer, Sabine (2014): Die Begleitung der Angehörigen von Menschen mit Demenz unter Beachtung der transgenerationalen Traumatisierung. Referat im Rahmen des 8. Kongresses der Deutschen Alzheimer Gesellschaft e. V. Selbsthilfe Demenz am 24. 10. 2014 in Gütersloh. Unveröffentlichtes Vortragsmanuskript. http://aufschwungalt.de/assets/Uploads/TransgenerTrauma-ST.pdf (Abfrage: 22. 06. 2018).

Tschainer, Sabine (2015): Abschied auf Raten. Begleitung von Angehörigen sterbender Demenzkranker. In: Forum Demenz Wiesbaden (Hrsg.): Vom Trauern und Sterben bei Demenz. Online-Dokumentation der Fachtagung am 22. 04. 2015 in Wiesbaden. www.forum-demenz-wiesbaden.de/fileadmin/user_upload/Abschied-auf-Raten.pdf (Abfrage: 15. 02. 2018).

Tschainer, Sabine (2016): Trauma und Demenz: Eskalationen verhindern? Referat im Rahmen des 9. Kongresses der Deutschen Alzheimer Gesellschaft e. V. Selbsthilfe Demenz „Demenz. Die Vielfalt im. Blick" am 30. 09. 2016 in Saarbrücken. Unveröffentlichtes Vortragsmanuskript.

Tulving, Endel (2006): Das episodische Gedächtnis: Vom Geist zum Gehirn. In: H. Welzer & Markowitsch, H. J. (Hrsg.): Warum Menschen sich erinnern können. Stuttgart: Klett-Cotta, S. 50–77.

van der Hart, Onno/Nijenhus, Ellert R. S./Steele, Kathy (2008): Das verfolgte Selbst. Strukturelle Dissoziation und die Behandlung chronischer Traumatisierung. Paderborn: Junfermann.

Vandekerckhove, Marie M. P./von Scheve, Christian/Markowitsch, Hans J. (2006): Selbst, Gedächtnis und autonoetisches Bewusstsein. In: Welzer, Harald/Markowitsch, Hans J. (Hrsg.): Warum Menschen sich erinnern können. Stuttgart: Klett-Cotta, S. 323–343.

Wesuls, Ralf (o. J.): Professionelles Deeskalationsmanagement (ProDeMa) – Ein umfassendes Konzept zum professionellen Umgang mit Gewalt und Aggression in Gesundheitsinstitution. prodema-online.de/fileadmin/files/Frontend/Literatur/Pflegemagazin-1.pdf (Abfrage: 20.04.2017).

Wesuls, Ralf/Heinzmann, Thomas/Brinker, Ludger (2008): Professionelles Deeskalationsmanagement (ProDeMa). Praxisleitfaden zum Umgang mit Gewalt und Aggression in den Gesundheitsberufen. 7. Auflage. Hrsg. Von der Unfallkasse Baden-Württemberg. Dielheim, Eigenverlag.

Wiltfang, Jörg (2016): Alzheimer-Früherkennung ist heute schon sinnvoll. www.gesundheitsforschung-bmbf.de/de/712.php (Abfrage: 09.03.2016).

Wolf, Christa (1982): Kein Ort. Nirgends. 4. Auflage. Berlin und Weimar: Aufbau.

Zeissner, Georg (1983): Das soziale Handeln des Menschen. Eine Einführung in die Soziologie. München: Bardtenschlager.

Zimbardo, Philip G. (1983): Psychologie. Hrsg. von W. F. Angermeier J. C. Brengelmann und Th. J. Thiekötter. Berlin, Heidelberg, New York, Tokyo: Springer.